기하광학 입문

장 경 애 저

도서출판 상 학 당

欲爲大者 當爲人役

크고자 하거든 남을 섬기라

이 책의 머리말

20여 년의 외국생활을 접고 우리나라 대학교에서 후학을 가르친 지도 27년이란 세월이 흘렀다. 우연히 물리광학과라는 새로운 학과에 첫 번째 교수로 부임하게 되었고, 그래서 광학이란 교과목을 맡게 된 것이 광학분야의 교재를 저술하게 된 계기가 되었다. '광학'과 '빛의 과학'이 출간된 지도 10여 년이 지났다. 이 두 책을 광학교재로 사용하였으나 조금 더 보완하여야 되겠다 싶어 개정을 시도하였지만 그것이 여의치 않아 아직도 끝을 내지 못했다. 가장 큰 고민이 학생들의 학습방법을 터득하는 것이었고, 학생들을 이해하기 위해 많은 노력을 투자했지만 바라던 만큼 성과를 얻지 못했다. 그러던 중 어떻게 하면 보다 쉽게 학생들이 이해할 수 있도록 할까 하는 고민을 가지고 강의노트를 작성했다. 때로는 쉽게 접근했고, 때로는 고도화하게 접근해보았다. 그것이 십여 년이 지나니 학습자료가 꽤 모아졌다.

이 책은 대학교에서 공학도는 물론 순수 기초과학을 전공하는 학생들 중 2학년을 대상으로 광학 강의를 해오면서 쌓인 자료를 모은 것으로, 강의노트와 수업도중에 예로 들어 문제를 풀었던 것을 한 데 모았다. 간혹 내용이 반복되는 불가피한 것도 있으며, 근본적으로 아주 쉽게 전개하는 것을 원칙으로 했으나 때론 익숙하지 않은 수식기호가 들어가기도 했다.

단순히 대학교에서 수학 중인 학생만을 염두에 두고 내용을 묶은 것은 아니다. 간혹 실무현장에 근무하는 분들이 질문을 해오는 경우가 있어, 물리학의 기초지식이 없어도 알 수 있도록 최대한 내용을 구성하고 설명하려고 노력했다. 내용을 응용하기 위한 시도로 풀이가 있는 예제를 제시하여 이해를 돕도록 했다. 완벽한 구성이지는 못하지만 골고루 필요한 기하광학의 기본을 모두 아우르도록 노력했으며, 미흡한 것은 차차로 개정할 것을 염두에 두고 부족한 것을 그대로 내놓도록 용단을 내렸다. 정년을 앞에 두고 준비했던 책이 이제야 나오게 되었다. 부족하지만 학생들에게 한 쪽이라도 도움이 되는 책이었으면 하는 것이 바람이다.

읽을 수 없을 정도로 난필로 휘몰아친 강의노트는 물론 모든 도표와 그림을 일일이 컴퓨터 작업으로 도와주신 편집실 실장님과 출판사 여러분에게 진심으로 감사의 말씀을 드리고 싶다. 이 책이 나오도록 도와주신 남승우 사장님께 진심으로 감사의 뜻을 전한다.

저자 씀

이 책의 차 례

Chapter 1 빛

Chapter 2 기하광학의 정의와 약속

Chapter 3 부호약속과 용어정의

Contents

Chapter 7 프리즘

Chapter 8 광학계의 상맺힘

Chapter 9 두꺼운 렌즈

Chapter 10 광선추적

Chapter 11 수 차

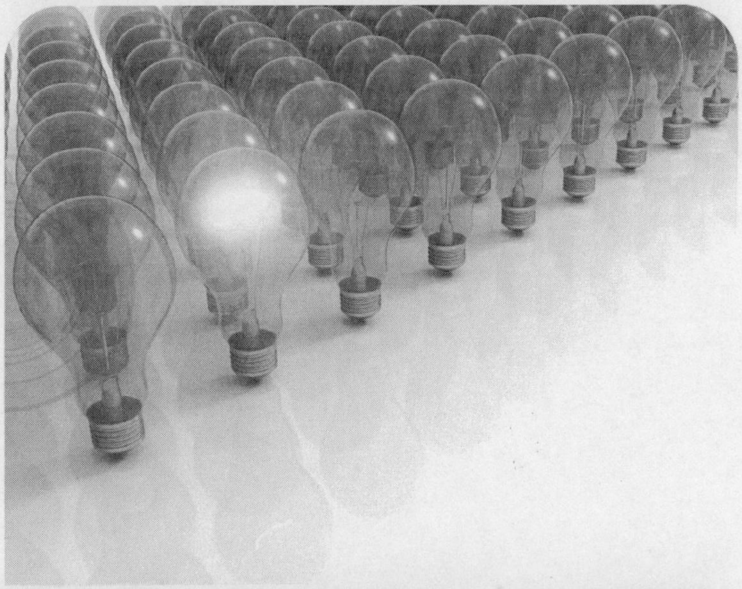

Chapter 1 빛

1.1 빛

전자기파는 γ−광원에서부터 라디오파까지 이르는 광범위한 파장영역으로 이루어져 있다. 그러나 실제로는 목적에 따라 사용되는 광원과 수신기에 해당하는 파장대에 따라 파장대역의 이름이 붙여진다. 서로 나누어진 파장대역의 하한과 상한파장이 분명하게 정해지는 것은 아니며 파장대역 가장자리가 이웃하는 파장대역과 조금씩은 서로 엇물려진다.

진공에서 측정된 파장이 100nm~1mm까지를 우리는 광학적 복사라고 한다. 짧은 파장대에 속하는 100~380nm까지는 자외선(UV) 복사파라고 하고, 긴 파장대역은 780nm~1mm까지로 적외선 복사파라고 한다. 우리 눈에 민감하게 반응하는 파장대역은 380nm에서 780nm까지로 이 파장대역의 복사에너지를 우리는 빛 또는 가시광선이라고 한다. 따라서 우리의 눈은 태양으로부터 나오는 이들 가시파장대에 있는 모든 파장의 혼합된 파를 감지하며 이때 빛을 보았다는 말을 한다. 이렇게 모든 파장이 혼합된 빛을 내는 광원을 백색광원이라고 한다.

단색광이라고 하는 것은 혼합된 파 사이의 파장차 $\Delta\lambda = 0$인 경우를 말하나 실제로 $\Delta\lambda = 0$이 되는 경우는 아무리 좁은 파장대역이라고 해도 있을 수 없다.

스펙트럼은 분광색대가 여러 개의 파장순서대로 한 번에 정돈되어 있는 것을 말한다. 표 1.1에서 원소에 따라 생성되는 방출선이 위치한 파장대와 방출선의 이름을 보여준다. 단색광은 램프에 특정한 화학요소나 가스 등을 이용하여 빛을 내도록 인위적으로 만든다. 예를 들어 수은등은 파장이 $\lambda = 546.1$nm인 빛을 내고 색은 녹황색을 띤다. 그러나 백열등에서 나오는 빛은 모든 파장이 혼합된 것으로 연속스펙트럼으로 나타난다. 그렇지만 이와 같은 연속스펙트럼은 분광색으로는 흰색이거나 노란색 또는 푸른색을 띠는 빛으로 보인다.

> 광학적 복사에너지는 자외선, 가시광선, 적외선 파장대역으로 이어지고 가시광선은 파장 $\lambda = 380$nm에서 $\lambda = 780$nm까지 이르는 파장대역을 가진다.

표 1.1 원소와 방출선의 파장과 색

원소	분광선 명칭	파장(nm)	색
Hg	I	365.0	자외선
Hg	h	404.7	보라
Hg	e	546.1	연두
He	r	706.5	빨강

표 1.2 파장에 해당하는 색

파장(nm)	색	파장(nm)	색
380	보라	575	연두
424	보라	585	노랑
486	파랑	647	오렌지
517	청록	780	빨강
527	초록		

1.2 파 동

매질 공간 내에 임의의 점에서 주기적인 소요(예를 들어 전기장의 변화)가 있었다면 그 소요는 공간으로 퍼져나가게 된다. 이때 이와 같은 소요를 파로 간주하고 파의 전파는 곧 이웃하는 다른 매질 공간과의 결합을 전제로 한다.

전자기파에 대해서는 파가 전파되는 매질을 진공인 경우도 생각할 수 있다. 매질의 한 점에서 경험하는 두 개의 연속적인 동일한 위상 사이에 시간차 Δt를 진동이 한번 일어나는데 걸리는 시간이라고 하면 이것의 역수

$$\nu = \frac{1}{\Delta t} \tag{1.1}$$

을 주파수라고 한다.

매질의 소요를 시간적인 측면에서 고찰하지 않고 공간적인 측면에서 고찰하면 서로 이웃하는 동일 위상 사이의 거리를 한 파장이라고 한다. 파장은 그리스 문자 λ로 표시한다.

파는 공간적으로나 시간적으로 변화하는 매질에서 소요의 파급을 의미한다.

전자기파가 어떤 속도로 전파하는가는 주어진 매질에 따라 다르다. 모든 전자기파의 전파속도는 진공 중에서는 $c = 2.9979 \cdot 10^8 m/s$이다.

그렇지만 편의상 $c = 3 \cdot 10^8 m/s$를 진공에서 전자기파의 전파속도로 사용한다. 파장은 어떤 종류의 파든간에

$$\lambda = \frac{c}{\nu} \tag{1.2}$$

로 정의한다. 여기서 ν는 주파수(Hz), c는 진공에서 빛의 속도이다.

소리파와 같은 종파는 파의 전파방향이나 진동방향이 일치하고 횡파는 진동방향과 전파방향이 서로 직각을 이룬다. 전자기파인 빛이 횡파에 속한다. 편광은 횡파에서만 가능하나 파의 진동은 전파방향에 수직하게 여러 방향으로 일어나는데 그 중 한 방향만으로 진동이 일어나는 경우를 직선편광이 되었다고 한다.

만약 공간에 임의의 장소에서 출발한 두 개 또는 그 이상의 파가 한 곳에서 만나게 될 경우는 빛의 간섭이 일어나는데 간섭의 정도는 중첩되는 파의 진폭의 벡터합으로 알 수 있다.

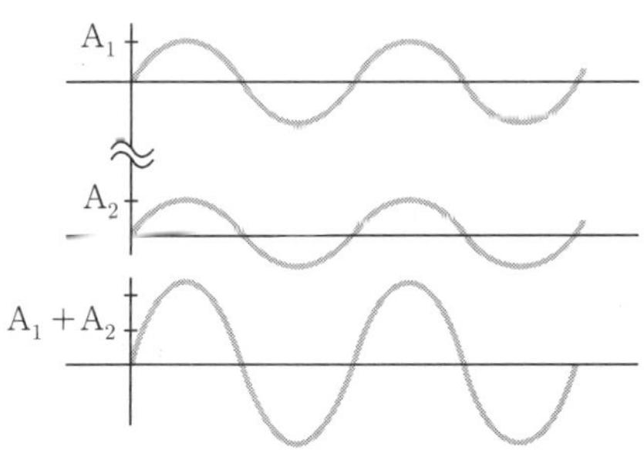

그림 1.1 파의 중첩으로 인한 진폭의 증대

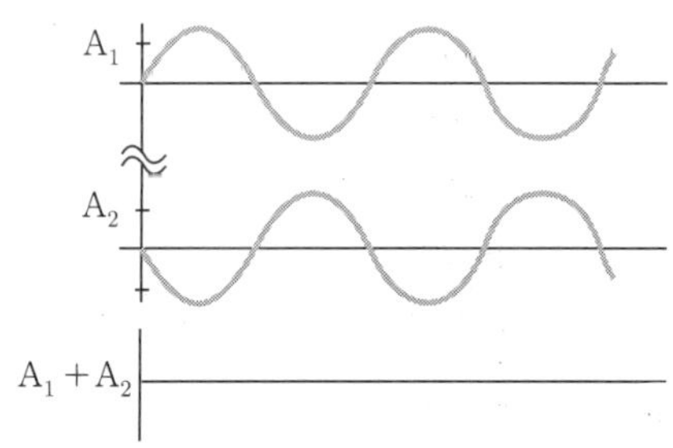

그림 1.2 파의 중첩으로 인한 진폭의 소멸

그림 1.1에서 간섭으로 인하여 파가 증폭되는 것을 보여주고 있다. 파가 최대로 증폭되는 경우는 그림 1.1에서와 같이 서로 중첩되는 두 개의 파 사이에 위상차가 없다. 또는 위상차가 있다고 하더라도 한 파장만큼씩, 즉 λ만큼의 위상차가 있다면 마찬가지로 두 파는 강도가 최대로 강화된다. 파동의 강도는 파동진폭의 제곱에 비례하기 때문에 그렇다. 이것을 간섭현상에서는 보강간섭이라고 한다.

그림 1.2에서는 두 파의 간섭이 최소가 되는 경우인데 이 경우는 두 파 사이의

위상차가 $\frac{\lambda}{2}$이거나 $(2m+1)\frac{\lambda}{2}$인 경우이다. 여기서 $m=0,\ 1,\ 2,\ \cdots$ 이다.

만약 $\frac{\lambda}{2}$만큼씩 위상차가 있는 두 개의 간섭되는 파 사이의 진폭이 동일하다면 그림 1.2에서 보여주는 것과 같이 간섭으로 인해서 얻어진 합성파의 진폭은 영(0)이 된다. 이 경우를 소멸간섭이라고 한다.

파의 물리적 특성과 그로 인해 생기는 모든 현상은 시간 t에서 공간 내의 위상이 동일한 점을 연결해서 생기는 면, 즉 파면으로 정의하여야 되고 파의 전파는 호이겐스(Huygens) 원리에 따라 파면의 이동으로 정의한다.

호이겐스 원리는 파면상에 모든 점 하나하나에 작은 단위파면의 중심을 설정하고 그 단위파는 구면파로 간주한다. 이 단위파로부터 시간 $t+\Delta t$ 후에 생기는 새로운 파면을 계산할 수 있다. 단위파의 간섭으로 인해 생성된 단위파면을 둘러싸는 포락선이 곧 파동의 파면이고, 파면의 형태는 구면파 또는 평면파 등으로 정의한다.

간섭평면에서 파면의 명확한 구분은 장애물 구경의 크기에 의존한다. 장애물 구경이 크면 클수록 간섭면에서 파면이 명확하지 않다. 다른 말로 구경이 큰 장애물을 통과하여 생긴 간섭무늬는 무늬가 명확하게 나타나지 못한다. 구경 가장자리에는 이웃하는 파면이 없으므로 그곳에서는 정확하게 단위파면에 대한 간섭을 계산할 수 있다. 이와 관련된 내용은 기하광학에서 취급하는 것이 아니므로 상세한 설명은 생략하기로 하고 필요한 독자는 참고문헌을 참고하기 바란다.

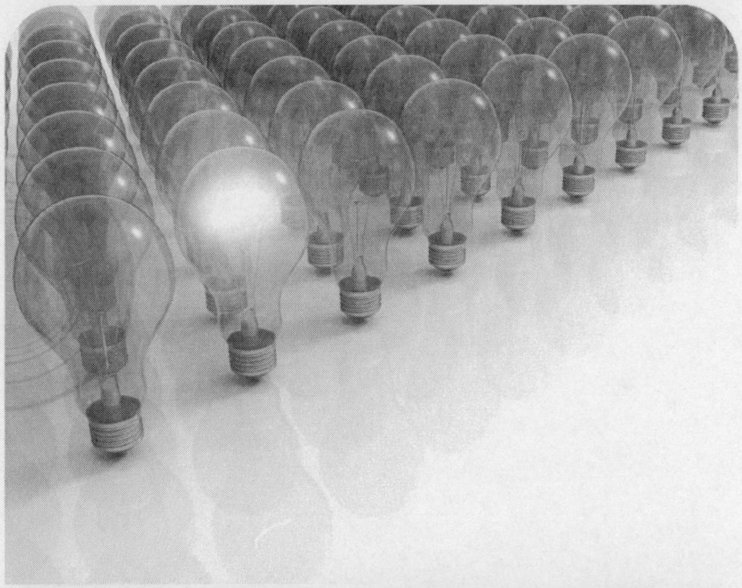

Chapter 2

기하광학의 정의와 약속

2.1 굴절과 반사

기하광학은 파의 이동을 파면으로 설명하지 않고 파면에 법선방향을 이어주는 선을 이용하여 파의 전파를 설명한다. 그리고 그 선을 광선이라고 한다.

파에 대한 아무런 기본개념이 없이도 광선만으로 빛의 진행경로를 파악할 수 있으며 이웃하는 광선은 서로에게 아무런 영향을 미치지 못하므로 만약 두 광선이 서로 교차한다고 해도 그 두 광선은 각각 서로 영향을 받지 않은 채루 전파한다.

광원과 수신기 사이의 광경로는 서로의 위치를 바꾸어도 바꾸기 전의 광경로를 그대로 유지한다. 기하광학에서는 빛의 휨(deflection)을 취급하지 않고 오직 반사와 굴절에 의해서 변경되는 기하학적인 광경로의 변화를 취급한다. 따라서 기하광학은 파장 $\lambda=0$인 극한상황을 취급한다. 다시 말하면 $\lambda=0$인 경우에는 빛의 휨현상은 일어나지 않는다. 파장이 짧으면 짧을수록 동일한 크기를 가진 장애물을 혼합광이 통과할 경우 빛의 휨현상은 일어나지 않는다.

굴절계수를 계산하는 공식은 다음과 같다.

$$\text{절대굴절계수} : n_{\text{절대}} = \frac{c_{\text{진공}}}{v} \tag{2.1}$$

로 정의하고 여기서 $c_{\text{진공}}$은 진공에서 빛의 속도이고, v는 임의 매질 내에서의 빛의 속도이다. 그러나 기술광학에서는

$$\text{굴절계수} : n = \frac{c_{\text{공기}}}{v} \tag{2.2}$$

를 사용한다. 여기서 $c_{\text{공기}}$는 공기 중에서의 빛의 속도이다.

굴절계수 n은 굴절계수 $n_{\text{절대}}$와 아주 적은 차이를 나타낸다. 아주 건조한 공기, 예를 들어, 20℃ 대기압 1.013mbar에 경우 공기의 절대굴절계수 $n_{\text{절대}}=1.0003$이다. 그러나 실용광학적 용도로 사용하는 공기에 대한 굴절계수는 $n=1$이라고 정한다. 또 다른 예로는 물의 굴절계수로 $n=1.33$을 사용하고 있다. 광학소재로 널리 사용되고 있는 광학유리의 경우는 굴절계수가 1.45에서부터 1.95까지이다. 굴절계수는 빛의 분산과 상당히 밀접한 관계를 가지고 있고 파장에 의존한다.

대부분의 광소자는 아주 순수한 광학유리로 만든다. 순수한 광학유리는 균질이

고 등방성인 물질로 만들어진다. 균질이라는 말은 매질 내에 어느 부분에서도 굴절계수가 동일하다는 것을 의미하고, 등방성이라는 것은 빛이 전파되는 매질에서 어느 방향으로도 굴절계수가 일정한 값을 갖는다는 것을 의미한다.

공기는 여러 층으로 이루어져 있으며 매 층마다 온도가 서로 다르기 때문에 공기매질은 아주 불균질한 매질이라고 말할 수 있다. 이와 같은 경우는 매질 내에서도 굴절계수가 위치마다 서로 다르다.

비등방성 물질의 대표적인 예는 복굴절을 일으키는 결정체를 들 수 있다. 이와 같은 결정체에서는 이상파가 존재하는데 이 파에 대해서도 굴절계수가 파의 전파방향에 따라 변화한다. 즉 이상파는 스넬의 굴절법칙에 따라 굴절이 일어나지 않는다.

빛 또는 광선의 전파방향은 균질인 매질 내에서는 직진하고 비균질인 매질에서는 빛의 진행경로가 휘어진다.

> 빛다발이나 광선은 실제로는 만들어질 수 없는 것이다. 왜냐하면 두 방향으로 빛의 퍼짐이 빛다발이다. 광선에서는 빛의 퍼짐이 영(0)이기 때문이다.

수도 없이 많은 빛의 모임을 빛다발(bundle)이라고 하고 모든 광선이 교점(交點)을 갖는 경우 우리는 공심빛다발(homocentric bundle)이라고 한다.

광선은 가시적으로 구현해 보일 수 있는데 아주 작은 구멍으로 빛을 내보내면 그 구멍을 통해 나오는 것을 광선이라고 이름할 수 있다. 한편 넓은 구멍으로 광선을 내보낼 경우 보이는 빛살을 빛다발이라고 말할 수 있다.

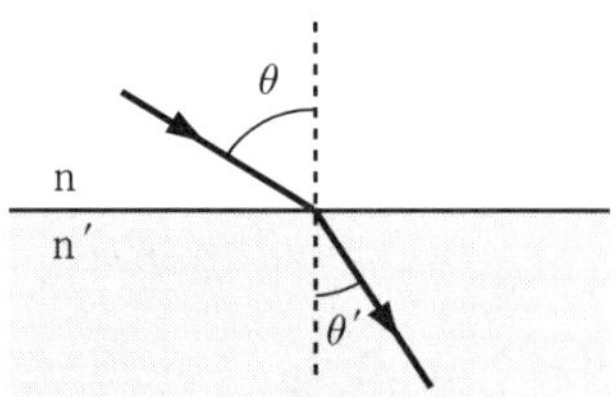

그림 2.1 빛의 굴절 $n < n'$인 경우

굴절률이 n인 매질로부터 굴절률이 n′인 매질로 빛이 입사하는 경우 빛은 매질경계면에 법선방향을 향해 굴절한다.

굴절의 법칙은 서로 다른 두 매질의 굴절계수를 n과 n'이라고 하고, 입사각을 θ, 그리고 굴절각을 θ'이라고 하면

$$n\,\sin\theta = n'\sin\theta' \tag{2.3}$$

이라는 관계가 성립하고 이 관계식은 스넬의 굴절법칙으로 알려져 있다. 식 (2.3) 이 의미하는 것은 빛의 굴절은 빛의 속도의 불변성 때문에 생기는 현상이라는 것이다.

입사각과 굴절각의 측정은 굴절경계면에 법선으로부터 잰다. 입사광선이 있는 면을 입사면이라고 정의한다. 만약 $n < n'$인 경우 그림 2.1에서처럼 굴절이 일어나는 경우에는 입사면 매질의 굴절률을 n이라고 하면 이 매질은 광학적으로 얇은 매질이라고 하고 반면에 n'인 매질은 광학적으로 두꺼운 매질이라고 한다.

굴절의 법칙

$$n\,\sin\theta = n'\sin\theta'$$

에서

$$n' = -n \tag{2.4}$$

이라면 식 (2.3)은

$$n\,\sin\theta = -n\,\sin\theta' \tag{2.5}$$

식 (2.5)에서 $\theta \ll 1$ 또는 $\theta' \ll 1$이라고 하면 $\sin\theta \approx \theta$이고 $\sin\theta' \approx \theta'$이므로

$$n\,\theta = -n\,\theta'$$

따라서

$$\theta = -\theta'$$

을 얻는다.

$n' = -n$이라는 것은 빛은 동일 매질 내에 놓여 있지만 빛의 진행방향은 반대인 것을 의미한다. 따라서 식 (2.4)의 (−)부호는 빛의 진행방향이 반대라는 것을 의미한다. 따라서 굴절면에 대한 식은 $n' = -n$이라는 조건에서는 반사면에 대한 식으로 바뀌어지고 굴절법칙은 위의 조건에서 반사법칙으로 변환될 수 있다.

만약 반사된 빛이 입사면에 놓여 있고 입사광선과 같은 동일 매질에 놓여 있는 빛에너지가 굴절각 $\theta' = 90°$가 되는 경우는 전반사 임계조건으로 이 경우의 입사각을 θ_{crit}라고 하며, 입사각 θ가 θ_{crit}보다 큰 경우 전반사가 일어나고 θ_{crit}를 전반사(全反射)의 임계각이라고 한다.

전반사임계각은

$$\sin\theta_{crit} = \frac{n'}{n} \tag{2.6}$$

식 (2.6)에서 $n' < n$이다. 또 식 (2.6)은 스넬의 굴절법칙에서 $\sin\theta' = 1$인 경우에 해당한다. 예를 들어 유리굴절률이 1.52이고 유리와 공기가 매질경계면을 이루고 있다면 유리에서 입사한 광선은 $\theta_{crit} = 41.1°$이며 $\theta = 41.1°$보다 큰 각으로 입사하는 광선은 모두 전반사된다.

Tip | 전반사 임계각

모든 입사광선이 매질경계면에서 일부 투과하여 굴절하지 않고 반사하는 것을 전반사라고 하고 전반사에서는 더 이상 굴절은 일어나지 않는다. 전반사 임계각 θ_{crit}은

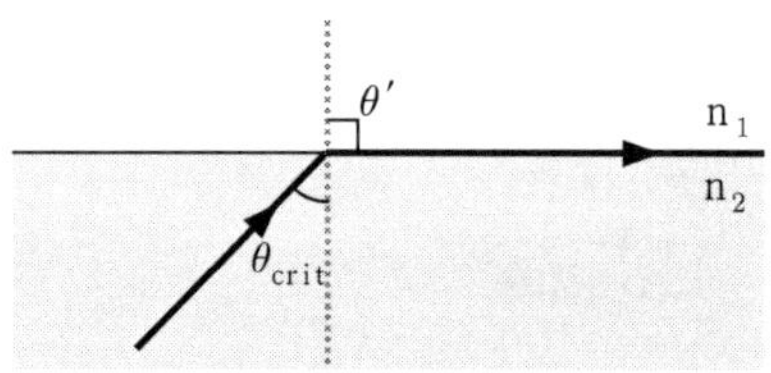

그림 2.2 전반사 임계각

$$\theta_{crit} = \sin^{-1}\left(\frac{n_1}{n_2}\right)$$

여기서, n_1과 n_2는 매질의 굴절률이고 $n_1 < n_2$이며, θ와 θ'은 각각 입사각과 굴절각이다. 전반사 임계조건을 만족시키는 굴절각은 $\theta' = 90°$이고 스넬의 굴절법칙

$$n_2\sin\theta_{crit} = n_1\sin\theta'$$

을 이용하여 전반사 임계각 θ_{crit}를 구할 수 있다.

즉 $\theta' = 90°$이므로

$$\sin\theta_{crit} = \frac{n_1}{n_2}$$

이 되고

$$\theta_{crit} = \sin^{-1}\frac{n_1}{n_2}$$

이다.

2.2 전반사

공기/유리로 된 경계면에서 임계각보다 큰 각으로 입사하는 광선은 전반사를 경험한다. 이 경우는 초기 편광상태와는 무관하다. 앞에서 정의한 θ_{crit}를 θ_c로 표시하면 앞에서 보여준 대로 임계각의 정의는

$$\theta_c = \sin^{-1}\frac{1}{n} \tag{2.7}$$

이고 n은 전반사를 일으키는 매질의 굴절률을 말한다. 만약에 굴절률이 1.414보다 적으면 임계각은 45°를 초과하는데 이런 경우는 전반사가 일어나지 않는다.

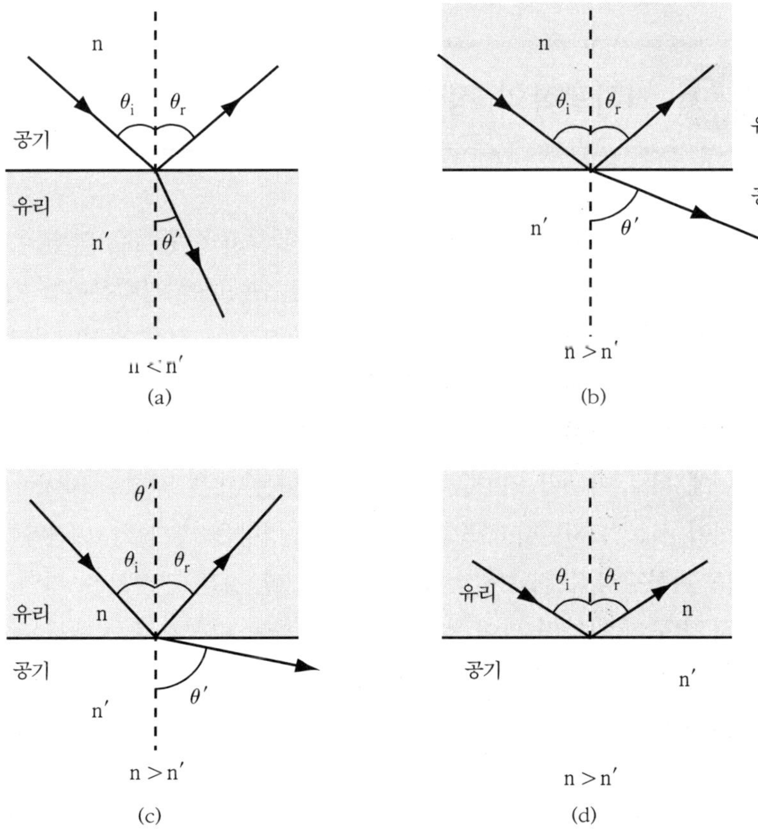

그림 2.3

부분반사와 굴절은 (a)~(c)이고 전반사는 (d)만이다.
θ_i는 입사각, θ_r은 반사각, θ'은 굴절각이다.

반사율(reflectance)은 임계각보다 적은 입사각에서는 적어진다.

광유리 BK7인 경우에는 가시광선범위와 근적외선 파장대에서는 내부입사각 45°에서 전반사가 일어난다. 만약 편광이 더 비중을 차지하는 현상인 경우에는 전반사가 안 일어날 수도 있다. 전반사용으로 많이 사용하는 직각 프리즘의 경우 빗변의 표면이 깨끗하지 않을 경우도 전반사는 일어나지 못한다. 손가락의 작은 지문이 직각 프리즘 빗변에 묻어있다고 해도 직각 프리즘에서 전반사는 일어나지 못한다. 전반사용 프리즘에 코팅이 되어 있는 표면에 반사율을 최대로 하면 거의 임계각이 없는 전반사를 일으킬 수 있다.

그림 2.3(a)~(d)까지에서 (d)만 전반사의 경우이다. (d)의 경우는 입사각 θ_i가 전반사 임계각 θ_c보다 큰 경우이다.

2.3 기하광학의 정리

빛의 진행을 파면의 이동으로 설명하지 않고 이동하는 파면의 법선방향을 이어주는 선을 이용하는 방법으로 광선추적을 수행하는 광학분야를 기하광학이라고 한다. 여기서 이동하는 파면의 법선방향을 이어주는 선을 광선이라고 정의한다. 이 방법은 매질에서 일어나는 소요에 의해 발생되는 파에 대한 아무런 정보가 없어도 광선만으로 빛의 경로를 파악할 수 있는 장점이 있다. 단, 광선은 서로 이웃하는 광선 사이에 서로 아무런 영향을 미치지 않는다는 것을 전제로 하여야 한다. 따라서 두 광선이 서로 교차한다 해도 서로 아무런 영향을 받지 않고 전파한다.

또 기하광학적 취급에서 잊지 말아야 할 것은 광경로는 가역적이라는 것이다. 다시 바꾸어 말하면 빛이 광원에서 출발하여 수신자로 진행하는 경로는 되집어서 광원과 수신자의 위치를 서로 맞바꿀 경우에도 똑같은 경로를 따라 빛이 진행한다는 것이다.

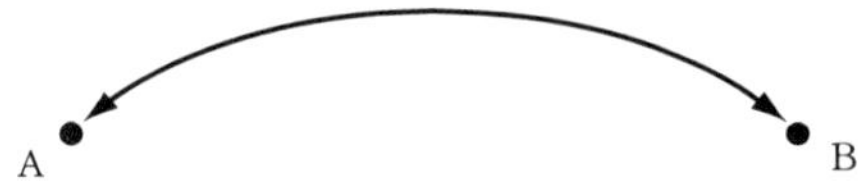

그림 2.4 광경로의 가역원리

그림 2.4에서 A점에서 출발한 광선이 B점까지 곡선으로 나타낸 경로를 따라 진행했다면 B점에서 출발한 광선은 역시 마찬가지로 A점에서 출발한 광선의 이동경로를 그대로 되집어 이동한다는 것이다.

기하광학에서는 빛의 휨(deflection)현상에 대해서는 취급하지 않지만 때로는 중력장으로 빛이 통과하여 중력체의 중심을 향해 빛이 경로변화를 경험하는 상대론적 현상을 분석하는 경우에는 기하광학적 방법을 적용하여 취급한다.

기하광학에서는 빛의 성질 중 빛의 굴절과 반사만 취급한다. 기하광학은 파동광학과 다르게 파장이 $\lambda \rightarrow 0$인 극한상황에 국한하여 취급하고 더욱이 이런 극한상황에서는 빛의 휨현상은 일어나지 않는다. 그러나 실제로 빛의 파장이 0인 경우는 없다. 파장이 짧으면 짧을수록 빛의 휨현상이 일어나도 현상이 검출될 만하게 두드러지지 않아 감지될 수 없을 정도라고 말하는 것이 올바른 표현이다.

이것을 우리는 기하광학적 가정이라고 하는 특별한 약속으로 정하여 광선추적에 있어서 일관성있게 적용시키고 있다. 기하광학적 가정에 대해서는 다음 절에서 설명하기로 한다.

2.4 기하광학적 가정

광원의 파장이 주어진 광학계의 차원에 비해 아주 무시할 만큼 작다고 하면 그 광학계를 통과하는 빛의 진행경로를 직선으로 표시할 수 있도록 하는 것이다. 그러므로 기하광학에서 모든 광경로는 광선으로 나타내고 진행방향을 화살머리로 나타내고 있다.

이와 같은 가정 밑에서 광학기기의 설계에 필요한 모든 광선추적은 매우 편리한 직선이란 기하학적 정의를 이용해 이루어지게 된 것이다. 기하광학적 가정을 요약하면 다음과 같이 줄여 쓸 수 있다.

먼저 가역성은 빛의 진행경로는 방향을 바꾸어도 그대로 동일한 경로를 따라 빛은 진행한다는 것이다. 다른 말로 하면 빛은 언제나 가장 짧은 시간이 걸리는 경로를 따라 진행하므로 경로의 방향을 바꾸어도 먼저 진행했던 경로를 되짚어 그 경로를 따라 이동할 수밖에 없다. 이것은 뒤에서 다시 언급할 페르마 원리에 의한 해석이다.

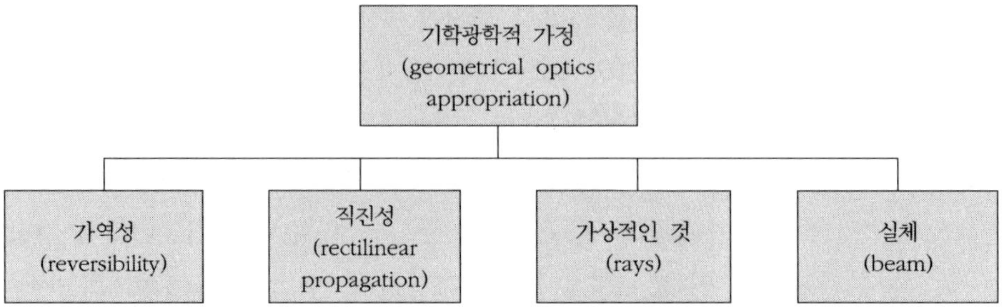

그림 2.5

빛의 직진성이란 빛의 전파를 나타내는 일종의 기하학적 편의성이라고 볼 수 있고, 실제로 빛의 파동성을 고려한다면 빛의 회절현상이 있어 빛이 장애물을 만나면 돌아가는 현상이 있다. 그러나 기하광학에서는 빛의 파동성과는 무관하게 빛의 전파방향을 파면에 수직한 방향으로 이어지는 선을 이용하여 빛의 이동방향을 나타내고자 하는데서 도입된 근사적 접근이다.

광선(ray)은 이와 같은 빛의 진행방향을 직선으로 나타내고자 붙인 이름이고 어디까지나 가상적인 정의이며 실제로 직선으로 표시되는 광선을 구현할 수는 없다.

이들 광선의 무수한 모듬을 빔(beam)이라고 하고 이것은 가상적인 것이라기보다 실제로 실험실이나 주변에서 쉽게 관측할 수 있는 현상이다. 보통 우리가 '빔'이란 단어를 잘 붙여 사용하는 것에는 레이저빔이란 말을 흔히 사용하고 있고 레이저에서 나오는 빛살은 빔의 전형적인 모양이라고 말할 수 있다. 이와 같은 가정을 근간으로 기하광학에서는 광선추적을 쉽게 기하학적으로 나타내 줄 수 있는 것이다.

2.5 빛의 직진성

기하광학에서 빛은 선속(연필광)이나 광선(ray)으로 표시한다. 이것은 다시 말해서 '빛은 직진한다'라는 가정을 전제로 하는 것이다. 이와 같은 빛의 직진성은 분명한 가정이지만 이것이 현상에서는 실제로도 적용될 수 있는 경우가 많이 있다. 빛은 장애물을 통과할 경우는 장애물과 서로 상호작용을 하여 우리가 여기서 언급하고 있는 빛의 직진성에 맞지 않은 현상을 나타낸다. 우리는 그것을 회절 또는 산섭된 상이라고 한다. 이와 같은 현상을 고려한다면 광선추적을 통해 상맺힘을 얻는데 많은 어려움이 있다. 이 부분에 대한 것을 취급하는 것은 기하광학 이상의 수준을 요구하는 내용이므로 여기서는 생략하기로 한다.

빛의 직진성을 잘 나타내는 광학기구는 바늘구멍 카메라가 있고 그 다음 현상으로는 그림자이다. 그림자에는 본영과 반영이 생기며 빛의 직진성을 잘 설명할 수 있는 부분이다. 본영과 반영은 물체와 장애물이 크기가 있는 경우에 생기는 현상으로 보통은 천체의 식현상으로 일식이나 월식에서 나타나는 경우는 우리가 쉽게 경험하는 현상이다.

빛의 직진성과 관련되어 기하광학에서는 심도(depth of field)와 초점심도(depth of focus) 그리고 시계(field of view)와 같은 정의가 있다. 먼저 시계는 물체가 어떤 특정 위치에서 앞뒤로 움직여도 명확한 상은 맺는데 아무런 영향을 끼치지 않는 거리의 폭을 말하고, 초점심도는 고정된 물체의 위치에 대비해 상이 맺히는 스크린을 어느 정도의 거리폭을 가지고 이동해도 상의 선명도를 유지할 수 있는 거리폭을 말한다. 시계는 주어진 광학계에 의해 맺혀진 상에 대한 물체의 최대 각 크기를 의미한다.

바늘구멍 카메라의 경우에는 무한대의 시계를 가지고 있으나, 단점으로는 낮은 조도에 의해 상이 선명하지 못한 것이 흠이고, 장점은 앞서 꼽은 무한대의 심도와 매우 큰 시계를 가지는 것이다. 또 바늘구멍 이외에 다른 광학계를 사용하지 않으므로 상의 왜곡현상이 없다는 것이 큰 장점이다.

그림자의 경우는 그림 2.7에서 보여준 것과 같이 기하학적 그림자와 본영과 반영으로 구분한다. 낮에 점광원을 이용하여 장애물을 조명했을 때 생기는 그림자를 기하학적 그림자라고 말할 수 있고, 크기가 있는 광원에 의해 생기는 그림자에는 본영과 반영이 생긴다. 이것이 앞에서 말한 식현상에서 생기는 본영과 반영에 해당하는 것이다.

빛의 직진성과 그림자

빛은 진행경로에서 장애물을 만나면 장애물의 특성에 따라 일부 흡수되거나 반사된다. 또 크기가 있는 물체가 장애물인 경우는 그림 2.6에서처럼 빛이 장애물을 통과하지 못하고 돌아서 진행하게 된다. 이때 장애물의 그림자가 생기게 된다.

여기서는 빛이 장애물을 돌아나가서 생기는 회절현상은 언급하지 않고 기하광학이란 특수한 조건 밑에서 빛의 직진성에 해당하는 현상만 말하기로 한다.

그림 2.6은 점광원에 의해 생기는 그림자를 나타내고, 그림 2.7에서는 크기가 있는 광원에 의해 생기는 그림자를 보여주고 있다.

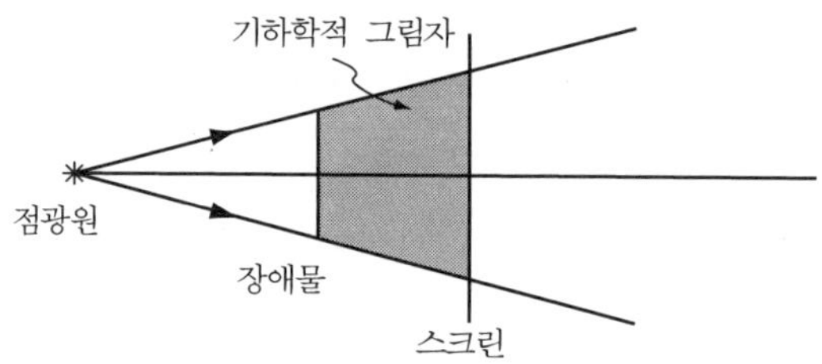

그림 2.6 점광원의 기하학적 그림자

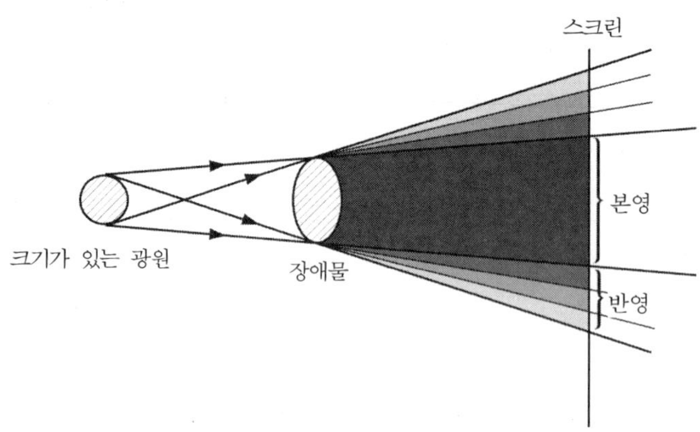

그림 2.7 크기가 있는 광원의 기하학적 그림자

반영영역의 본영과 가까운 영역은 더 어둡고 본영에서 멀어지는 반영영역은 갈수록 밝은 그림자가 된다.

그림 2.7에 본영이라고 나타낸 것은 장애물 그림자 영역에서 가장 어두운 부분으로 광원에서 나온 빛이 바로 장애물의 크기에 가려져서 생기는 부분이다. 반영 영역은 일정한 밝기의 어두움이 있는 것이 아니라 본영의 가장자리에서 멀어지면 멀어질수록 어두운 것이 점점 밝아진다.

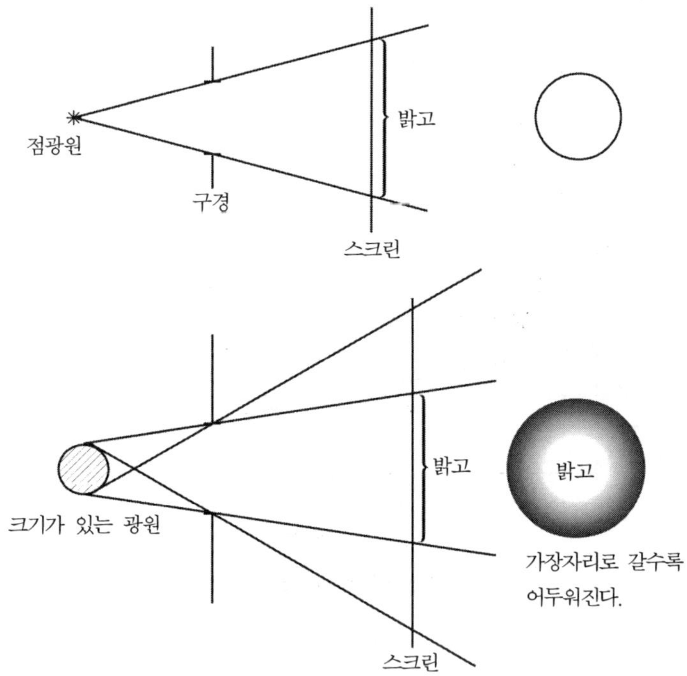

그림 2.8 장애물이 슬릿과 같은 구경이 있는 경우로 점광원과 크기가 있는 광원에 대한 그림자

점광원의 경우는 그림자 가장자리가 선명하나 크기가 있는 광원의 경우는 가장자리로 갈수록 그림에서처럼 점점 어두워진다.

그림 2.8에서는 구경으로 되어 있는 장애물의 경우를 빛이 통과하는 경우에 만들어지는 그림자를 나타내준다.

빛의 직진성을 그림자에 연관시키면 그림자의 가장자리는 칼로 베어 놓은 것처럼 직선이 되어야 되나, 실제로 여러분이 그림자 가장자리를 보면 그렇지 않은 것을 알 수 있다. 그것은 바로 빛의 파동성과 연관된 회절현상 때문이다.

이 주제는 파동광학에 해당되므로 이 교재에서는 상세하게 취급하지 않기로 한다. 다음 절에서는 빛의 직진성을 잘 응용한 바늘구멍 카메라를 알아보기로 한다.

바늘구멍 카메라

바늘구멍 카메라의 경우는 초점맞추기가 필요없다. 물체가 어느 위치에 놓여 있든 간에 필름에 상이 맺히는 데 문제될 것이 없으나 물체와 바늘구멍 카메라 사이의 거리에 따라서 상의 크기가 크거나 작을 수 있다. 바늘구멍 카메라에 의한 상맺힘은

$$\frac{h}{h'} = \frac{o}{i} \tag{2.8}$$

과 같은 관계식으로 정의할 수 있다. 여기서 o는 물체거리이고, i는 상거리이다. h는 물체크기이고, h′은 상크기이다.

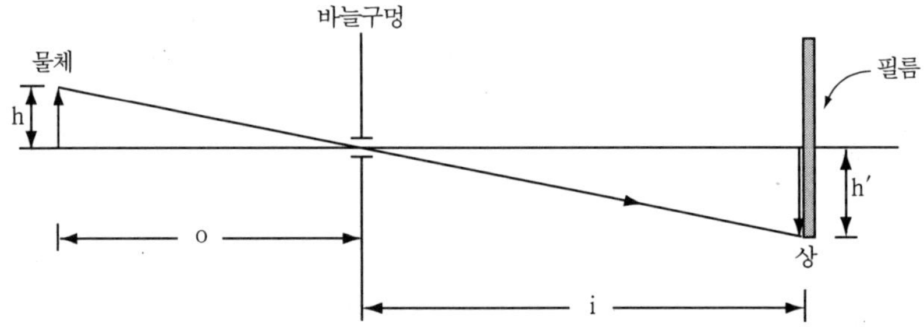

그림 2.9 바늘구멍 카메라에 의한 상맺힘

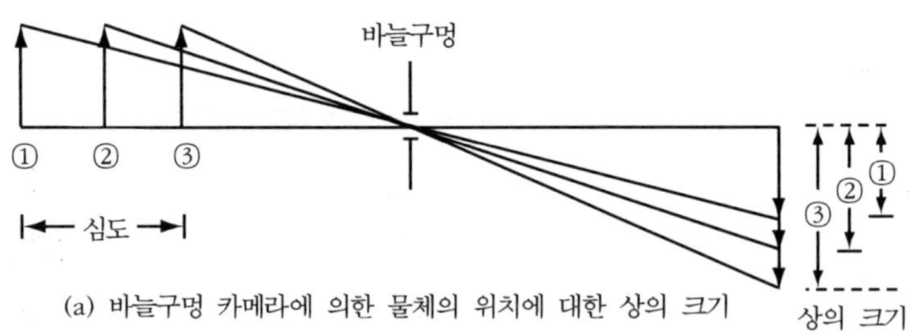

(a) 바늘구멍 카메라에 의한 물체의 위치에 대한 상의 크기

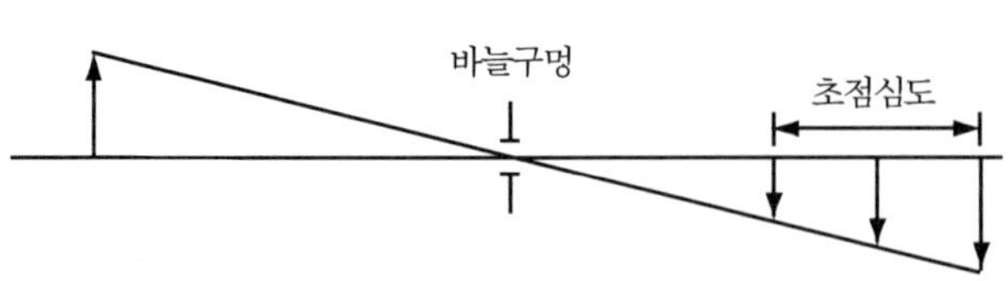

(b) 단일물체 위치에 대하여 초점심도에 따른 상의 크기에 대한 비교

그림 2.10

이것은 마찬가지로 필름의 위치에도 동일하게 적용된다. 그림 2.10(a)에서 같은 물체를 카메라 앞에 ①, ②와 ③의 위치에 놓았을 때 바늘구멍 카메라에 맺히는 각각의 상의 크기를 상대적으로 비교하도록 그려놓았다. 그림 2.10(a)는 카메라 필름의 위치가 고정된 경우이고, 그림 2.10(b)는 물체의 위치가 고정되어 있고 필름의 위치가 기술적으로 변화시켜진 경우이다. 바늘구멍 카메라의 초점길이는 ∞ 이다.

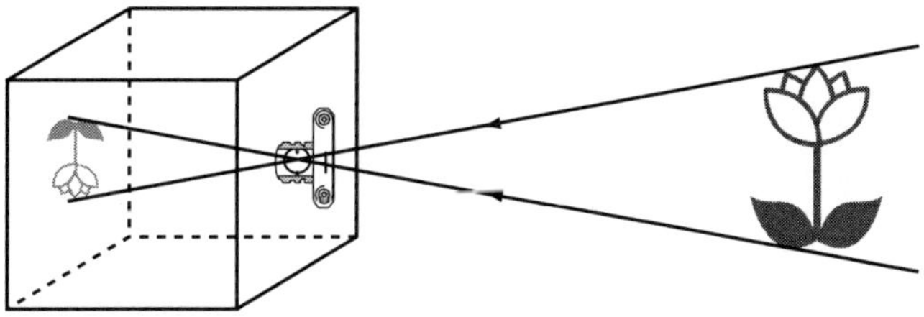

그림 2.11 바늘구멍 카메라

빛의 직진성을 잘 보여주고 광선이란 정의를 이용하여 굴절과 반사 없이 그대로 상을 맺게 하는 가장 대표적인 것으로 바늘구멍 카메라(pinhole camera)를 예를 들어 알아보았다. 바늘구멍 카메라에 대한 것은 뒤에서 다시 언급하기로 한다.

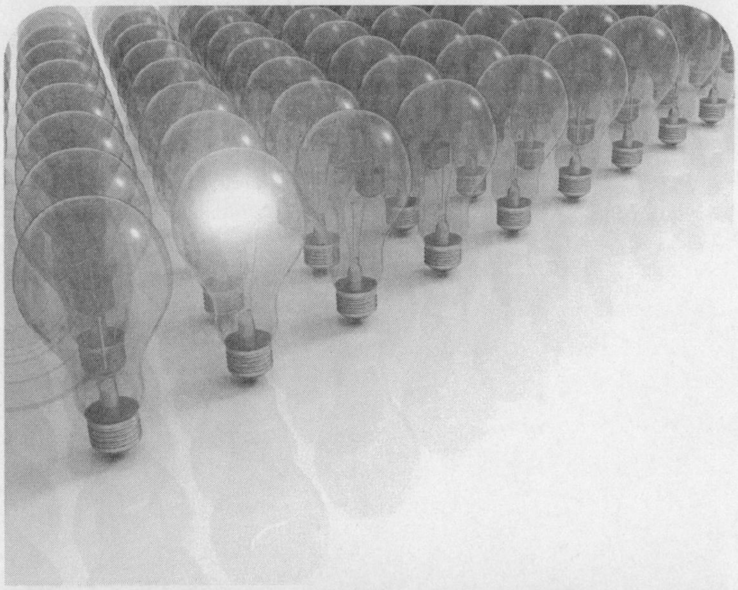

Chapter 3 부호약속과 용어정의

3.1 기하광학에서 필요로 하는 부호약속과 정의

작도나 주어진 현상을 기하광학적으로 설명하고자 할 경우는 다음을 일반적으로 지키는 것을 원칙으로 한다. 광선은 왼쪽에서 출발하여 오른쪽으로 진행한다. 모든 길이는 왼쪽에서부터 오른쪽으로 재는 것을 원칙으로 한다. 화살표는 광선의 진행방향을 나타낸다. 모든 각은 그리스문자 소문자로 표기한다.

n은 굴절률로 광학계 앞쪽의 공간을 채우는 매질에 대한 것이고 광학계 뒷부분에 해당되는 값에는 n′으로 표시한다. 같은 물리량에 프라임 "′"을 사용하는 것과 사용하지 않는 것의 의미는 기하광학에서 필요로 하는 물리량에 예외인 경우를 제외하고는 거의 모두 적용된다. 프라임 "′"이 붙는 동일 물리량을 프라임이 붙지 않은 물리량과 켤레(conjugate) 관계에 있다. 예를 들면 물체의 세로크기를 y라고 한다면 해당 물체에 대한 광학계를 통해 맺어진 상의 세로크기는 y′으로 표시한다.

모든 길이는 (+)와 (−)의 크기로 표시할 수 있다. 예를 들어 물체거리는 렌즈를 하나의 광학계로 예를 든다면 물체가 렌즈 앞에 놓여 있다면 물체거리는 (+)이고, 렌즈 뒷면 쪽에 있는 물체거리는 (−)로 정한다. 렌즈 앞은 현재 쪽면에 렌즈가 놓여 있다고 하면 독자의 왼쪽이 렌즈 앞에 해당하고 독자의 오른쪽이 렌즈 뒤에 해당한다. 수렴렌즈의 경우에는 상이 렌즈 뒤에 생기는 경우이므로 상거리는 렌즈 뒷부분에서 상까지 거리를 (+)로 정한다. 반대로 이 경우 렌즈 앞부분, 즉 물체가 놓여 있는 쪽에 상이 맺히는 경우는 상거리의 부호는 (−)이다.

렌즈 앞부분에 해당하는 곳에 물체가 놓여 있을 경우 그 공간을 물체계라고 하고 상이 놓여 있는 렌즈 뒷부분에 해당하는 공간은 상계라고 정의한다. 물체계와 상계는 경우에 따라서 서로 호환해서 정의될 수 있는 것으로 어떤 경우에도 특정하게 지정되어 있는 것이 아니고 주어진 광학계에 따라 물체계가 상계가 될 수도 있고 상계가 물체계가 될 수도 있다.

각의 경우도 반시계 방향으로 측정되는 값은 (+)이고 시계방향으로 측정되는 각은 (−)의 값으로 정의한다.

상맺힘을 기술하는데 있어서 가장 중요한 정의는 다음과 같다.

여기서는 렌즈와 거울 그리고 복합렌즈계의 경우에 대해 오래도록 지켜온 정의를 하나씩 짚어가기로 한다. 주축은 렌즈 양면의 곡률 중심을 통과하는 직선으로 정한다. 렌즈가 두 개 이상일 경우는 모든 곡률중심이 하나의 직선상에 모두 놓여 있도록 한다.

광선이 축에 평행하게 입사하는 경우는 광학계를 통과한 후 광선은 반드시 상계의 초점을 지난다. 만약 물체계에 놓여 있는 초점으로부터 입사하는 광선은 광학계를 통과한 후 반드시 축에 평행하게 진행한다. 물체계 초점이 축상에 놓여 있는 물체점이라고 하면 물체에서 나오는 광선은 주어진 광학계를 통과한 후 무한원에 놓여 있는 물체점을 상점으로 본다.

> **약속** 모든 전자기파는 직선을 따라 전파한다. 전자기파가 전파하는 경로를 광선(ray)이라고 부르고 이 광선은 관련된 파면에 항상 직각이다.

편의상 광선은 직선으로 나타내고 광선이 진행하는 방향을 화살표로 표시한다.

상(image)은 점물체이거나 크기가 있는 물체이거나 물체로부터 나온 빛이 주어진 광학계 내에서 반사 또는 굴절에 의해 맺힌다.

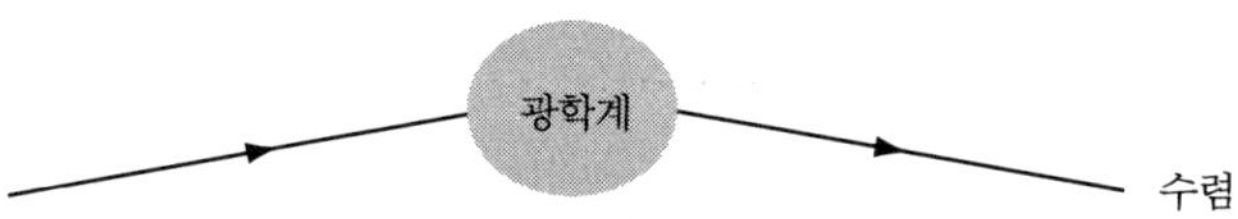

(a) 빛의 수렴

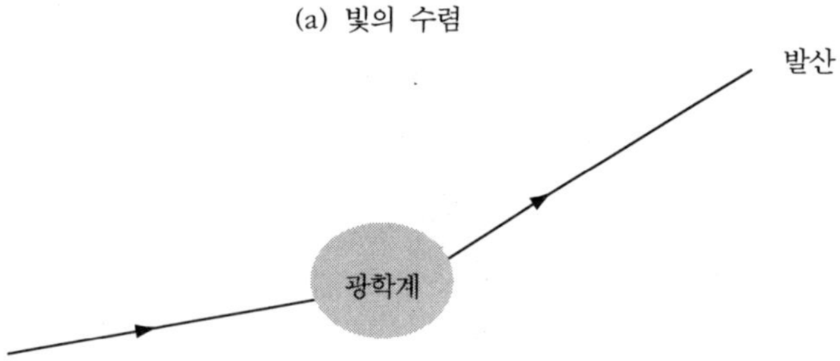

(b) 빛의 발산

그림 3.1 빛의 수렴과 발산

그림 3.1에서처럼 광학계를 통해 나오는 광선은 발산하는 경우도 있고 수렴하는 경우도 있다. 전자의 경우는 수렴렌즈(볼록렌즈)와 같은 광학계를 통과하는 경우이고, 후자의 경우는 발산렌즈(오목렌즈)의 경우이다.

(a) 볼록렌즈(수렴렌즈)　　　(b) 오목렌즈(발산렌즈)

그림 3.2

3.2 광선의 정의

광선은 기하광학에서 빛이 진행하는 경로를 따라 이어주는 선으로 정의하여 빛살들로 이루어진 이상적으로 가는 빔을 말한다. 이것을 그림으로 표시하기 위해서는 파와 파면 그리고 광선 사이의 관계로 나타낼 수 있다.

광선을 정의하기 위하여 파면을 이용하는 경우에 구면파를 우선으로 선택한다. 하나의 구면을 정의하는 데는 속이 빈 구를 생각하고 구의 중심에 광원이 있다고 상상하자. 구의 중심으로부터 나오는 빛에 대한 파면은 곧 구면파이고 이 구면파의 곡률은 구의 반지름 크기에 따라 변한다. 곡률은 곡선의 휘어진 정도를 말하는 것으로 곡률의 크기는 파면의 반지름에 역비례한다. 따라서 곡률이 심하게 크다는 것은 그 파면의 반지름, 즉 파면에 해당하는 구면의 중심에서부터 파면까지의 거리가 작다는 것을 의미한다. 구면의 중심과 파면을 대신하는 구면을 이어주는 직선은 항상 구면에 수직하다.

앞에서 말했듯이 광선이 수렴하거나 직진하거나 발산한다고 하는 것은 파면의 중심과 파면을 이어주는 선분을 기준선으로 광선의 전파방향에 따라 정의한다.

광학계의 설계나 주어신 광학계를 통한 상맺힘을 알기 위해 광선추적을 하는 경우 사용되는 주요한 기준 광선들이 있는데 이들 광선에는 고유의 이름을 붙여 사용하고 있다. 그 중에서도 가장 유용한 광선을 예를 들어 보면 주광선(chief ray), 주변광선(marginal ray), 근축광선(paraxial ray) 등이 있다. 여기서 주광선은 물체의 끝에서 출발하여 광학계 구경의 중심을 지나는 광선을 말하고, 구경의 가장자리를 지나는 광선을 주변광선이라고 한다. 주변광선은 결상에 아주 중요한 역할을 하는 광선이다. 근축광선은 주어진 광학계의 축(principal axis)에 아주 근접한 영역을 통과하는 광선을 말하며 이와 같은 근축광선은 기하광학에 의한 상의 작도에서 자주 사용하는 가정이다.

3.3 평행광선의 정의

파원이 파면에서 ∞에 거리에 놓여 있어 곡률이 거의 영(0)에 가까워지면 파면은 거의 평면이 되고 광선은 서로 평행하게 진행한다. 물론 광선은 파면에 수직하다.

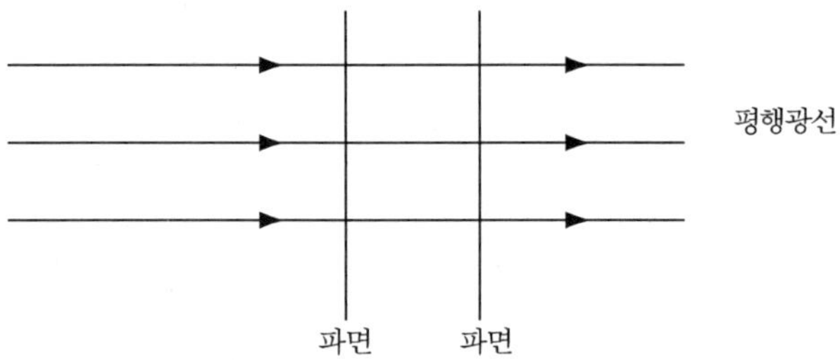

그림 3.3 광선이 축과 평행하게 입사하는 경우

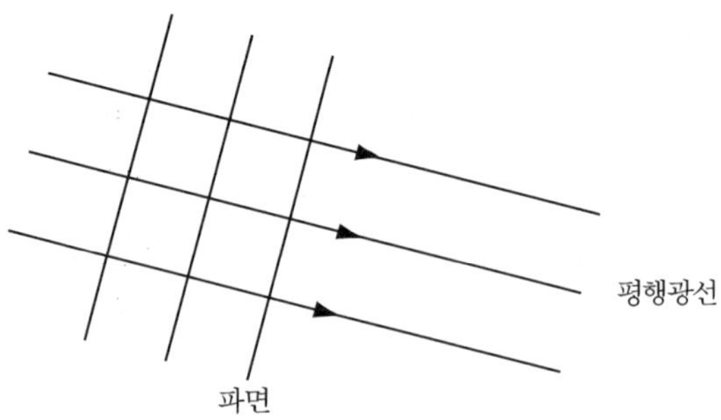

그림 3.4 광선이 축과 임의 각도를 기울어져 입사하는 경우

3.4 연필광의 정의

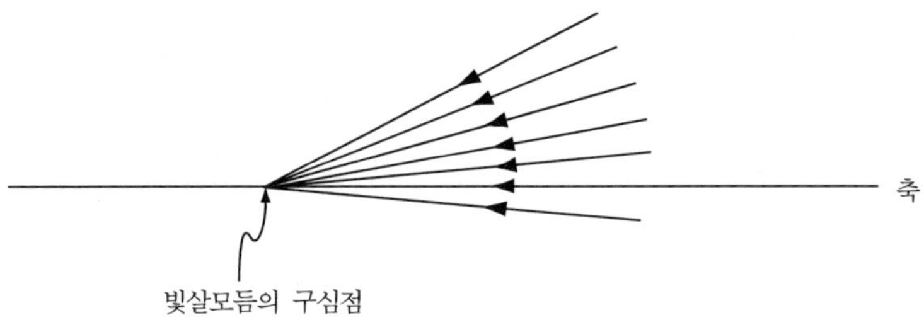

그림 3.5 연필광

이와 같은 빛살모듬을 연필광(pencil of beam)이라고 하는데, 끝이 연필심이 나오도록 깍은 연필끝과 같다고 해서 붙여진 이름이다. 만약 물체가 축상에 놓여 있는 점물체라고 할 경우는 주광선은 축을 따라 전파하는 광선을 말한다.

3.5 빔의 정의

빔(beam)은 광선다발로 무수히 많은 광선이 묶여져 있는 상태이다. 쉽게는 영화관에서 영사기로부터 쏟아져 나오는 광선이 스크린에 도달하는 과정에서 어두운 영화관 영사실부터 스크린까지 쏟아지는 빛줄기를 일종의 빔으로 볼 수 있다. 흔히 빔이란 말은 레이저광을 이야기할 때도 자주 쓰이는 용어이다.

3.6 물체와 상의 상관관계

기하광학이 절대적으로 필요한 경우는 물체가 광학기기를 통해 우리의 눈에 어떻게 보여지는가를 알기 위해 광선추적으로 상맺힘을 알고자 할 때이다. 앞에서 우리는 파면이란 것을 설명했고 광선은 파면에 항상 수직이라는 것도 설명했다. 그러면 광선이 경로를 따라 진행하는 동안 파면의 형태는 변하지 않을까?

물체에서부터 출발한 광선이 상으로 만들어지기 위해서는 꼭 광학계를 통과하여야 되는데 이때 주어진 광학계는 곧 파면의 형태를 변화시키는 파면 변조기가 되는 것이다.

이 과정을 수학적으로 표시하는데 가장 중요한 정의는 바로 수렴도를 의미하는 버전스(Vergence)라는 것이다. 이것은 물체와 상 사이의 상관관계를 나타내주는 중요한 정의이다.

앞서 곡률이라는 정의를 구면의 중심에서 시작된 반지름의 역수로 표시한다고 했다. 즉 버전스는 파면의 곡률정의와 같다. 버전스는 (+)가 되는 경우 수렴광선을 의미하고, (−)인 경우는 발산 그리고 0인 경우는 평면파에 해당된다.

예를 들어 구면파면을 이용하여 수렴도에 대해 그림 3.6에서 수렴과 발산에 대한 것을 파면과 광선방향을 이용하여 보여주고 있다.

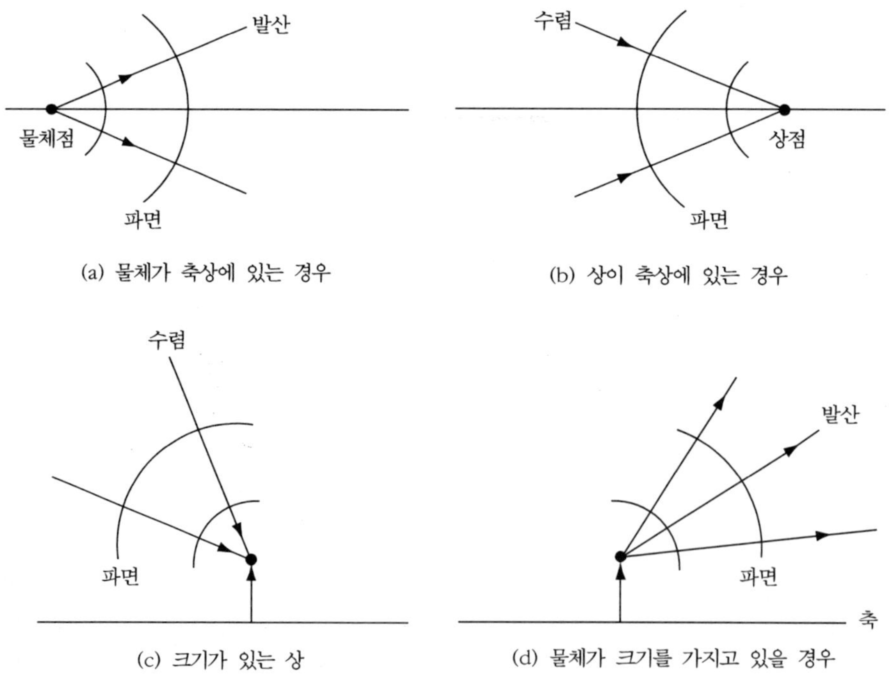

그림 3.6 버전스

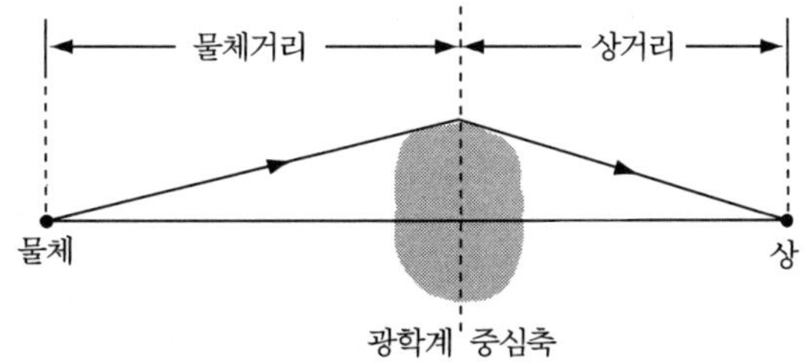

그림 3.7 물체와 상의 상관관계

그림 3.7에서 상계는 렌즈 뒤 영역, 즉 렌즈축으로부터 오른쪽 영역이다.

렌즈가 놓여 있는 공간의 매질은 보통 렌즈의 제1면이나 제2면이 접해있는 공간의 매질을 의미하는데 대부분의 경우 동일 매질로 간주한다.

주광선 또는 으뜸광선은 입사광선 방향과 렌즈를 통과해서 나가는 광선방향이 서로 평행한 광선을 말한다. 즉 이들 광선은 주축과 동일 각으로 진행한다. 예를 들어 단일구면 굴절경계면의 경우에 주광선은 곡률중심을 통과한다. 얇은 렌즈의 경우는 렌즈중심(optical center)을 통과하는 광선이다.

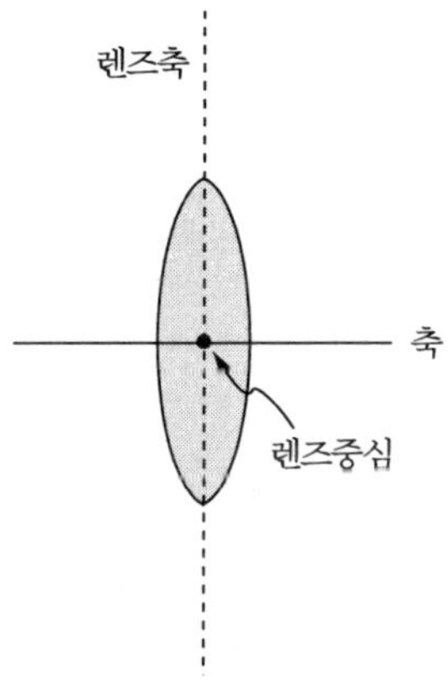

그림 3.8 얇은 수렴렌즈에 대한 렌즈축과 축 그리고 렌즈중심

렌즈 굴절력

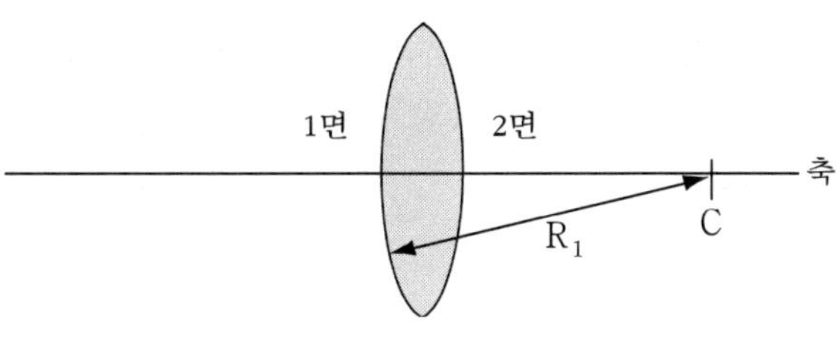

그림 3.9

렌즈 1면에 대한 렌즈의 굴절력(power)은

$$P_1 = \frac{n_L - n_o}{R_1} \tag{3.1}$$

여기서 n_L은 렌즈의 굴절률이고, n_o는 물체계를 채우는 매질의 굴절률이다. 단 R_1은 렌즈 1면의 곡률반경으로 단위는 반드시 m를 사용하여야 한다. 만약 렌즈의 물체계와 상계의 매질이 동일하다고 한다면 렌즈만드는 이의 공식(Lensmaker's formula)을 이용할 수 있다. 즉 수식의 간편성을 이끌기 위해 굴절계수의 아래첨자를 생략하고 " ′ "으로 대치하였다.

$$P = (n' - n)\left(\frac{1}{R_1} - \frac{1}{R_2}\right) \tag{3.2}$$

여기서 n'은 렌즈의 굴절률이고, n은 렌즈가 놓여 있는 매질의 굴절률이다.

버전스

$$\text{버전스} = \frac{\text{매질의 굴절계수}}{\text{길이}} \tag{3.3}$$

로 정의한다. 이것은 앞에 3.6절에서도 잠시 언급하였고 그림 3.6에서 보여주고 있다.

여기서 길이라는 것은 파면에서부터 물체점이나 상점까지 측정되는 거리를 말하고 빛이 광학계를 통해 수렴하도록 진행하는 경우는 양(+)의 버전스이고, 물체에서 빛이 퍼져 나오면 음(−)의 버전스이다. 즉 빛이 파면이 수렴하는 방향으로 진행하는 경우는 (+)버전스이고, 빛의 파면이 발산방향으로 진행하는 경우는 (−)버전스이다.

파면의 변형은 광학계를 빛이 통과하거나 만날 경우로 빛이 서로 다른 매질의 경계면을 만나는 경우 일어난다. 변형 전의 버전스를 초기버전스라고 하고, 매질과 만난 후 변형된 버전스를 최종버전스라고 하며, 이것은 식으로는 식 (3.4)와 같이 쓸 수 있다.

$$V_f = V_i + P_s \tag{3.4}$$

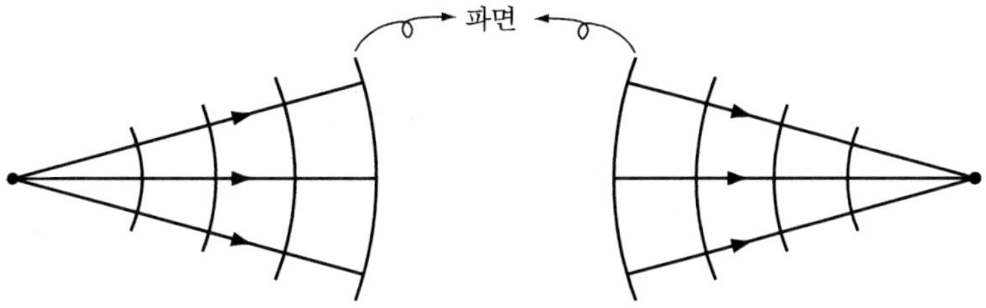

그림 3.10 음과 양의 버전스

여기서 V_f는 최종버전스이고 V_i가 초기버전스이다. P_s는 초기파면이 굴절경계면이나 반사경계면과 조우한 경우 그 표면의 굴절력을 말한다. 버전스의 단위는 "디옵터(diopter)"로, 문자 "D"로 표시한다. 따라서 버전스에 포함되는 모든 길이의 단위는 "미터(m)"이다.

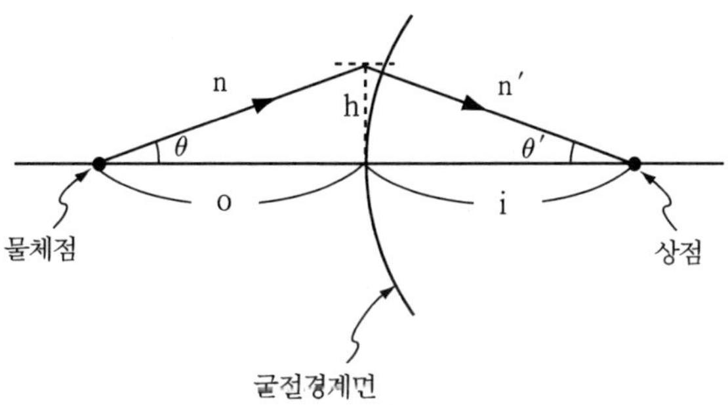

그림 3.11

빛이 굴절경계면을 지나 경험하는 경로변화를 버전스를 이용하여 알아보기로 하자. 그림 3.11에서처럼 먼저 굴절경계면이 구면인 경우를 예를 들자.

$$\tan\theta = \frac{h}{o} \tag{3.5}$$

여기서는 근축광선을 고려하여 $\theta \ll 1$이라고 가정하면

$\theta = \frac{h}{o}$ 따라서 $o = \frac{h}{\theta}$가 된다.

물체계의 버전스는 식 (3.3)에 의해서

$V_o = \frac{n}{o}$ ……………… ①

상계의 버전스는 마찬가지로

$$V_i = \frac{n'}{i} \cdots\cdots\cdots\cdots ②$$

①은 앞에서 정의된 물체거리 o값을 대입하면 $V_o \simeq \frac{\theta n}{h}$이 되고 상계의 버전스 V_i도 ②에서 $V_i \simeq \frac{\theta n'}{h}$가 된다.

①과 ②를 식 (3.4)에 대입하면

$$\frac{n'}{i} = \frac{n}{o} + P_s \tag{3.6}$$

이 되고 이 식은 다시

$$\frac{\theta n'}{h} = \frac{\theta n}{h} + P_s \tag{3.7}$$

와 같이 쓸 수 있다. 여기서 h는 입사광선이 굴절경계면에 도달한 위치까지 축에서부터 높이다.

버전스 식 (3.7)을 분모와 분자를 이용해서 행렬로 표시하면

$$\begin{pmatrix} \theta n' \\ h \end{pmatrix} = \begin{pmatrix} \theta n + P_s h \\ h \end{pmatrix} \tag{3.8}$$

으로 표시할 수 있고 이것은 굴절행렬에 버전스 행렬을 곱하면

$$\begin{pmatrix} 1 & P_s \\ 0 & 1 \end{pmatrix} \begin{pmatrix} \theta n \\ h \end{pmatrix} \tag{3.9}$$

과 같은 행렬로 빛이 굴절경계면을 지나며 경험하는 굴절현상을 알 수 있는 굴절행렬을 얻을 수 있다.

Tip | 환산 버전스(Reduced Vergence)

$$V = \frac{n}{o} \;;\; P = \frac{n}{f} \;;\; P = \frac{n'}{f'} \;;\; K = \frac{1}{R}$$

$$V' = \frac{n'}{i} \quad V + V' = P$$

$$P = (n' - n)K$$

여기서 K는 구면의 곡률을 나타내는 것으로 곡률반경 R의 역수로 표시되는 물

리량이다. 즉 $K = \frac{1}{R}$ 이므로 굴절력은

$$P = \frac{n' - n}{R}$$

앞에서도 언급했지만 버전스에서는 모든 거리는 예를 들어 물체거리, 초점거리, 상거리 등, 단위가 미터(m)로 정의되어야 한다.

V와 V′을 환산 버전스라고 하는데 물체에서 나오는 빛의 파면과 상으로부터 나오는 빛의 파면이 수렴이 되는지 발산되는지를 결정할 수 있는 양이다.

단일굴절경계면에서 빛이 굴절하는 경우를 버전스를 이용하여 그림으로 나타내면 그림 3.12와 같다.

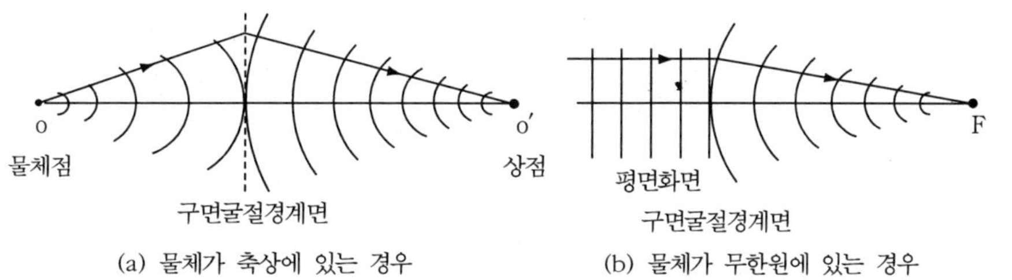

그림 3.12

버전스 정의에 의해 광학계가 얇은 렌즈이고, 공기매질에 계가 놓여 있다고 가정하면

$$V_o = \frac{1}{\text{물체거리(m)}} \text{ : 물체버전스}$$

$$V_i = \frac{1}{\text{상거리(m)}} \text{ : 상버전스}$$

와 같이 쓸 수 있다. 따라서 렌즈의 수렴도, 즉 굴절력은

$$P = V_o + V_i$$

이고 단위는 디옵터(D)이다. 예를 들어 물체거리가 1m이고 상거리가 1m라고 가정하면 렌즈의 굴절력은 2D 이다.

버전스를 이용하여 빛이 향하는 방향이 수렴 또는 발산으로 인한 상맺힘을 알아보는 방법

거울의 초점거리는 $\frac{R}{2}$ 떨어진 곳에 위치해 있다. 파면이 영(null) 버전스를 가진 파면이란 평면파를 의미한다.

Example 3.1

버전스를 이용해서 상의 위치를 계산하는 법을 알아보자. 예를 들어 오목거울 앞 12cm 떨어진 곳에 물체가 있고 거울의 곡률반경이 6cm라고 한다.

풀이 먼저 작도를 하면 초점의 위치는 $\frac{R}{2}$이므로 거울 앞 3cm 되는 곳에 초점이 있고 물체거리는 12cm이므로 일단 상은 거꾸로 된 실상이다.

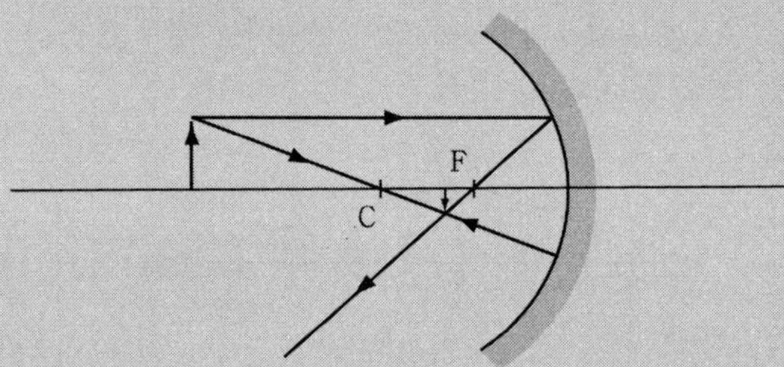

그림 3.13

버전스는 이 경우 물체거리가 12cm이고 공기 중에 거울이 놓여 있고 공기의 굴절률은 1이므로

$$V_o = \pm \frac{1}{0.12}$$

이다. 이 경우 버전스 부호는 입사한 빛이 발산하므로

① 초기버전스는 $V_i = -\frac{1}{0.12(m)} = -8.33D$

② 이 거울의 굴절력은 $P = \frac{1}{0.03(m)} = 33.33D$

③ 최종버전스는 $V_f = P + V_i = 33.33 - 8.33 = +25D$

④ 상거리는 $V_f = \pm \frac{n}{i} = \pm \frac{1}{i}$

따라서 $i = \pm \frac{1}{25}$인데 여기서 거울의 굴절력이 (+)이므로 수렴광선을 의미한다. 따라서 부호는 (+)이다.

$$i = +\frac{1}{25} = 0.04m = \boxed{4cm}$$

상거리는 오목거울 앞 4cm되는 곳에 거꾸로 선 실상이 생긴다.

Example 3.2

볼록거울 앞 10cm되는 곳에 물체가 있고 이 거울의 곡률반경이 10cm라고 하자. 이때 상의 위치를 버전스를 사용하여 계산하시오. 단 거울은 공기 중에 놓여 있다고 한다.

풀이

① 이 경우 거울의 초점거리는 $f=\frac{R}{2}$에서 5cm이므로 초기 입사광에 대한 초기버전스는

$$V_i=\pm\frac{1}{0.1}$$

이나. 입사광이 반사 발산광이므로 버전스는 (−)이다. 따라서

$$V_i=-\frac{1}{0.1}=-10D$$

② 이 거울의 굴절력은 볼록이므로 굴절력 역시 (−)

$$P=-\frac{1}{f}=-\frac{1}{0.05}=-20D$$

③ 최종버전스는

$$V_f=-20D-10D=-30D$$

④ 상거리는 $V_f=\pm\frac{n}{i}$에서 발산광으로 $i=-\frac{1}{30}=-0.033m$, 따라서 상거리는 3.33cm로 거울 뒤 3.33cm에서 상이 생기고 상은 허상이다.

만약 렌즈만드는 이의 거울공식

$$\frac{1}{물체거리}+\frac{1}{상거리}=\frac{2}{곡률반경}$$

을 사용한다면

$$\frac{1}{10}+\frac{1}{i}=-\frac{2}{10}$$

따라서

$$\frac{1}{i}=-\frac{3}{10}$$

이므로

∴ 상거리는 −3.3cm

이 값은 비전스방법으로 구한 값과 같은 결과이다.

구면거울에서 상맺힘을 알아보는데 근축광선 가정을 이용하는 것은 대부분 실제상황에서 거울의 지름보다 물체거리가 훨씬 먼거리에 있으므로 이런 경우에는

입사광선을 축에 근접해 들어오는 근축광선으로 볼 수 있기 때문이다. 따라서 거울의 경우에도 렌즈의 경우와 마찬가지로 근축광선 가정은 광선추적에 필요한 모든 광선이 축과 이루는 각을 모두 $\theta \ll 1$로 취급할 수 있다는 가정이다.

렌즈만드는 이의 공식들을 유도하는데 필요로 하는 모든 각들에 대한 sin과 cos 값은 각이 아주 적다는 가정에서 $\sin\theta \simeq \theta$로 $\cos\theta \simeq 1$로 가정하였다. 거울의 경우는 모든 각이 반사각이므로 거울 곡면의 접선에 수직인 법선과 이루는 입사각과 반사각에 대한 가정이다.

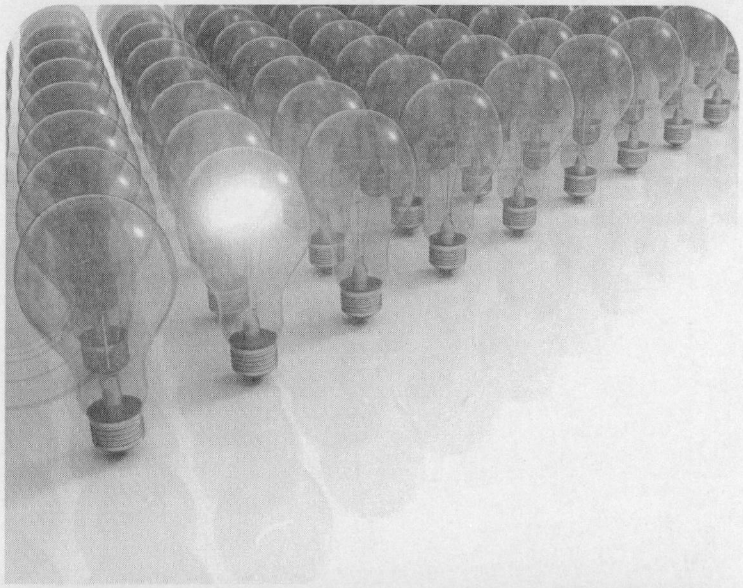

Chapter 4 굴절과 반사

4.1 굴절률

굴절률은

$$n = \frac{c}{v} = \frac{\text{진공에서 빛의 속력}}{\text{매질에서 빛의 속력}} \tag{4.1}$$

과 같이 정의한다. 매질 내에서 빛의 전파속도와 파장은 변하지만 진동수는 일정하다. 따라서 파장과 진동수(주파수)는 진공에서는

$$\lambda = \frac{c}{\nu} \text{ 또는 } \nu = \frac{c}{\lambda} \tag{4.2}$$

이다. 만약 빛이 매질을 통과한다면 매질 내에서 λ는 λ_m으로 변한다. 즉 앞에서 λ_m의 정의에 따라

$$\nu = \frac{v}{\lambda_m}$$

인데 여기서 v는 매질에서 빛의 속도이고, ν는 진동수이다. 진동수는 매질에 따라 변하지 않으므로

$$n = \frac{c}{v} = \frac{\lambda\nu}{\lambda_m\nu} \tag{4.3}$$

$$\therefore n - \frac{\lambda}{\lambda_m} \;;\; \lambda_m = \frac{\lambda}{n}$$

$$\lambda_m < \lambda$$

따라서 다른 말로 하면 동일파장에 대해서 진공이 아닌 매질 내에서는 파장이 진공에서보다 짧다.

4.2 굴 절

스넬의 굴절법칙에서

$$n_1 \sin\theta_1 = n_2 \sin\theta_2 \qquad (4.4)$$

여기서 θ_1은 입사각, θ_2는 굴절각이라고 하자. 만약 공기매질에서 빛이 입사한다고 하면

$$\sin\theta_2 \simeq \frac{\sin\theta_1}{n_2} \qquad (4.5)$$

과 같이 쓸 수 있다.

굴절률이 크면 클수록 $\sin\theta_2$값이 적어지고 굴절률이 작으면 작을수록 굴절각 θ_2는 커진다. 따라서

$$n_2 > n_1: \ \theta_2 < \theta_1$$

인 경우는 굴절은 법선 쪽에 가까워지는 쪽으로 생기고 이것을 양(+)굴절이라고 하고

$$n_2 < n_1: \ \theta_2 > \theta_1$$

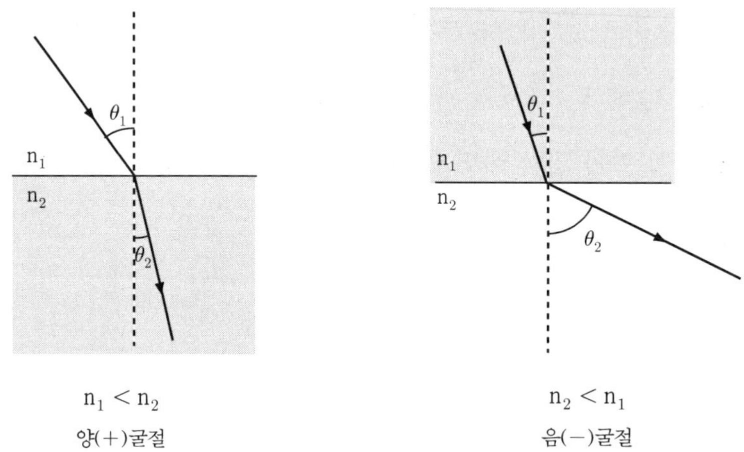

그림 4.1

인 경우는 굴절은 법선 쪽에서 멀어지는 쪽으로 일어난다. 이와 같은 굴절을 음(−)굴절이라고 한다.

Example 4.1

두께가 y이고 굴절률이 n_2인 유리덮개를 뚫고 나온 광선이 입사광선의 방향과 평행한 방향으로 나가는 것을 증명하시오.

풀이 이 예제에서는 그림 4.3에서 $\theta_4 = \theta_1$인 것을 증명하면 된다.

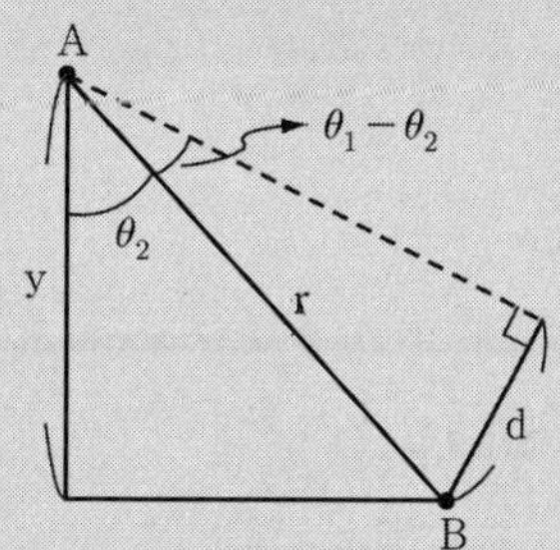

그림 4.2

이 그림은 그림 4.3의 보조그림으로 그림 4.3의 점 A와 점 B 사이의 기하학적 구조를 확대한 것이다. 그림 4.2에서

$$\overline{AB} = r$$

$$d = r\sin(\theta_1 - \theta_2)$$

$$\cos\theta_2 = \frac{y}{r}$$

따라서

$$r = \frac{y}{\cos\theta_2}$$

$$\frac{y}{r} = \cos\theta_2\ ;\ r = \frac{y}{\cos\theta_2}$$

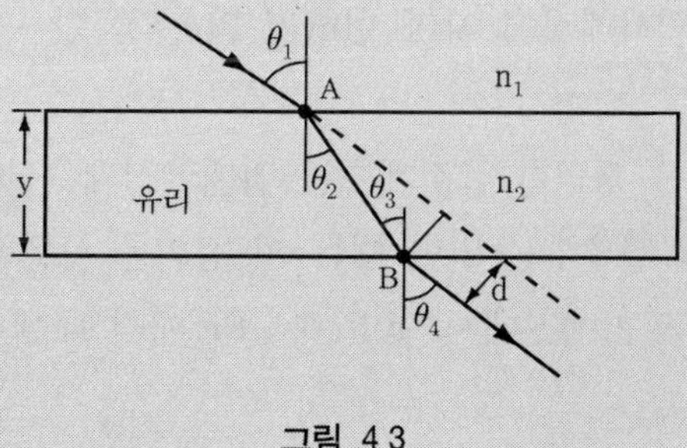

그림 4.3

다른 말로 만약 $\theta_4 = \theta_1$이면 입사광선과 유리덮개를 뚫고 나온 광선이 평행하다. 스넬의 굴절법칙을 이용하면

$$n_1 \sin\theta_1 = n_2 \sin\theta_2$$

$$n_2 \sin\theta_3 = n_1 \sin\theta_4$$

여기서

$\theta_2 = \theta_3$이므로

$$n_1 \sin\theta_1 = n_1 \sin\theta_4$$

$$\therefore \theta_1 = \theta_4$$

4.3 굴절과 반사

빛이 서로 다른 이웃하는 매질을 통과해 이동할 경우 매질의 밀도에 따라 빛의 이동속도가 달라진다. 이것을 대신할 수 있는 물리량을 굴절계수 또는 굴절률이라고 한다. 굴절률은 굴절계수를 사용하여 나타내고 굴절계수는 부호 n을 사용한다.

매질의 굴절률은 매질에서 빛의 진행속도 v와 진공에서 빛의 속도 c의 비로 정의하고 굴절률은 파장에 따라 다른 값을 가진다.

$$n = \frac{c}{v} = \frac{\lambda\nu}{\lambda_m \nu} \tag{4.6}$$

여기서 ν는 고려하고자 하는 빛에 대한 주파수 또는 진동수이다. 중요한 것은 주파수는 입사매질에 따라 변하지 않는다. 단 파장은 매질에 따라 동일파장이라도 변한다.

식 (4.6)을 정의한 굴절계수는 절대굴절계수라는 용어를 사용하기도 하는데 일반적으로 굴절계수를 말할 때는 이 정의를 사용한다. 식 (4.7)은 그대로 굴절계수라고 하고 공기매질에서 빛의 속도와 매질 내에서의 빛의 속도의 비로 표시한다.

$$n = \frac{v_{공기}}{v_{매질}} \tag{4.7}$$

여기서 $v_{공기}$는 공기 중에서 빛의 속도이고 $v_{매질}$은 매질에서 빛의 속도다. 특별한 표기가 없을 때는 이 교재에서는 식 (4.6)의 정의를 굴절계수로 사용하기로 한다. 식 (4.6)과 식 (4.7)로 정의된 굴절계수의 차는 아주 적다.

굴절계수는 빛의 분산과 밀접한 관계가 있고 더욱이 파장에 의존한다. 그래서 굴절계수는 파장의 함수꼴로 표시할 수 있다. 즉

$$n = n(\lambda) \tag{4.8}$$

광소재 또는 광학계에 사용되는 소자(예를 들어 렌즈, 프리즘 등)를 만드는 물질은 균질하여야 하고 등방성이라야만 이상적인 소자를 만들어 낼 수 있다. 여기서 물질이 "등방성"이라고 하는 말은 빛이 매질 내에서 어느 방향으로 전파 또는 이동된다고 해도 같은 속도로 이동한다는 말이다. 물질이나 매질이 "균질"하다는 것은 굴절률이 어느 방향이고 모두 다 같은 것을 의미한다.

물질의 등방성이 결여되어 있는 경우를 비등방성이라는 용어로 대신하고 있는데 이 경우는 매질 내에서 방향에 따라 굴절률이 다르므로 복굴절현상이 일어나게 된다. 균질한 매질에서는 빛은 직진하고 그렇지 않은 경우 빛은 휘어진다. 복굴절에 대해서는 후에 다시 설명하기로 한다.

기학광학에서 자주 사용하는 광선 이외에 광선과 관련된 용어로 광선이 수없이 많이 모여져 있는 상황을 서술하여야 할 경우에는 빛다발(bundle)이라는 용어를 사용한다. 빛다발은 그것을 구성하고 있는 모든 광선이 서로 교차점을 가질 수도 있고 그렇지 않을 수도 있다. 곧 빛다발은 일종의 광선묶음을 말하며 광선추적을 할 경우에 광선이라고 하는 것은 이미 한 개 이상의 광선묶음을 직선으로 표시해서 사용하는 것이다.

예를 들어서 실험을 통해 보여줄 수 있는 것으로는 불투명한 넓은 판자나 종이에 작은 구멍을 뚫고 그 구멍을 통해서 나오는 빛을 광선이라고 본다면 그보다 훨씬 넓은 구멍으로 빛을 통과시킬 경우에는 그 장애물을 통해 나오는 것을 빛다발이라고 할 수 있다. 그러나 이것은 가시적인 예를 부득이 들어야 할 필요가 있을 때 실현을 통해 설명을 대신 할 수 있는 것이고 실제로는 빛다발 또는 광선을 자연에서 만들어 낼 수는 없다.

굴절, 반사 그리고 분산을 빛의 세 가지 중요한 성질로 꼽을 수 있는데 그 중에서 굴절과 반사는 기하광학에서 주어진 임의의 광학계를 통과하는 광선추적을 하는데 빼놓을 수 없는 성질이다.

반사나 굴절 모두 매질경계면에서 일어나는 현상이다. 따라서 굴절각과 반사각의 정의는 매질경계면에서 법선에서 꺽이기도 하고 반사가 되기도 하므로 입사각과 반사각은 법선을 기준으로 측정한다.

일반적으로는 반사면이나 굴절면이 모두 함께 동일 면으로 취급된다. 즉 입사된 에너지에 따라서 반사면 또는 굴절면으로 구분한다. 전반사는 광학적으로 두꺼운 매질에서부터 입사되는 것을 전제로 하고 입사각이 임계각 θ_c를 초과하는 경우이다.

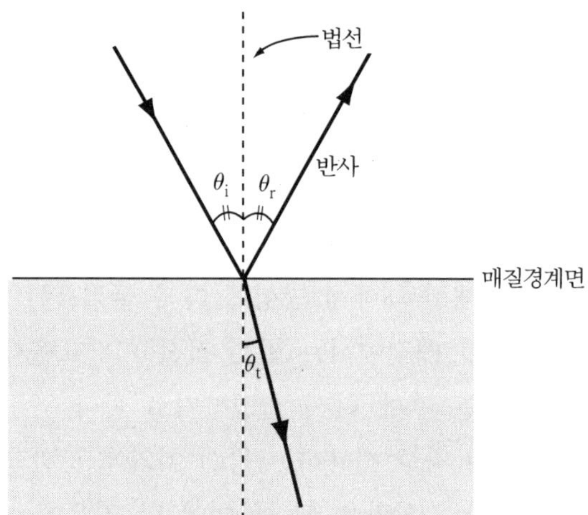

그림 4.4

굴절각과 반사각의 정의.
θ_i는 입사각, θ_r은 반사각이고 θ_t는 굴절각이다.

굴절의 경우와는 달리 반사된 빛은 입사면에 놓여 있고 만약 굴절각이 90°보다 적은 경우에는 광학적으로 밀도가 낮은 매질에서 밀도가 조밀한 매질로 굴절되는 것을 의미하며, 만약 굴절각이 90°가 되는 경우가 전반사가 일어날 수 있는 임계조건이다.

전반사는 광학적으로 보다 두꺼운 매질에서부터 빛이 입사하는 것을 전제로 하며 전반사 임계각을 초과하는 입사각을 가지고 입사하는 모든 광선은 매질경계면에서 전반사를 일으킨다.

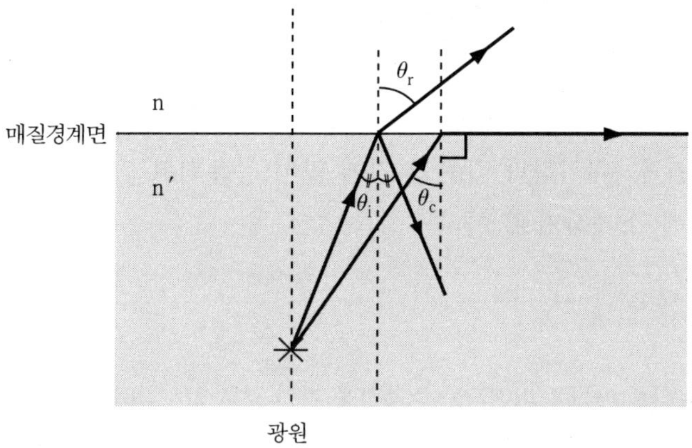

그림 4.5 전반사

그림 4.5에서 매질의 굴절계수가 각각 n과 n′인 경계면에서 전반사조건을 보여준다. 만약 광원이 굴절률이 n′인 매질에 놓여 있다고 하자. 또 n < n′이라고 하면 입사각 θ_i가 전반사 임계각 θ_c보다 적은 경우에는 매질경계면에서 부분적으로 굴절과 반사가 동시에 생기지만, 굴절각이 90°가 되게 매질경계면에 입사한 광선에서는 매질경계면에서 밖으로 나가는 광선이 없게 된다. 이때 입사각을 전반사 임계각 θ_c라고 한다.

입사각이 굴절각보다 적은 경우 $\theta_i < \theta_r$를 음(−)굴절이라고 한다. θ_c보다 큰 각으로 입사하는 광선은 매질경계면 밖으로 굴절되는 광선은 없고 모두다 입사면으로 되돌아 반사되므로 이것을 전반사라고 한다. θ_c는 곧 굴절각이 90°가 되게 입사한 광선의 입사각이고 이것을 임계각이라고 한다.

전반사의 경우 결정구조 내에서 전반사가 일어나지 못할 경우에는 입사한 빛이 관측자에게는 모두 되돌아오지 못하고 결정체 밖으로 유실된다. 이럴 경우 결정체에서 광채가 줄어들게 된다. 일반적인 반사와 전반사에 의한 반사의 효율성에 대해서 언급해 보기로 하자. 일반적으로 거울에 의한 반사의 경우에는 입사광선의 강도의 대략 90% 정도의 빛을 반사하고 5%가 유실된다고 볼 수 있다.

이것을 식으로 나타내면

$$I = 0.95^n I_o \tag{4.9}$$

로 쓸 수 있다. 여기서 윗첨자 "n"은 반사회수를 나타내고 I_o는 입사광의 본래 강도를 나타낸다. 식 (4.9)에서 보여주는 것과 같이 반사회수가 많으면 많을수록 강도는 감소하게 되는 것을 알 수 있다.

이 식이 의미하는 것은 전반사의 효율성이다. 전반사는 섬유광학의 기본원리로 적용되는 광학현상이다. 또 전반사를 이용하는 광학기기도 있는데 그 중 잠수함에서 사용하는 잠망경도 전반사를 이용한 광학기기의 한 예이다. 특히 섬유광학은 의료기기 중 내시경과 같은 기기에 많이 응용되고 있다. 광학기기에서 이 부분은 상세하게 소개하기로 한다.

Example 4.2 ◎

공기와 유리를 매질로 이어지는 경계면을 가진 경우 입사각이 45°로 들어오는 광선은 모두 전반사가 일어나는지를 보이시오. 이 때 유리굴절률은 1.57이라고 한다.

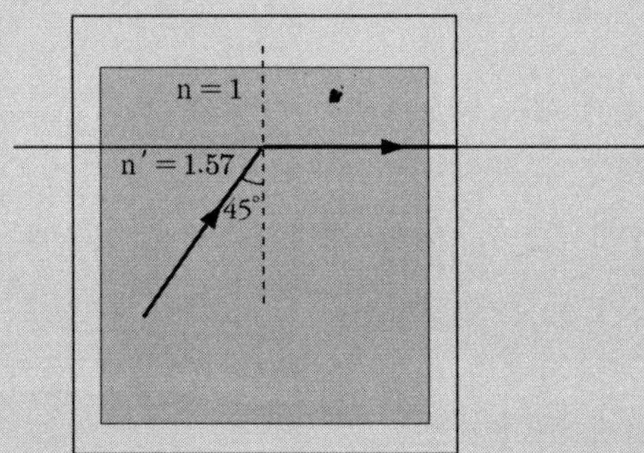

그림 4.6

풀이 굴절의 법칙

$$n\sin\theta = n'\sin\theta'$$

에서 문제에서 주어진 값은 $n=1$과 $n'=1.57$이고 입사각 $\theta=45°$이다. 이들을 굴절의 법칙에 대입하면 되는데 유리로 입사한 광선의 굴절각이 90°가 되는 경우가 전반사 임계각이 되므로 굴절의 법칙에서

$$1.57\sin\theta_c = 1$$

이 된다. 따라서 구하고자 하는 전반사 임계각은

$$\sin\theta_c = \frac{1}{1.57}$$

$$\therefore \theta_c = 39°.56$$

이다. 입사각 45°는 39°.56보다 크므로 이 광선은 전반사가 일어난다.

전반사가 일어나는 조건은 위의 예에서 보여주는 것처럼 입사각이 전반사 임계각보다 큰 각으로 입사하는 것이다. 전반사는 밀도가 높은 매질로 입사하는 광선의 입사각이 전반사 임계각보다 항상 큰 값을 가지는 광선이 경험하는 현상이다.

4.4 호이겐스 단위파면과 굴절의 법칙

빛이 휘어지는 현상은 기하학적 그림자 영역 안으로 빛이 침투되는 것으로 파면의 제한된 크기로 말미암아 생기는 단위파의 간섭에 기인하는 것이다.

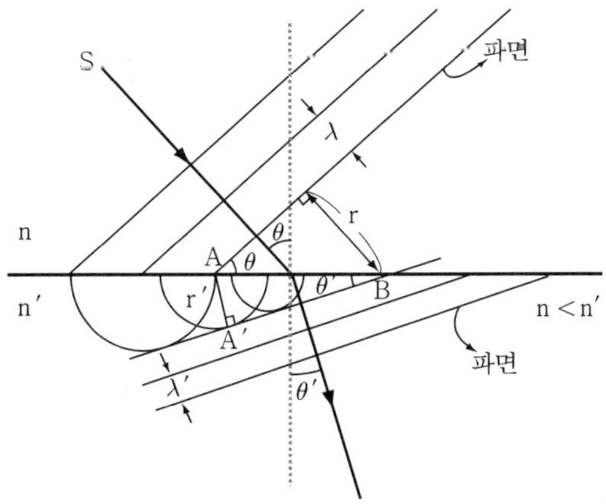

그림 4.7 빛의 굴절과 단위파

매질이 서로 다른 경계면에서 입사광선 S는 굴절한다.

그림 4.7에서 두 개의 서로 다른 매질경계를 나타내주고 이들은 빛의 전파속도 c와 c′로 나누어진다. 만약 파가 경계면에 도달하게 되면 파에너지 일부는 반사하고 나머지 일부는 c′의 속도를 가지고 매질을 통과하므로 일반적인 의미의 굴절이 일어나게 된다. 즉 파의 전파방향이 달라지게 되는 것이다.

그림 4.7에서 평면파를 생각하자. 만약 파면 중 일부가 경계면에 도달했다면 도달한 점을 A라고 하고, 여기서부터 단위파는 c′의 속도로 전파된다. 단, 여기 그림 4.7에서는 반사는 표시하지 않았다. 다른 부분은 $t = \frac{r}{c}$ 시간 후에 경계면 B에 도달하게 된다.

그동안 점 A에 있는 단위파는 반지름 $r = r'\frac{c}{v}$로 커진다. 즉 모든 단위파는 점 A에서부터 B까지 모두 호이겐스 원리에 따라 전파되고 새로운 파면 A′B를 형성하게 된다. 빗변을 $\overline{AB}$로 하는 두 개의 직각삼각형에서 $\sin\theta = \frac{r}{\overline{AB}}$, $\sin\theta' = \frac{r'}{\overline{AB}}$를 얻고 이들로부터 굴절의 법칙은

$$\frac{\sin\theta}{\sin\theta'} = \frac{c}{v} \tag{4.10}$$

를 얻을 수 있다.

입사매질과 동일한 매질로 반사되므로 식 (4.10)의 우변은 절대크기가 1이 된다. 따라서 굴절법칙으로부터 반사법칙인 입사각=반사각을 얻을 수 있다. 즉 이 경우는 파가 입사되었을 경우나 반사되었을 경우 모두 동일한 매질에 존재하고, 전파속도의 방향은 입사방향과 방향이 반대인 방향으로 향하게 된다. 입사면에서 속도는 입사광의 속도를 c라고 하면 반사광선의 경우는

$$c = -c \tag{4.11}$$

로 쓸 수 있다.

그림 4.7에서 n과 n′은 매질의 굴절률이고 점 A와 B를 연결하는 선은 매질의 경계면이다. 광선 S는 입사광선이고, 입사광선은 굴절률이 n인 매질에서 굴절률이 n′인 매질로 굴절되는 광선을 말한다.

여기서 입사각은 θ이고 굴절각은 θ'이다.

그러면 삼각형 두 개가 매질경계면을 공유하고 직각삼각형의 모양을 하고 있다. r은 입사광선의 파면을 만드는 호이겐스 단위파의 반지름이고, r′는 굴절된 광선에 대한 파면을 형성하는 호이겐스 단위파의 반지름이다.

이때 매질(n)에서 빛의 전파속도를 c라고 하고, 매질(n′)에서의 빛의 전파속도를 v라고 하자. 또 r과 r′ 거리만큼 파가 이동하는 시간이 같다고 한다면, 즉

$$t = \frac{r}{c}$$

와

$$t = \frac{r'}{v}$$

가 같으므로

$$\frac{r}{c} = \frac{r'}{v} \tag{4.12}$$

에서 v와 r에 대한 관계식을 얻을 수 있다. 즉

$$v = r'\frac{c}{r} \text{ 또는 } r = r'\frac{c}{v} \tag{4.13}$$

정현법칙에서 두 직각삼각형이 공유하고 있는 빗면 $\overline{AB}$에 대해

$$\overline{AB}\sin\theta = r$$
$$\overline{AB}\sin\theta' = r' \tag{4.14}$$

굴절계수의 정의에 따라 $n' = \frac{c}{v}$이므로 식 (4.13)과 (4.14)를 이용하면

$$\frac{\sin\theta}{\sin\theta'} = \frac{c}{v}$$

에서

$$\sin\theta = n'\sin\theta' \tag{4.15}$$

인 스넬의 굴절법칙을 이끌어 낼 수 있다. 여기서 입사면의 굴절률은 공기이므로 1.0이기 때문에 식의 왼쪽 항은 $\sin\theta$이고 스넬의 굴절법칙이 유도된다.

Tip | 기하광학

① 빛의 직진성과 기하학적 접근법 : 광경로는 직선으로 표시하고 화살표(→)를 이용하여 빛의 진행방향을 가리킨다.

② 반사의 법칙 : 입사각과 반사각은 같고 이들 각은 항상 매질경계면에 수직인 선으로부터 측정한다.

③ 곡면거울 중에서 포물선 거울은 거울면에서 반사된 모든 광선이 정확하게 초점에 수렴하므로 반사망원경의 거울로 사용한다.

④ 굴절 : 빛은 매질경계면에서 꺾어지고 최소의 시간이 걸리는 경로를 따라 진행한다. 빛은 다른 물체를 통해서도 진행할 수 있고 매질이 존재하면 빛의 진행속도가 느려진다.

⑤ 굴절계수 : 빛의 진행속도를 느리게 하는 인자가 되는 지표를 굴절계수라고 한다. 예를 들어 물의 굴절계수가 1.33이라고 하는 것은 물에서 빛이 진행하는 속도가 진공에서 빛이 진행하는 속도에 비해 물에서 1.33배 느리게 진행한다는 것을 의미하는 것이다.

가장 많이 사용하는 굴절계수값은 다음과 같다.

공기	진공	물	유리
1.00028	1.00000	1.33	1.52

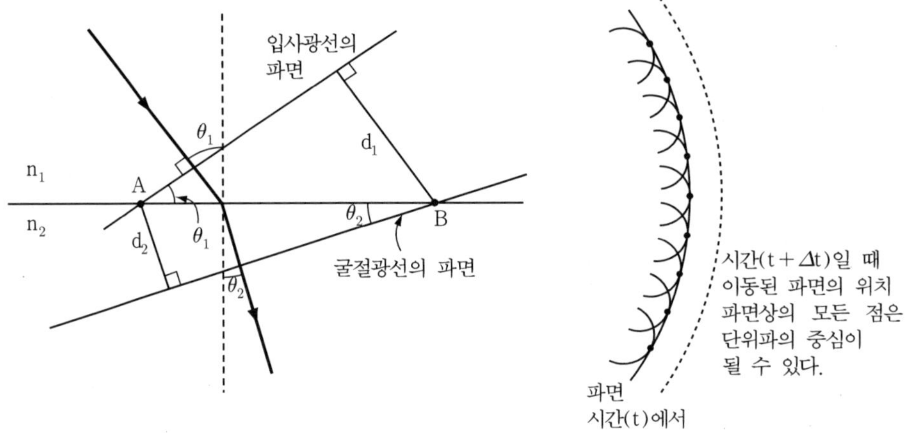

그림 4.8

앞에서 호이겐스 단위파를 이용하여 빛의 굴절현상을 설명할 수 있다는 것을 알았다. 호이겐스는 파면의 정의를 일련의 단위파 파면의 포락선으로 정의하였다(그림 4.8 참조). 여기서는 페르마의 원리를 이용하여 앞에서 유도한 내용을 재조명하기로 하자.

빛이 광학적 길이가 서로 다른 d_1과 d_2 길이를 통과하는 시간은 동일하여야 한다. 따라서 $\overline{AB} \equiv D$ 라고 하면

① $$\sin\theta_1 = \frac{d_1}{D}, \quad \sin\theta_2 = \frac{d_2}{D}$$ 여기서 θ_1은 입사각이고 θ_2는 굴절각이다.

② $$v_1 = \frac{c}{n_1}, \quad v_2 = \frac{c}{n_2}$$ d_1 경로를 진행하는 속도를 v_1이고 d_2 경로를 진행하는 속도를 v_2이다.

따라서 빛의 속력은 일정하므로 d_1과 d_2를 빛이 진행하는데 걸리는 시간이 동일하여야 하고 ②에서

$$n_1 v_1 = n_2 v_2 \tag{4.16}$$

페르마 원리에 의해서 경로 d_1을 진행하는 시간이나 경로 d_2를 빛이 진행하는 시간 Δt가 서로 같아야 하므로 같은 시간간격 동안 빛이 d_1과 d_2경로를 진행하는 속력은

$$\therefore v_2 = \frac{D \sin\theta_2}{\Delta t} \quad v_1 = \frac{D \sin\theta_1}{\Delta t} \tag{4.17}$$

식 (4.16)과 식 (4.17)에서

$$n_2 \sin\theta_2 = n_1 \sin\theta_1$$

을 얻을 수 있다. 이것이 잘 알려진 스넬의 굴절법칙이다. 여기서 θ_1과 θ_2는 입사각과 굴절각이고 n_1과 n_2는 각각 매질의 굴절계수이다.

4.5 스넬이 유도한 방법

이 절에서는 스넬이 유도한 방법으로 굴절의 법칙을 유도하는 방법을 소개하여 보자. 1600년 초반에 네덜란드의 수학자이고 지리학자인 Willebrord Snel van Royen에 의해서 처음으로 발견되었다. Latin어로 "Snellius"라는 이름을 가지고 있었으므로 후에 스넬(Snell)의 법칙이라고 부르게 되었다.

실제로 스넬이 발견한 것은 우리가 알고 있는 공식인

$$n \sin\theta = n' \sin\theta'$$

은 아니고 다음과 같은(그림 4.9) 것이었다.

$\dfrac{\overline{BD}}{\overline{BC}}$는 모든 입사광에 대해 일정하다. 입사각이 어떤 각이든 상관없이 항상 일정하다는 것이었다. 즉 주어진 단일 매질 내에서

$$\frac{\overline{BD}}{\overline{BC}} = \text{일정 : 굴절계수}$$

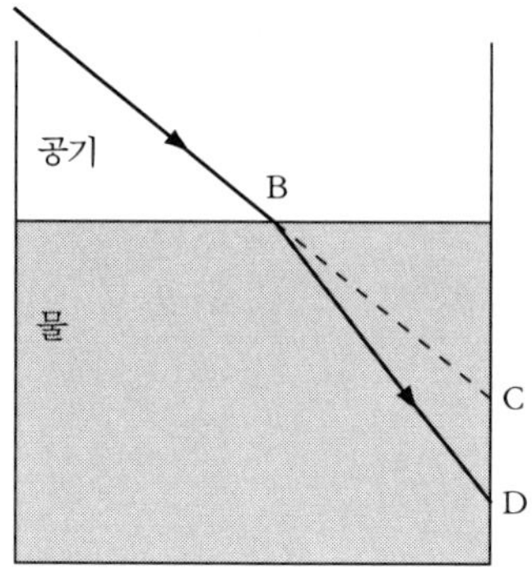

그림 4.9

이렇게 정의한 굴절률이 상대굴절률인데 광학에서는 절대굴절률을 사용하기로 약속하였다. 주로 많이 사용하는 굴절률은 예를 들어

공기 : 1.0003
유리 : 1.5
물 : 1.33

진공 : 1.0

앞에서 설명한 내용을 해석적으로 유도하면

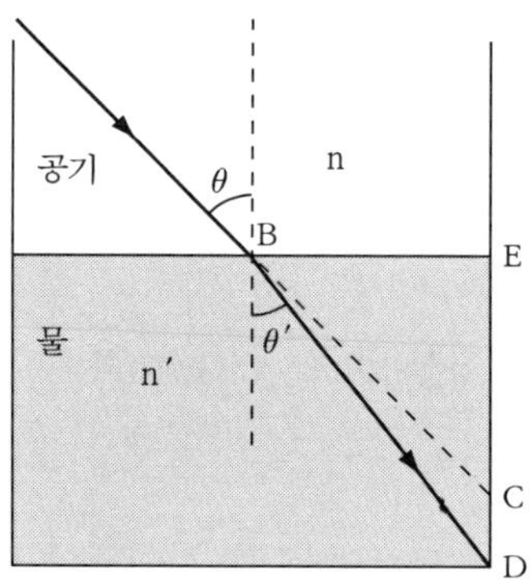

그림 4.10

$$\sin\theta' = \frac{\overline{BE}}{\overline{BD}}$$

$$\sin\theta = \frac{\overline{BE}}{\overline{BC}}$$

$$\frac{\sin\theta}{\sin\theta'} = \frac{\overline{BD}}{\overline{BC}} = n'$$

$$\sin\theta = n'\sin\theta'$$: 굴절법칙 (4.18)

식 (4.18)에서는 공기매질에서 굴절률이 n′인 매질로 빛이 굴절되는 경우로 공기굴절률을 1.0으로 간주하였고 일반적으로 공기가 있는 매질공간에 굴절률이 n인 매질이 있다고 하면 식 (4.18)은 $n\sin\theta = n'\sin\theta'$와 같은 우리에게 익숙한 스넬의 법칙으로 표현할 수 있다.

4.6 반사의 법칙

입사각 θ와 반사각 θ'이 같은 각으로 동일 매질에서는 반사한다.

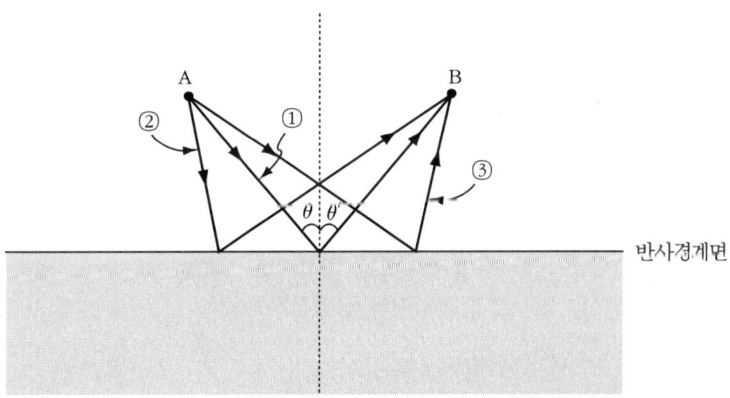

그림 4.11

A점에서 B점으로 빛이 가는 ①번, ②번, ③번 경로 중에서 ①번 경로가 동일 매질에서는 가장 짧은 시간에 도달할 수 있는 거리이다. 반사의 법칙은 페르마 원리에 위배되지 않는다. ①번 경로는 입사각 θ와 반사각 θ'이 같은 경로이다.

입사각 = 반사각

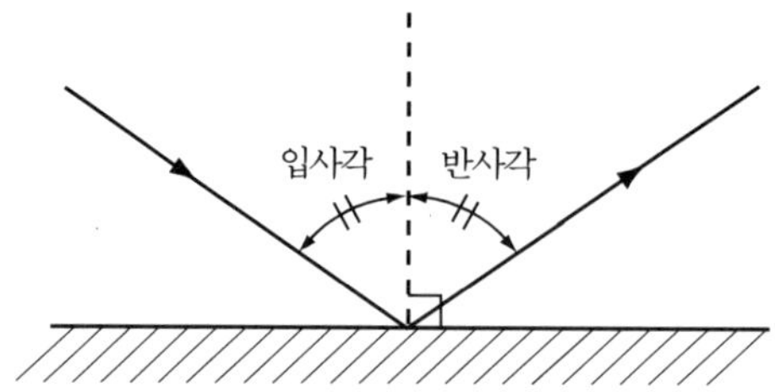

그림 4.12

Example 4.3 ◎

1) 다음 그림 4.13에 입사각과 반사각, 그리고 굴절각을 정의하라.

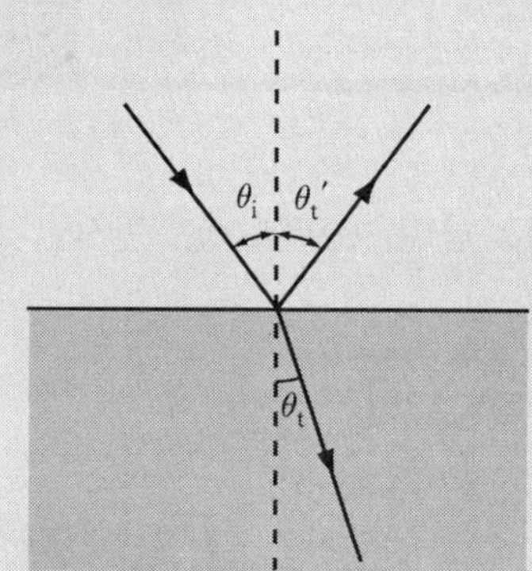

그림 4.13

풀이 θ_t =굴절각(투과)

θ_i =입사각

θ' =반사각

2) 그림 4.14와 같이 직각으로 입사하는 광선의 입사각과 반사각과 굴절각은 얼마인가?

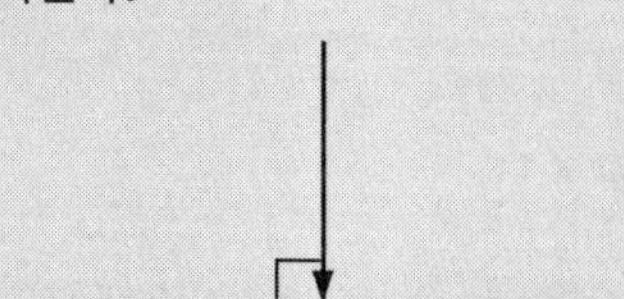

그림 4.14

풀이 반사각=0

굴절각=0

입사각=0

3) 스넬의 굴절법칙은 어떤 굴절률의 매질이라도 성립한다. 45° 각으로 입사하는 광선의 반사각과 굴절각을 계산하라.

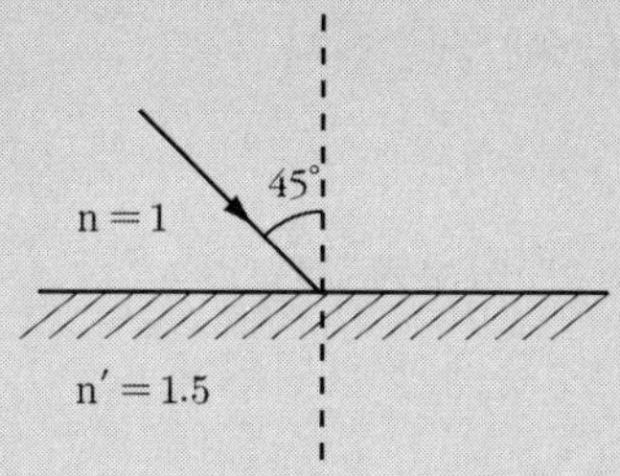

그림 4.15

풀이 $n\sin\theta = n'\sin\theta'$

$\sin 45 = 1.5\sin\theta'$

$0.707 = 1.5\sin\theta'$

$\sin\theta' = 0.471 \quad \therefore \theta' = 28°$

4) MM′은 평면거울의 경계면이다. 거울 위에 물체점 O에 대한 상의 작도를 하라.

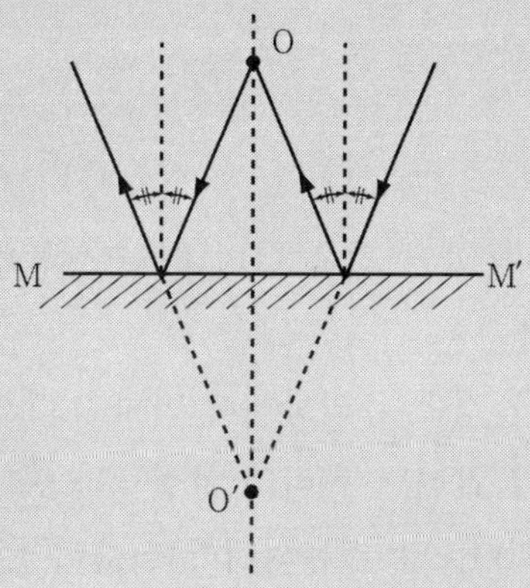

그림 4.16

풀이 여기서 물체점 O에서 $\overline{MM'}$까지 거리는 상점 O′에서 $\overline{MM'}$까지 거리와 같다.

4.7 프레넬의 반사법칙

빛이 반사하는 율은 다음의 4가지 요소에 의존한다.

1. 색(예를 들면 검정색은 흡수한다.)
2. 표면(매끈하다거나 거친 정도에 따라 반사가 다르다.)
3. 입사각(불규칙반사 또는 난반사의 경우에만 해당된다.)
4. 굴절률(매질의 종류에 따라 다르다.)

만약 두 매질의 경계면을 수직으로 나눈다면 왼쪽 매질의 굴절률을 n이라고 하고 오른쪽 매질의 굴절률을 n′이라고 하자.

이 경우 반사율은 (경계면에서)

$$\left(\frac{n'-n}{n'+n}\right)^2 \times 100 \tag{4.19}$$

로 정의하고 빛의 반사된 정도를 %로 나타낸다.

반사되고 남은 나머지 빛은 매질로 투과된 것을 나타내므로 이 경우 반사율과 투과율을 합치면 100%가 되어야 한다.

예를 들어서 유리창으로 빛이 들어올 경우 유리창에서 반사되는 빛과 유리창을 투과해서 들어오는 빛이 어느 정도인가 알려면 유리의 굴절률과 공기의 굴절률을 알고 위의 공식을 이용하여 구할 수 있다. 만약 유리의 굴절률이 1.5이고 공기의 굴절률은 1.0이라고 한다면

$$\left(\frac{1.5-1.0}{1.5+1.0}\right)^2 \times 100 = 4\%$$

이 4%는 첫 번째 면에서 반사된 양이고 투과된 빛은 96%이다. 두 번째 면으로 다시 96%의 4%가 반사되니까 유리창으로 총 투과된 빛은

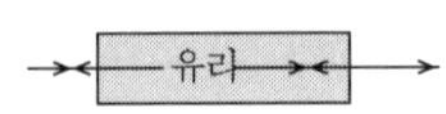

이며, 92% 투과한다.

4.8 브류스터 법칙의 유도

임의의 표면에서 빛이 반사되는 경우 이 반사된 빛은 완전히 평면 편광되고 편광방향은 반사면에 평행하다. 이때 반사된 빛은 그림 4.17에서처럼 반사면에서 굴절투과된 광선과 서로 직각을 이루게 된다.

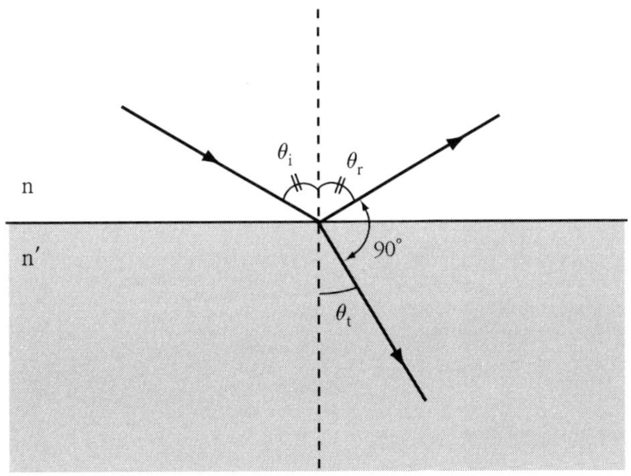

그림 4.17

입사각 θ_i와 반사각 θ_r은 반사의 법칙에 따라 서로 같으므로

$$\theta_i = \theta_r \text{ (반사의 법칙)}$$

이고 굴절투과된 광선의 굴절각 θ_t와 반사각 θ_r의 합은 90°이다. 즉

$$\theta_t + \theta_r = 90^\circ \ ; \ \theta_t = 90^\circ - \theta_r$$

스넬의 굴절법칙에서

$$\begin{aligned} n\sin\theta_i &= n'\sin\theta_t \\ &= n'\sin(90^\circ - \theta_r) \\ &= n'\cos\theta_r \end{aligned}$$

$$\therefore \boxed{\tan\theta_r = \frac{n'}{n}} \ \rightarrow \text{ 브류스터(Brewster)의 법칙} \qquad (4.20)$$

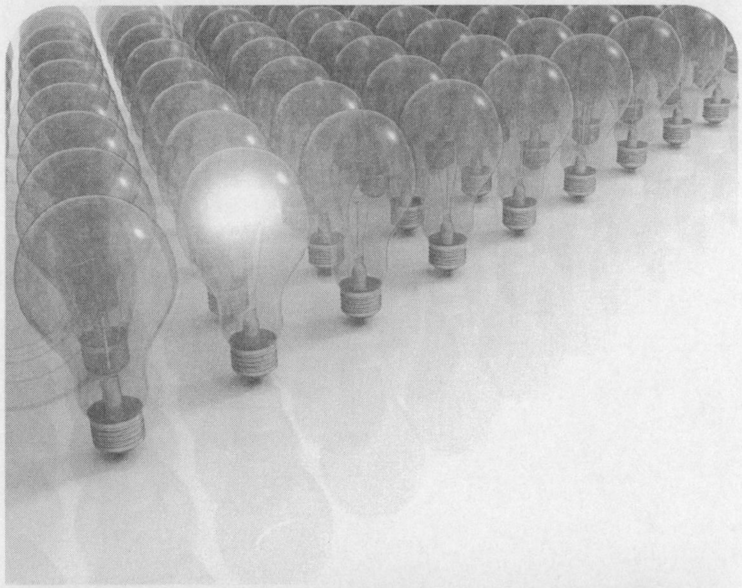

Chapter 5 굴절법칙의 응용

5.1 평면에서의 굴절

그림 5.1과 같이 굴절경계면이 평면인 경우 물체점 Q로부터 방출되어 나온 빛의 진행경로를 알아보자. 굴절률이 n인 매질에 물체가 놓여 있고 물체에서 나온 빛은 평면인 굴절경계면에서 굴절하여 굴절률이 n′인 매질로 진행한다.

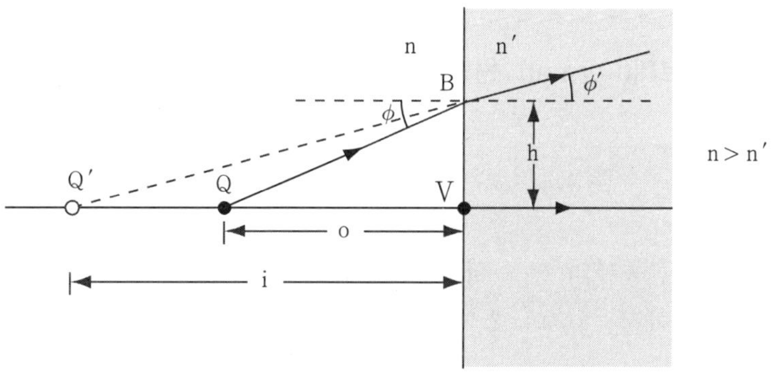

그림 5.1 평면굴절경계면에서 굴절에 의한 경로변화

물체점 Q에서 입사각 φ를 가지고 굴절경계면 B점에 도달한 빛은 굴절각 φ′으로 굴절에 의한 경로변화를 경험한다.

여기서 사용한 부호 φ는 입사각, φ′은 굴절각, Q는 물체점, Q′은 상점, o는 물체거리, V는 정점, i는 상거리이다.

스넬의 굴절법칙에서

$$n \sin\phi = n' \sin\phi'$$

삼각형 QBV와 Q′BV에서

$$\tan\phi = \frac{h}{o}, \qquad \tan\phi' = \frac{h}{-i} \tag{5.1}$$

그림 5.1에서 상거리 i는 물체계에 놓여 있어 (−) 값이므로 식 (5.1)에 (−) 부호가 표시되었다. 굴절각과 입사각 φ와 φ′ 값이 아주 작은 값이면 근사적으로 $\tan\phi = \sin\phi$ 또는 $\tan\phi' = \sin\phi'$로 가정할 수 있으므로 스넬의 법칙은

$$n \tan\phi = n' \tan\phi' \tag{5.2}$$

으로 바꾸어 쓸 수 있다. 식 (5.2)에 식 (5.1)을 대입하고 h를 소거하면 식 (5.3)이 된다.

$$n\frac{h}{o} = n'\left(-\frac{h}{i}\right)$$

$$\frac{i}{o} = -\frac{n'}{n} \tag{5.3}$$

식 (5.3)의 의미는 물체거리와 상거리의 비는 매질의 굴절률의 비와 같다는 것이다.

페르마(Fermat) 원리

광경로의 광학적 길이 : 기하학적 길이 × 굴절률

여러 종류의 서로 다른 매질이 층으로 이루어져 있는 곳으로 빛이 통과하는 경우 광학적 경로의 총 길이는

$$\sum_{i=1} n_i d_i \;; \qquad i = 1,\ 2,\ \cdots . \tag{5.4}$$

로 표시할 수 있다. 여기서 첨자 i는 매질층의 순서를 말하고, i번째 매질의 굴절률은 n_i로, i번째 매질의 기하학적 두께는 d_i로 표시한다. 매질을 통과하는데 걸린 시간은 빛의 속도로 매질이 통과한 총 광학적 길이를 나누어주면 된다. 즉

$$t = \frac{\Sigma n_i d_i}{c} \tag{5.5}$$

페르마의 원리(principle of least time)를 적용하면 빛은 어떤 매질 내에서 두 점 사이를 통과할 경우 항상 시간이 가장 짧게(least time) 걸리는 경로를 따라 진행한다고 말할 수 있다. 여기서 참고로 페르마 원리는 다른 용어로 최소시간원리(principle of least time)라고도 한다. 최소시간원리는 역학에서 사용하는 용어로 이것은 변분법의 응용이기도 하다.

Tip | 용어정리

- optical path : 광학적 경로
- optical path length : 광학적 경로의 길이

페르마 원리와 스넬의 굴절법칙

페르마 원리를 이용하여 스넬의 굴절법칙을 유도할 수 있다.

그림 5.2에서 A 점에서 B 점까지 빛이 여행하는데 걸린 시간은

$$t = \frac{\overline{AO}}{v_i} + \frac{\overline{BO}}{v_t} \tag{5.6}$$

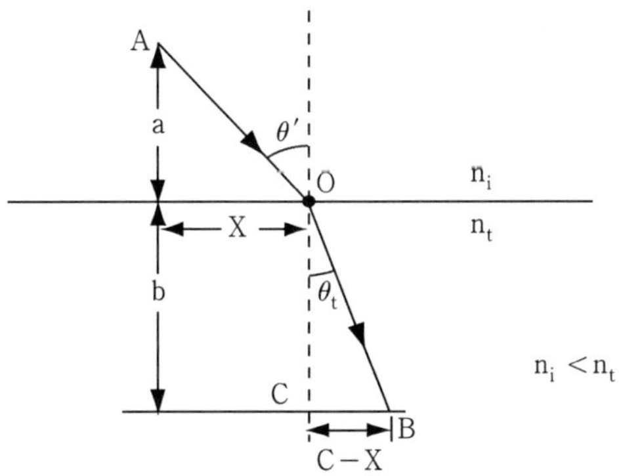

그림 5.2

여기서 v_i는 입사광선의 전파속도이고, v_t는 굴절경계면에 투과된 광선의 전파속도이다. 식 (5.6)은

$$t = \frac{\sqrt{a^2 + X^2}}{v_i} + \frac{\sqrt{b^2 + (C - X)^2}}{v_t} \tag{5.7}$$

여기서 t는 X의 함수꼴이다. t가 최소가 되는 것을 구하기 위해서 우리는 $\frac{dt}{dX} = 0$을 구하면 된다.

$$\frac{dt}{dX} = \frac{X}{v_i\sqrt{a^2 + X^2}} - \frac{C - X}{v_t\sqrt{b^2 + (C - X)^2}} = 0 \tag{5.8}$$

여기서

$$n_i = \frac{c}{v_i}, \qquad n_t = \frac{c}{v_t}$$

이므로

$$n_i v_i = n_t v_t \tag{5.9}$$

의 관계식이 성립된다.

$$\frac{X}{v_i\sqrt{a^2+X^2}}=\frac{C-X}{v_t\sqrt{b^2+(C-X)^2}} \tag{5.10}$$

그림 5.2에서

$$\sin\theta_i=\frac{X}{\sqrt{a^2+X^2}}, \qquad \sin\theta_t=\frac{C-X}{\sqrt{b^2+(C-X)^2}} \tag{5.11}$$

이다. 여기서 $n_i=\frac{c}{v_i}$, $n_t=\frac{c}{v_t}$이므로 식 (5.9)와 식 (5.11)을 이용하면 스넬의 굴절법칙

$$n_i\sin\theta_i=n_t\sin\theta_t \tag{5.12}$$

을 얻을 수 있다.

5.2 스넬의 굴절법칙 응용

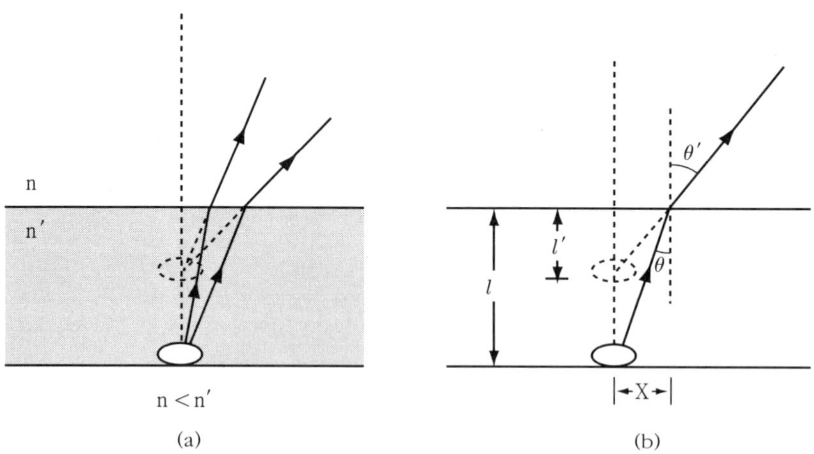

그림 5.3

깊이가 l인 용기에 굴절률이 n′인 물질이 채워져 있고 용기바닥에 물체가 놓여 있을 때 관측자에게 보여지는 물체의 겉보기 위치를 그림으로 나타내었다.

그림 5.3과 같이 굴절률이 n과 n′로 된 두 매질의 경계면을 생각하자. 만약 굴절률이 n′인 매질 바닥에 동전이 놓여 있다면 이 동전의 겉보기 위치는 어디일까 생각해보기로 하자. 그림 5.3(b)에서 동전이 놓여 있는 곳까지 굴절경계면에서 실제거리가 l이라고 하면 그림에서 겉보기 위치는 l'이다.

만약 $\theta \ll 1$이면 $\sin\theta \simeq \theta$이고 $\tan\theta \simeq \theta$이므로 스넬의 굴절법칙에서 $n\sin\theta = n'\sin\theta'$을 $n\tan\theta = n'\tan\theta'$으로 바꾸어 쓸 수 있다.

따라서

$$\left.\begin{aligned} \tan\theta' &= \frac{X}{l'} \\ \tan\theta &= \frac{X}{l} \end{aligned}\right\}$$ 이 두 식을 $n\tan\theta = n'\tan\theta'$에 대입하면

$$n\left(\frac{X}{l}\right) = n'\left(\frac{X}{l'}\right)$$

$$\therefore \ \frac{n}{l} = \frac{n'}{l'}$$

과 같은 간단한 식을 얻을 수 있다. 여기서 실제깊이 l을 알고 n과 n′을 알면 동전의 겉보기 깊이 l'을 구할 수 있다.

5.3 환산거리

물 속에 놓여 있는 물체

실제로 물체에서 방출된 광선방향으로 선행된 상맺힘이 맺혀지지 않는 경우에 우리는 실물체가 그 위치에는 없는데 있는 것처럼 보이는 상태가 된다. 이것은 물 속에 놓여 있는 물체에서 나오는 빛을 통해 관측자가 물 위에서 곧바로 아래 방향으로 물체를 보았을 때 실제위치와 다른 위치에 물체가 놓여 있는 것처럼 보이는 경우에 해당되는 문제다.

물 위에서 수직 아래 방향으로 내려다 볼 경우에 상맺힘에 필요한 입사각과 굴절각이 아주 작은 각이라고 하면 스넬의 굴절법칙은

$$n_{물}\tan\theta = n_{공기}\tan\theta' \tag{5.13}$$

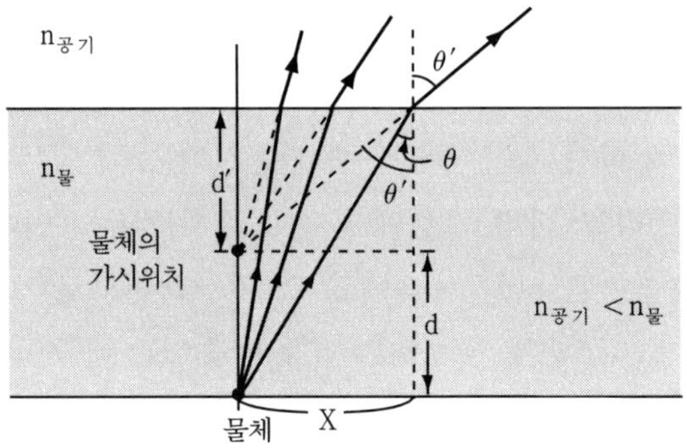

그림 5.4

으로 쓸 수 있다. 그림 5.4에서

$$\left.\begin{aligned} \tan\theta' &= \frac{X}{d'} \\ \tan\theta &= \frac{X}{d} \end{aligned}\right\} \qquad (5.14)$$

식 (5.13)에 식 (5.14)를 대입하면

$$n_{공기}\frac{X}{d'} = n_{물}\frac{X}{d}$$

$$\therefore \boxed{\frac{n_{공기}}{d'} = \frac{n_{물}}{d}} \qquad (5.15)$$

공기매질에 놓여 있는 물체

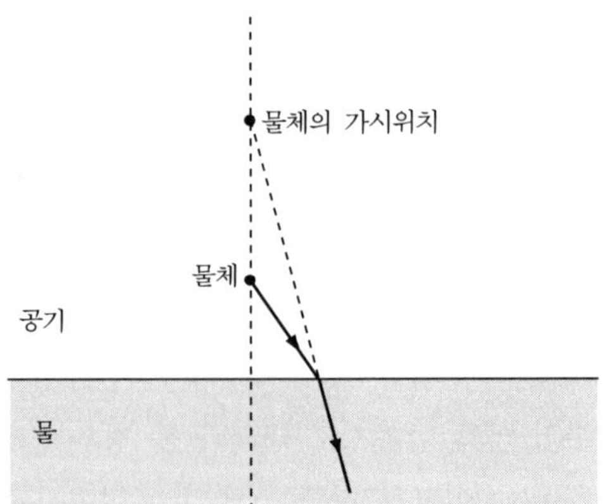

그림 5.5

물체가 공기매질에 놓여 있고 관측자가 공기보다 밀도가 높은 매질에서 물체를 볼 경우 물체의 가시위치도 마찬가지로 식 (5.15)를 사용하면 구할 수 있다.

예를 들어 물체의 가시위치가 물표면에서 10cm 떨어져 있는 것으로 보였다면

$$\frac{1}{d'} = \frac{1.33}{10}$$

$$\therefore\ d' = 7.52\text{cm}$$

실제위치는 물표면에서 7.52cm되는 곳이다.

> 굴절률이 높은 매질에서 굴절률이 있는 낮은 매질에 놓여 있는 물체를 볼 때는 물체의 가시위치가 매질경계면에 가까운 곳에 있고, 반대로 물체를 굴절률이 높은 매질에서 굴절률이 낮은 매질로 볼 때는 물체가 굴절경계면에서 보다 먼 거리에 가시위치가 생긴다.

두께가 있는 매질을 통해 물체를 볼 경우에는 물체의 위치가 가시적으로 횡축으로 이동되어 보인다. 이 경우 횡축 이동 위치변경은

$$d = t\frac{(n' - n)}{n'} \tag{5.16}$$

으로 알 수 있다. 여기서 d는 실제 물체와 물체의 가시위치 사이의 변위이다. t는 매질의 두께이고, n′은 매질의 굴절률이고, n은 두께가 t인 매질이 놓여 있는 주변매질의 굴절률이다.

만약 굴절률이 1.5인 유리가 두께가 5cm라고 하자. 이 유리를 통해서 유리 뒤에 놓여 있는 물체위치가 유리 뒷면에서부터 15cm 떨어져 있다고 하면 유리 앞면에서 관측자가 물체를 횡축방향으로 볼 경우 가시위치는 얼마인가 알아보자.

식 (5.16)에서

$$d = \frac{5(1.50 - 1.0)}{1.50} = \frac{2.50}{1.50} = 1.67\text{cm}$$

이 물체의 가시위치를 실제위치에서 1.67cm 떨어지는 곳에 있다. 따라서 물체 가시위치는 16.67cm이다.

또 이 유리판의 가시두께 t′는 얼마인가 알아보자.

$$\frac{1.50}{5} = \frac{1}{t'} \text{에서 } t' = 3.33\text{cm}$$

따라서 유리는 실제보다 약 1.7cm 얇아 보인다.

이렇게 가시위치가 물체의 실제위치보다 앞당겨지거나 실제위치보다 먼 가시위

치까지 거리를 환산거리(reduced distance)라는 용어를 붙여 사용한다. 이것은 서로 다른 매질이 연속적으로 이어져 있는 매질 안에 놓여 있는 물체위치를 계산하는 경우에도 사용한다. 이 환산거리는 광학적 길이라고도 한다.

또 다른 예로 그림 5.6과 같이 어떤 물체 위에 물과 기름으로 채워진 유리통을 올려 놓았다. 이때 이 통 밑에 있는 물체를 관측자가 이 통 위에서 수직 아래 방향으로 내려다 볼 때 이 물체의 가시위치를 알아보자. 이 때 유리통 바닥두께를 1cm라고 하자. 유리굴절률은 1.50이고 유리통이 공기매질 속에 놓여 있다고 한다. 관측자는 유리통을 수직 아래 방향으로 내려다보았다고 한다. 유리, 물, 기름의 굴절률은 각각 1.50, 1.33, 1.62이다. 이 경우 환산거리는 다음과 같이 구할 수 있다.

$$\text{환산거리} : \frac{\text{가시위치}}{\text{공기굴절률}} = \frac{1}{1.50} + \frac{4}{1.33} + \frac{4}{1.62} \tag{5.17}$$

$$= 0.67 + 3.00 + 2.47 = 6.14\text{cm}$$

따라서 물체의 위치는 9cm 밑에 있는데 환산거리가 6.14cm이므로 본래위치보다 관측자는 통 속에 물체가 가까운 거리에 있는 것으로 보인다.

물속에 놓여 있는 조약돌들이 얕게 있는 것처럼 보이거나 물의 깊이가 실제보다 얕게 보이는 이유이다.

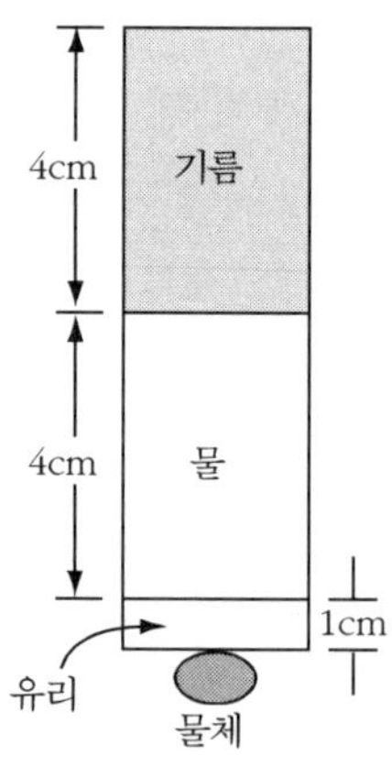

그림 5.6

조금 복잡한 경우는 그림 5.7과 같은 경우로 t라는 두께를 가진 매질을 통과해서 횡축상에 보이는 가시위치를 산출하는 것인데 이 경우도 앞의 방법과 같은 방법을 이용해서 구할 수 있다. 여기서 유도과정은 학생 여러분들의 과제로 맡기고 결과만 쓰면 물체실체와 가시물체 사이의 거리를 d라고 하면

$$d = \frac{t(n' - n)}{n'} \tag{5.18}$$

이다.

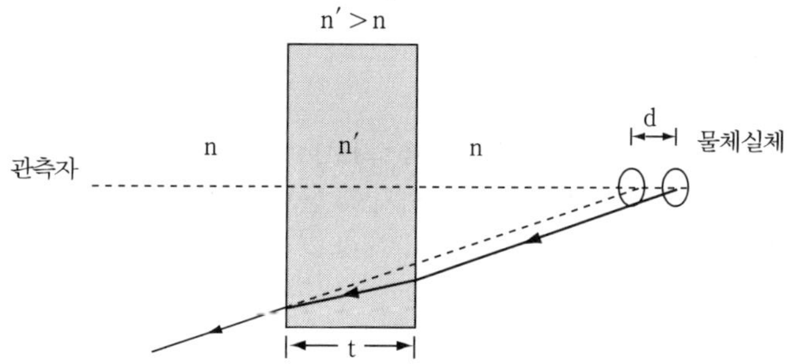

그림 5.7

다음으로 생각해 볼 수 있는 경우는 여러 가지 매질이 층층히 놓여 있는 경우를 생각할 수 있다.

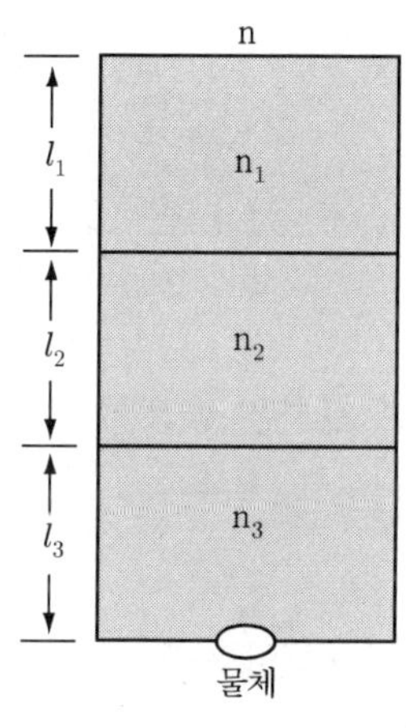

그림 5.8

앞에서 정의한대로 물체의 실제 깊이는 l이고 겉보기 깊이를 l'이라고 하면

$$l' = \sum_{i=1} \frac{l_i}{n_i} \ ; \ i = 1, \ 2, \ 3 \tag{5.19}$$

이다. 그러나 이 물질이 공기 매질에 놓여 있지 않고 매질의 굴절률이 n인 곳에 놓여 있다면 물체의 겉보기 깊이는

$$\frac{l'}{n} = \sum_{i=1} \frac{l_i}{n_i} \quad ; \; i = 1, 2, 3 \tag{5.20}$$

로 표시할 수 있다.

Example 5.1 ◎

관측자가 정지수면을 수직하게 내려다보는 경우(평면에서 굴절) 물 속 바닥에 놓여 있는 물체 Q에 대한 상의 위치를 구하시오. 물체거리를 o, 상거리를 i라고 한다. 또 공기의 굴절률을 1.0, 물의 굴절률을 1.33이라고 한다.

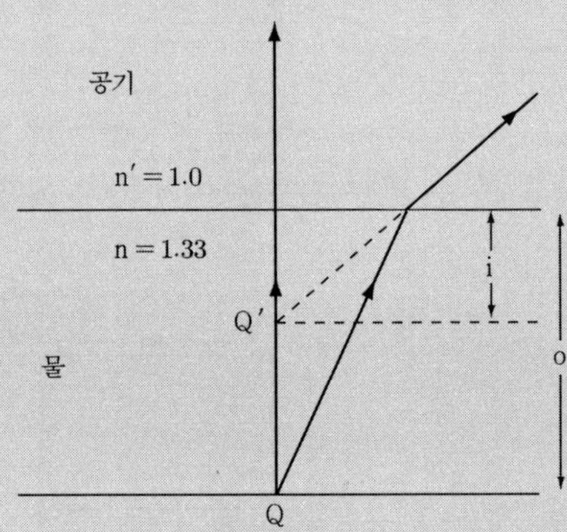

그림 5.9

풀이 Q로부터 나온 광선은 굴절 후 Q′에서부터 나오는 것과 같이 보인다. 여기서 상거리 i는 겉보기 깊이가 되고 o는 실제깊이이다. 식 (5.15) 또는 (5.20)에서

$$i = -\frac{n'}{n} o = -\frac{1.00}{1.33} o \simeq -\frac{3}{4} o$$

공기와 물의 경우 겉보기 깊이는 실제깊이의 $\frac{3}{4}$배로 얕게 있는 것으로 보인다. 단 식 (5.20)은 근사식으로 근축광선에만 잘 적용이 되고 평면굴절면은 한 물체점에서 나오는 모든 광선에 의해 맺히는 상이 동일상점에 상을 맺지 않는다.

Example 5.2 ◎

케플러는 빛이 휘어지는 것을 보여 주기 위해서 공기 중에 놓여 있는 유리 블록을 사용하였다. 그림 5.10에서처럼 유리 블록의 상단으로 입사하는 광선이 유리 블록 내부에서

전반사를 일으키기 위하여 필요한 유리의 최소 굴절률이

$$\boxed{n = (1 + \sin^2\theta_i)^{1/2}} \,.$$

여기서 θ_i는 입사각이다. 이것을 증명하여 보자.

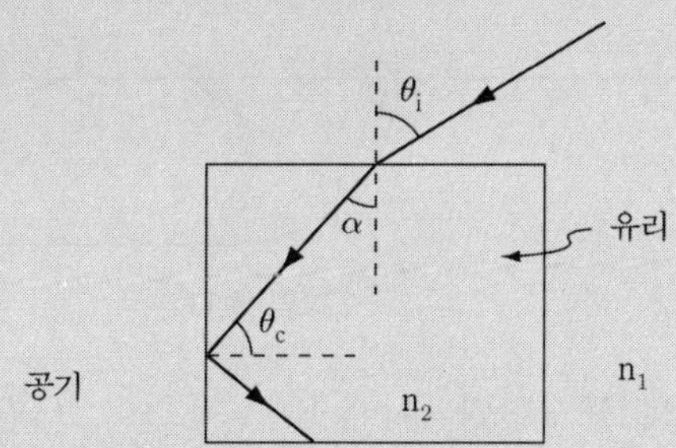

그림 5.10

풀이 굴절각은 스넬의 법칙에 의하여 구할 수 있다. 즉

$$n_2 \sin\alpha = \sin\theta_i \qquad (1)$$

이고 전반사는

$$n_2 \sin\theta_c = n_1 \sin 90° \qquad (2)$$

일 때 일어난다. 식 (2)는

$$n_2 \sin\theta_c = n_1 \qquad (3)$$

이고 그림에서 $\theta_c = 90° - \alpha$이므로 식 (3)은

$$n_2 \cos\alpha = n_1 \qquad (4)$$

이 된다. 여기서 n_1은 공기굴절률이고, θ_c는 전반사 임계각이다.
식 (1)의 양변을 제곱한 값과 식 (4)의 양변을 제곱한 값을 더하면

$$(n_2)^2 \sin^2\alpha + (n_2)^2 \cos^2\alpha = \sin^2\theta_i + 1$$

이 되고 이 식을 줄이면

$$n_2^2 = \sin^2\theta_i + 1$$

$$\therefore n_2 = \sqrt{1 + \sin^2\theta_i}$$

여기서 n_2를 첨자를 떼고 임의의 매질의 굴절률 n으로 하면 전반사를 일으키기 위하여 필요한 유리의 최소굴절률을 말한다.

5.4 구면의 정의

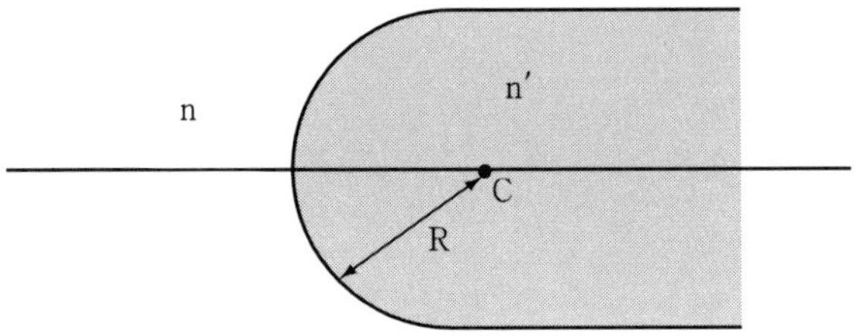

그림 5.11

구면의 곡률은 K로 표시한다. 이때 K는 독일어로 곡률(Krummug)에서 첫글자를 따와 표시하는 것이 전통으로 되었다.

구면의 곡률의 정의는

$$\frac{1}{R} \equiv K \tag{5.21}$$

이다. 여기서 R은 곡률반경이다.

그림에 있는 각 부호의 의미는 아래와 같다.

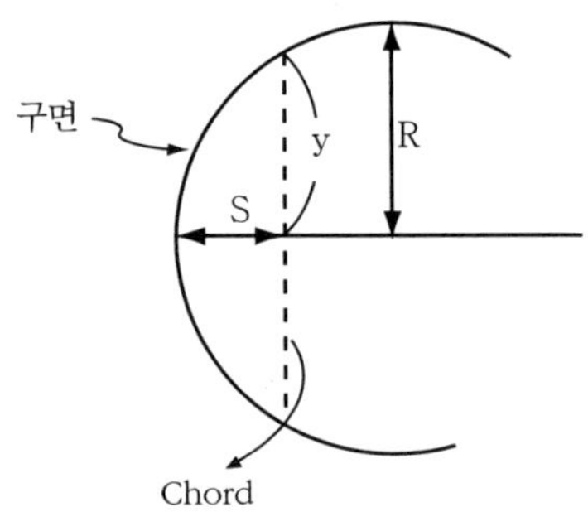

그림 5.12

여기서 S(Sag)는 원호에 수직한 거리를 항상 원(주)의 중심을 향하는 방향으로 구면의 임의의 코드(chord)로부터 구면 사이의 거리이며, 코드는 그림에서 원호 상의 두 점을 연결하는 점선으로 표시한 직선이다.

반경과 새그(Sag) 사이의 상관관계는

$$R = \frac{y^2}{2S} + \frac{S}{2} \tag{5.22}$$

여기서 y는 코드의 $\frac{1}{2}$되는 길이를 말한다.

만약 $S \ll R$인 경우는

$$R = \frac{y^2}{2S} \tag{5.23}$$

여기서 식 (5.22)

$$R = \frac{y^2}{2S} + \frac{S}{2}$$

를 증명하기로 하자.

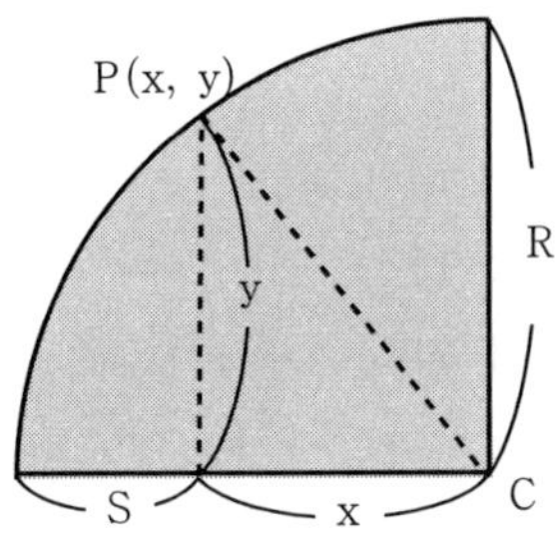

그림 5.13

먼저 임의의 점 P(x, y)를 생각하자.

여기서

$$x = R - S, \quad R^2 = x^2 + y^2$$

이므로

$$R^2 = (R - S)^2 + y^2$$

$$R^2 = R^2 - 2RS + S^2 + y^2 \rightarrow 2RS = y^2 + S^2$$

$$\rightarrow R = \frac{y^2}{2S} + \frac{S}{2} \quad \text{Q.E.D.}$$

이와 같은 것이 응용되는 실제 문제로는 안경알처럼 두께가 있는 구면으로 되어 있는 렌즈의 중앙부분 두께를 계산하는 데 사용한다.

예를 들면 그림 5.14와 같이 생긴 렌즈의 Sag는 얼마일까? 이 경우 제1면의 곡률반경을 50cm라고 하고, 제2면은 그림에서처럼 평면이라고 하자. 코드의 길이를 60mm라고 한다면 식 (5.23)에서

$$S = \frac{y^2}{2R} = \frac{(30)^2}{2(500)} = 0.90\text{mm}$$

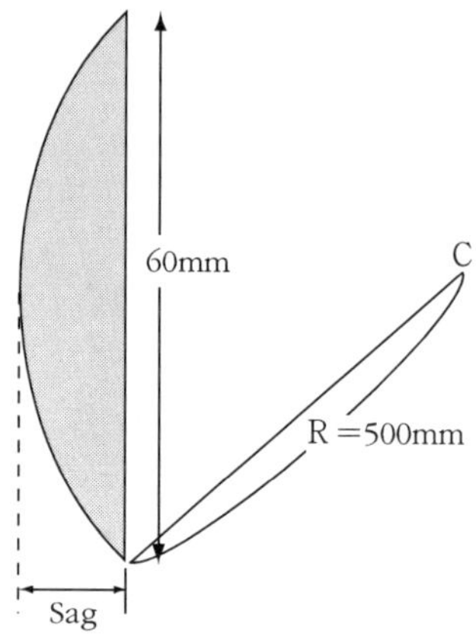

그림 5.14

보통의 경우는 그림 5.15와 같은 경우가 흔하므로 이때는 새그(Sag)의 두께에 가장 자리두께를 합하면 된다. 이런 문제는 렌즈양면이 구면인 경우나 안으로 굽는 구면(오목)렌즈의 경우에도 모두 적용할 수 있다.

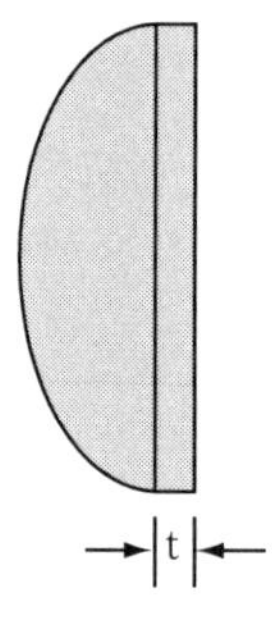

그림 5.15 렌즈구면바닥에 두께 t인 평판렌즈가 붙어 있는 렌즈

5.5 구면에서의 굴절

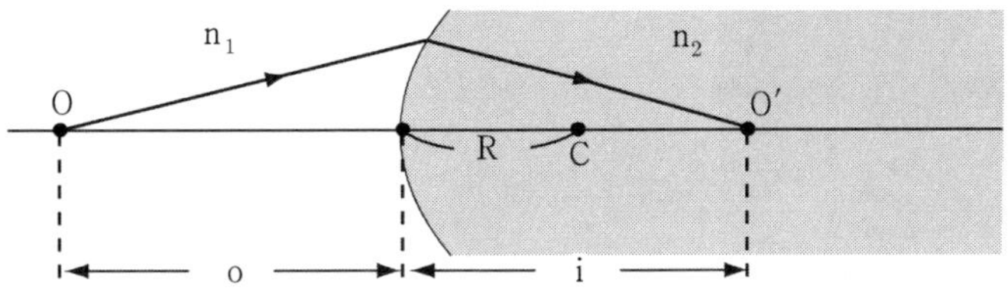

그림 5.16 볼록구면을 가진 유리봉에 의한 축상에 놓여 있는 물체점 O에 대한 상점 O′

$$\frac{n_1}{o}+\frac{n_2}{i}=\frac{n_2-n_1}{R}$$: 굴절경계면이 구면인 경우 상맺힘 식 (5.24)

표 5.1 부호약속

거리	표기	위 치	부호
물체거리	o	굴절경계면에서 왼쪽	+
상거리	i	굴절경계면에서 오른쪽	+
곡률반경	R	곡률중심이 굴절경계면에서 오른쪽	+
		곡률중심이 굴절경계면에서 왼쪽	−

주의할 것은 R에 대한 부호는 구면거울의 경우와는 정반대임을 유의하여야 한다. 그 이유는 반사되는 빛은 오던 방향과 반대방향으로 진행하지만 굴절은 진행방향이 입사하던 방향으로 굴절하여 계속 진행하기 때문이다. 즉 왼쪽에서 입사해서 오른쪽으로 향하고 굴절하여서도 오른쪽으로 향하여 진행한다. 예를 들면 그림 5.17과 같다.

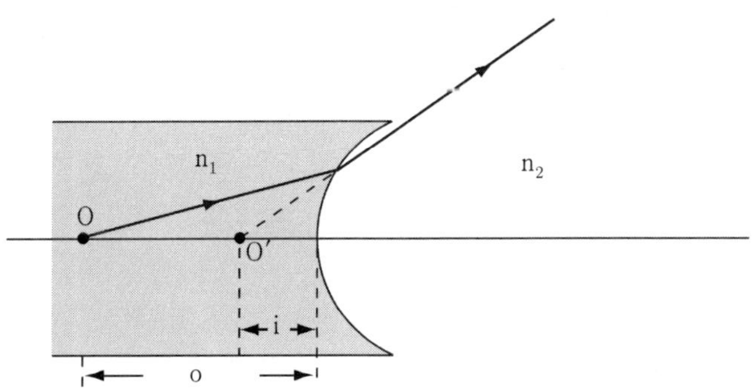

그림 5.17 오목구면을 한 유리봉 안에 축상에 놓여 있는 물체점 O에 대한 상 O′

Example 5.3 ◎

그림 5.17에서 $n_1 = 1.5$이고, $n_2 = 1.0$이라고 하자. 물체거리 o는 3cm라면 상거리는 얼마인가? 단, 구면굴절경계면의 곡률반경이 2cm이다.

풀이 식 (5.24)에서

$$\frac{1.5}{3} + \frac{1}{i} = \frac{1-1.5}{2}$$

$$\therefore i = -1.33\text{cm}$$

즉 상은 굴절경계면 구면의 정점에서 왼쪽으로 1.33cm 되는 곳에 위치한다.

구면굴절경계면의 경우 구면의 굴절력은

$$P = \frac{n' - n}{R} \tag{5.25}$$

그림 5.18과 5.19에서 중요한 것은 R은 단위를 미터로 사용하여야 하고 굴절률 n은 굴절경계면에서 왼쪽 매질의 굴절률이고 굴절경계면에서 오른쪽 매질의 굴절률은 n′이라고 하자. 예를 들면 위의 식에서 $n = n_1$에 해당하고 $n' = n_2$에 해당한다.

그림 5.18과 그림 5.19에서 i ~ iv의 구면굴절경계면에 대한 예를 들어 굴절력을 알아보자. 예를 들어 곡률반경을 5.0cm라고 하자.

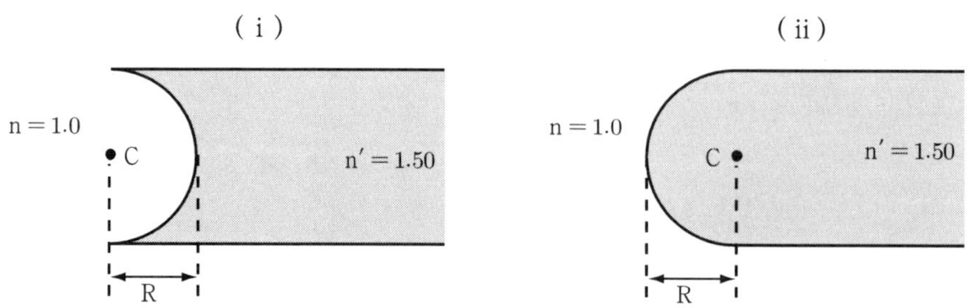

그림 5.18

굴절력을 정의하는 식 (5.25)

$$P = \frac{n' - n}{R}$$

을 이용하면

$$(\mathrm{i})\quad \frac{1.50-1.0}{-0.05}=-10.0\mathrm{D} \qquad (\mathrm{ii})\quad \frac{1.50-1.00}{0.05}=+10.0\mathrm{D}$$

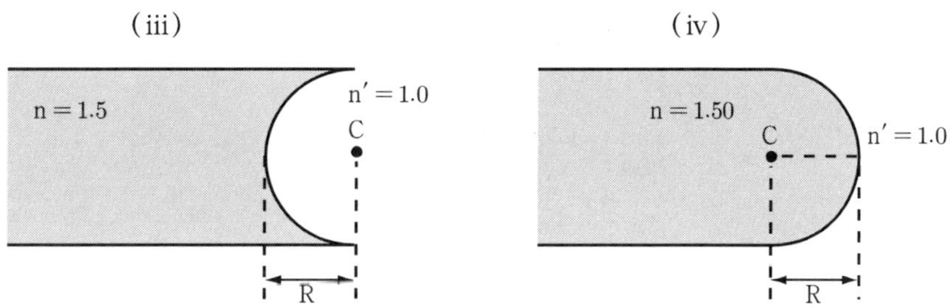

그림 5.19

$$(\mathrm{iii})\quad P=\frac{1.00-1.50}{+0.05}=-10.00\mathrm{D} \qquad (\mathrm{iv})\quad P=\frac{1.00-1.50}{-0.05}=+10.00\mathrm{D}$$

여기서 굴절력의 부호에 유의하자.

Example 5.4 ◎

볼록렌즈 두께가 2cm이고 각 면의 곡률반경이 각각 2cm라고 한다. 이 렌즈가 물이 채워진 통 한 쪽 끝에 장치되어 있다고 한다. 공기매질에 둘러싸여 있는 이 통의 렌즈 앞 5cm되는 곳에 물체가 놓여 있다고 한다. 상의 위치를 구하시오. 단 렌즈의 굴절률은 1.50이라고 한다.

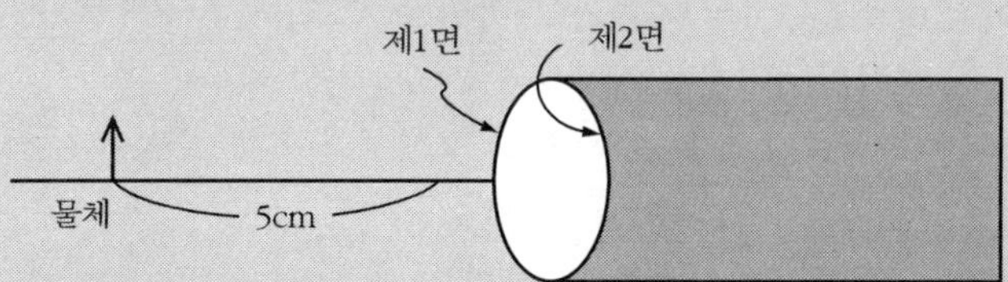

그림 5.20

풀이 식 (5.24)로부터 제1면에 대한 상은

$$\frac{1.00}{5}+\frac{1.50}{i_1}=\frac{1.50-1.00}{2}$$

$$\therefore\ i_1=+30\mathrm{cm}$$

제2면에 대한 경우는 같은 공식을 사용하여야 되지만 렌즈 두께를 감안하여야 되기 때문에 다음과 같이 된다. 즉 제1면에 대한 상거리는 앞에서의 경우와 같이 제2면에 대해서 물체거리가 된다. 다른 말로하면 제1면에 대한 상은 제2면에 대한 물체가 된다. 그러나 물체거리는 부호약속에 의해 렌즈면으로부터 오른쪽에 위치해 있으므로 (−)부호를 가지게 된다.

따라서

$$\frac{1.50}{-28}+\frac{1.33}{i_2}=\frac{1.33-1.50}{-2}$$

$$\therefore i_2=+9.6\text{cm}$$

9.6cm는 제2면 정점에서부터 최종상까지의 거리이다. 따라서 상은 제1정점에서부터 물이 들어 있는 통에 11.6cm 되는 곳에 생긴다.

Example 5.5

유리봉 한쪽 끝이 반지름이 5cm인 오목구면으로 되어 있다고 한다. 이 오목구면의 굴절력은 얼마인가?

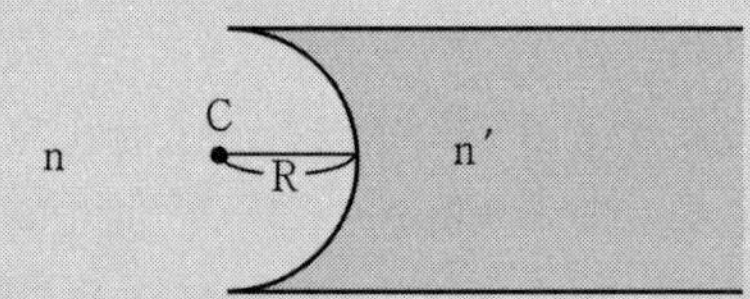

그림 5.21 오목구면

풀이 $n'=1.5$, $n=1.0$이라고 하면 이 그림에서 경계면이 오목구면이므로 곡률반경의 부호는 (−)이다.

즉 곡률반경 $R<0$이므로 오목구면이다. 굴절력은 식 (5.25)로부터

$$\therefore P=\frac{1.5-1.0}{-0.05}=-\frac{0.5}{0.05}=-10.0\text{D}$$

이 경우 굴절력은 −10.0D이다.

Example 5.6

예제 5.5와 같은 유리로 만들어진 유리봉으로 한쪽 끝이 볼록구면으로 되어 있다. 구면의 반지름이 5cm인 볼록구면의 굴절력은 얼마인가?

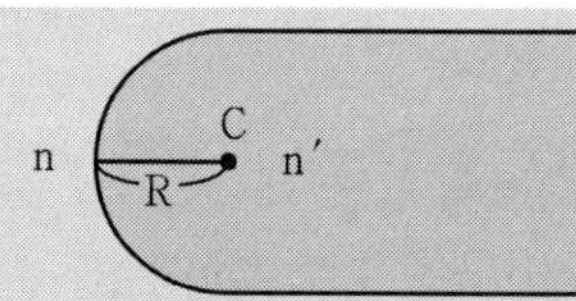

그림 5.22 볼록구면

풀이 여기서 $R > 0$ 이다. 왜냐하면 굴절경계면이 볼록구면이다. 굴절력을 구하기 위해 이 구면의 초점거리를 알아야 하므로

$$\frac{1}{f} = \frac{n' - n}{R}$$

을 이용하고

$$p = \frac{1}{f}$$

이므로

$n = 1.0$, $n' = 1.5$라고 하면

$$P \equiv \frac{1}{f} = \frac{1.5 - 1.0}{0.05} = +10.0D$$

Example 5.7

굴절력이 $-8.5D$인 굴절률이 $n = 1.49$인 플렉시글라스로 된 구면이 있다. 이 구면의 반지름(곡률반경)은 얼마인가? 또 이 구면은 오목구면인가 볼록구면인가?

풀이

$$R = \frac{n' - n}{P} = \frac{1.53 - 1.0}{-8.5} = -0.062m$$

구면의 반지름은 6.2cm이고 오목이다.

Example 5.8

만약 진공에서 파장이 600nm인 빛이 두께가 있는 유리에 들어가서 파장이 380nm로 줄어 들었다. 이 유리 블록 안에서 빛의 속도와 주기를 구하시오. 또 이 유리의 굴절률은 얼마인가?

풀이 파장과 주파수 또는 진동수는 서로 관계가 있다.

$$\text{파장} : \lambda = \frac{v}{\nu}$$

주파수 : $\nu = \frac{v}{\lambda}$

여기서 v는 매질을 진행하는 빛의 속도이다. 그러므로 문제에서 주어진 물리량을 이용하여 이 빛의 주파수를 구하면

$$\nu = \frac{3 \times 10^8 \mathrm{m/s}}{600\mathrm{nm}} = 5 \times 10^{14}\mathrm{Hz}$$

이고 주기는

$$T = \frac{1}{\nu} = \frac{1}{5 \times 10^{14}} \mathrm{s} = 2.0 \times 10^{-15}\mathrm{s}$$

유리블록 안에서 이 빛의 속도는

$$v = 380 \times 5 \times 10^{14} = 1900 \times 10^{14}\mathrm{nm/s}$$

이다. 굴절률은

$$n = \frac{600}{380}$$

$$\therefore n = 1.57$$

밀도가 높은 매질 내에서는 빛의 파장은 진공에서 파장보다 짧아진다.

Example 5.9

유리봉 끝이 오목구면으로 반지름 1cm인 구로 만들었다. 이 유리봉이 공기 중에 놓여 있다고 한다. 이 유리봉 앞 4.0cm 되는 곳에 물체가 있다면 상의 위치를 계산하시오. 단 유리의 굴절률은 1.50이다.

풀이

$$\frac{1}{4} + \frac{1.5}{i} = \frac{1.5 - 1.0}{-1}$$

$$i = -2.0\mathrm{cm}$$

상거리부호가 (−)이므로 상은 오목구면 정점에서 물체가 놓여 있는 쪽으로 2.0cm 되는 곳에 생긴다.

Example 5.10

유리봉 끝이 볼록구면으로 반지름 10cm이고 물체가 볼록구면 정점으로부터 40cm 되는 곳에 놓여 있다고 한다. 유리굴절률은 1.5이고 공기 중에 놓여 있다. 상거리를 버전스를 이용하여 구하시오.

풀이 물체버전스−굴절경계면 굴절력＝상버전스

이다. 여기서 물체버전스와 상버전스는 각각

$$V = \frac{n}{o}, \quad V' = \frac{n'}{i}$$

이고 경계면 굴절력은

$$P = \frac{n' - n}{R}$$

이므로 위에서 주어진 값을 이용하면 상거리를 구할 수 있다.

굴절경계면 굴절력은 5D이고, 물체버전스는 2.5이므로 상거리는 구면 정점에서부터 60cm가 된다.

참고로 물체버선스는 입사버전스라고도 하고 상버전스는 최종버전스라고도 한다.

5.6 굴절경계면이 하나 이상인 평면에서의 굴절

굴절경계면이 평면인 경우

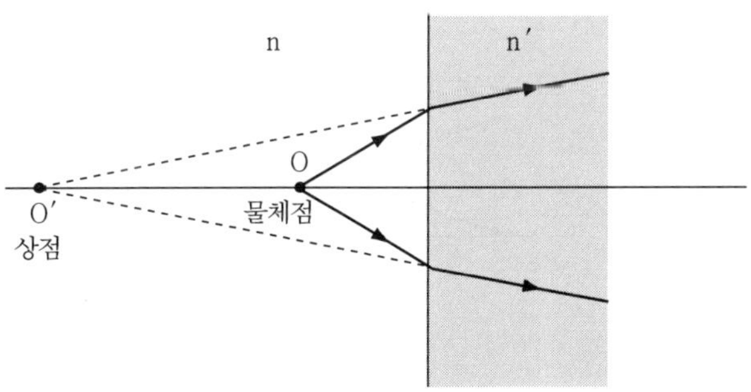

그림 5.23

렌즈만드는 이의 공식을 이용하면 단일 굴절경계면이 평면인 경우 물체점과 상점 사이의 거리는 쉽게 얻을 수 있다. 굴절경계면에서 상맺힘은

$$\frac{n}{o} + \frac{n'}{i} = \frac{n' - n}{R}$$

으로 알 수 있다. 여기서 o는 물체거리, i는 상거리이고 n과 n′은 그림 5.23에서 보여주는 매질의 굴절률을 나타낸다.

R은 굴절경계면의 곡률반경이다.

지금 우리가 고려하는 굴절경계면은 평면이므로 $R = \infty$ 이다. 그러므로

$$\frac{n}{o} + \frac{n'}{i} = 0$$

이다. 이 경우는 상거리가 물체계에 있으므로 (−) 크기이고 상은 허상이다. 부호를 감안하면

$$i = o\frac{n'}{n}$$

과 같이 쓸 수 있다.

따라서 물체점과 상점 사이의 거리는

$$OO' = o\left(\frac{n' - n}{n}\right)$$

가 된다.

매질경계면이 평면인 경우는 굴절과 반사경계면이 모두 다 해당된다. 지금까지 이 절에서는 굴절경계면에 대해서 알아보았다. 참고로 반사경계면의 경우와 비교를 위해 매질경계면이 반사면으로 평면인 경우에 대해 알아보기로 하자.

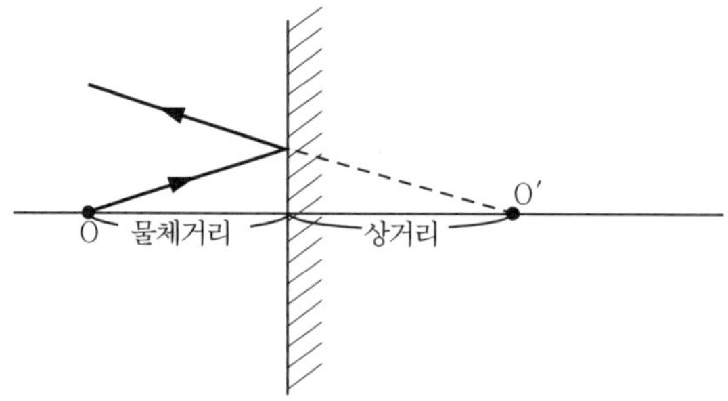

그림 5.24

매질경계면이 반사면으로 평면인 경우는 상거리와 물체거리가 같다. 물체점 O는 물체거리와 같은 거리인 상거리에 허상 O′이 생긴다.

이 경우는 물체거리=상거리이므로 물체거리를 o라고 하면 물체점과 상점 사이의 거리 $\overline{OO'}$은 2o가 된다. 즉 2배의 물체거리가 된다.

Example 5.10 ◎

공기 중에 놓여 있는 물체를 물속에 있는 관측자가 볼 경우 상의 가시위치를 알아보자. 이 경우 $n' > n$이면 물체점 O까지 굴절경계면에서부터 거리가 3cm이다. $n' = 1.33$이다.

풀이 평면은 곡률반경이 ∞이므로 렌즈만드는 이의 식

$$\frac{n}{o} + \frac{n'}{i} = \frac{n'-n}{R}$$

에서 상거리는 $i = -o\frac{n'}{n}$

문제에서 주어진 크기를 대입하면

$$\frac{1}{3.0} + \frac{n'}{i} = 0$$

$$\frac{1.33}{i} = -\frac{1}{3.0}$$

$$\therefore\ i = -3.99\text{cm}$$

여기서 (−)는 허상을 의미한다.

물체점에서 허상까지 거리는

$$\therefore OO' = 3.99 - 3.0 = 0.99\text{cm}$$

Example 5.12 ◎

물이 가득 채워져 있는 깊이가 4m인 물탱크 바닥에 물체가 놓여 있다고 하자. 물탱크 표면에서 8m만큼 떨어진 곳에 카메라를 설치하여 물탱크 밑에 놓여 있는 물체를 사진으로 찍으려고 한다. 이 카메라로 이 물통 속에 놓여 있는 물체의 상을 명확하게 찍으려면 카메라의 초점거리를 어디에 맞추어야 하는지 계산하시오.

풀이 예제에서 $n = 1.33$이고 $n' = 1.0$이다. 또 물체거리는 -4.0m이므로 앞의 예제에서와 마찬가지로 이 물체의 허상은 물통에 채워져 있는 물표면에서 3m 되는 곳에 놓여 있다.

즉 $i = -o\frac{n'}{n}$을 이용하면

상거리는

$$i = \frac{-4}{1.33}$$

$\therefore\ i = -3m$

이다. 상은 허상이고 실제로 카메라가 이미 물위 2m에 놓여 있으므로 정확하게 초점거리를 5m로 맞추어 놓으면 명확한 상을 찍을 수 있다.

두께가 있는 유리판에서의 굴절

그림 5.25에서처럼 두께가 t인 유리를 통해서 굴절되는 광선은 d만큼 평행이동해서 경로변화를 한다고 한다. 그림에서 θ만큼 광선이 평면과 빗겨들어 온다면 물체와 상 사이의 거리 OO′은

$$d = OO'\sin\theta$$

가 된다.

여기서 θ가 아주 작은 값이라고 하면

$$d \simeq OO'\theta$$

로 쓸 수 있다.

OO′은 유리의 굴절률을 n이라 하고 유리판이 공기 중에 놓여 있는 경우에는

$$OO' = t\frac{n-1}{n}$$

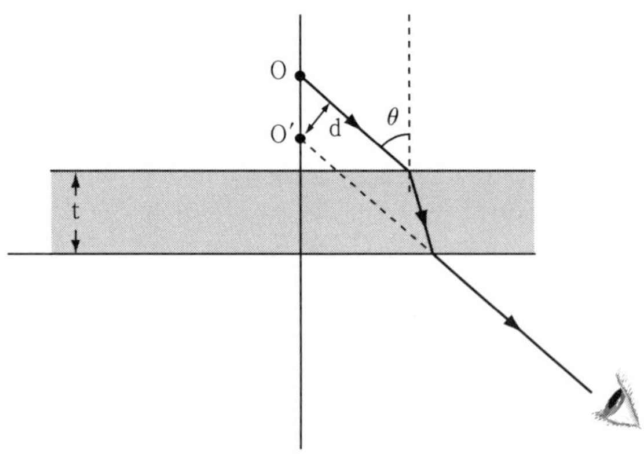

그림 5.25

이다. 이것은 다음 절에서 유도하기로 한다. 위에서 $d \simeq OO'\theta$이므로

$$d = \theta t\frac{n-1}{n}$$

을 얻는다. 이것은 현미경 대물 슬라이드에 적용되는 식이다.

예를 들어 현미경의 대물 슬라이드에 수직한 선에서부터 각으로 2° 빗겨서 빛이 들어온다면 t값, 즉 광선의 평행이동대역은 얼마나 될까 알아보자.

대물 슬라이드 유리의 굴절률을 1.5라고 하고 유리 두께가 0.2cm이면 대물 슬라이드 유리를 통해 입사한 광선은 본체 경로에서

$$t = 0.034 \times 0.2 \times \frac{0.5}{1.5} = 0.0022\text{cm}$$

0.0022cm만큼 평행이동해서 경로변화를 경험한다.

두께가 있는 유리판에서의 굴절공식유도

이 절에서는 앞에서 소개한 식을 유도해보기로 한다. 그림 5.26에서 보여주는 것처럼 두께가 t인 평면유리의 경우를 생각해보자.

물체점 o에서 광선이 그림 5.26에서처럼 굴절하여 유리를 통과했다고 한다.

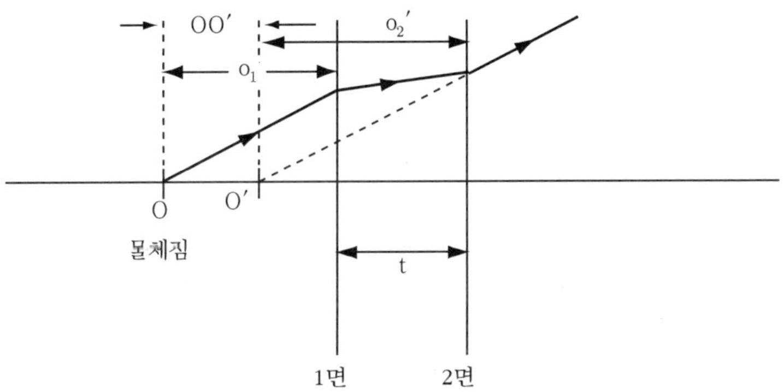

그림 5.26

여기서 o_1은 1면에 대한 물체점 o까지의 거리, o′은 1면에서 굴절하여 유리의 2면을 통과한 광선에 대한 상점이고, o_2'은 유리 2면에서부터 o′점까지의 거리이다.

5.6절에서와 같은 방식으로 렌즈만드는 이의 식인

$$\frac{n}{o} + \frac{n'}{i} = \frac{n' - n}{R}$$

을 이용하고 평면의 곡률반경 $R = \infty$를 이용하여 각 면에 대한 상의 위치를 계산

하면 다음과 같은 결과를 얻는다.

$$o_2' = o_1 - \frac{t}{n} \tag{5.26}$$

마찬가지로 그림 5.26에서

$$OO' = o_2' - o_1 + t \tag{5.27}$$

식 (5.26)과 식 (5.27)에서는 모든 물리량의 (−)와 (+) 크기가 이미 식에 포함되어 있다.

따라서 식 (5.26)을 식 (5.27)에 대입하면

$$OO' = o_1 - \frac{t}{n} - o_1 + t$$

$$\therefore OO' = t\left(1 - \frac{1}{n}\right) = t\left(\frac{n-1}{n}\right) \tag{5.28}$$

앞에서 유도한 식 (5.28)을 이용해서 공기매질에 놓여 있는 두께가 t인 평행판 유리를 통과하는 축상에 놓여 있는 물체점 o에서 나온 광선은 첫 번째 입사면을 통과한 후 굴절하여 본래 광선방향과 d만큼 떨어져 유리판을 출사하지만 입사광선과 유리판을 뚫고 나온 광선은 그림 5.27에서 보여주는 것과 같이 d만큼 본래 방향과 평행이동하여 진행하게 된다.

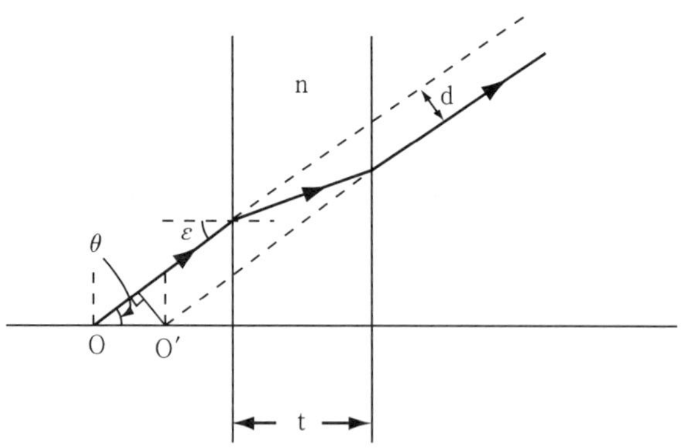

그림 5.27

그림 5.27에서처럼 입사광선이 축과 각도 θ로 입사하는 경우

$$d = OO'\sin\theta$$

이다. 여기서 근축광선을 가정하면 $\sin\theta \simeq \theta$이므로

$$d = OO'\theta \quad ; \quad OO' = \frac{d}{\theta} \tag{5.29}$$

이고 식 (5.28)에서

$$OO' = t\frac{n-1}{n}$$

이므로 식 (5.28)을 식 (5.30)에 대입하면

$$\therefore \ d = \theta \times t\frac{n-1}{n} \tag{5.30}$$

여기서 n은 유리의 굴절률이다.

식 (5.30)은 두께가 t인 평면평판을 통과하는 광선에 대한 것으로 평판유리를 통과한 광선은 입사방향에 따라 평행이동하는 크기가 변하는 것을 알 수 있다.

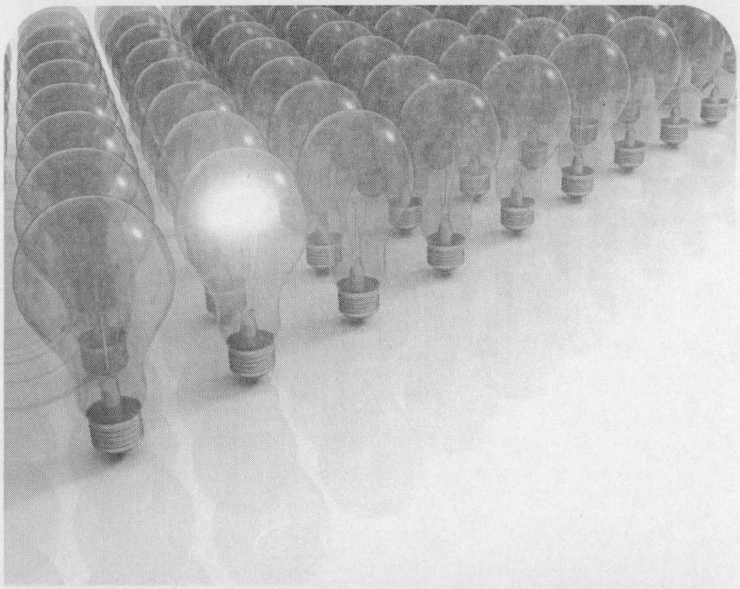

Chapter 6 거 울

6.1 평면거울

거울 반사에서는 항상 반사의 법칙을 이용한다.

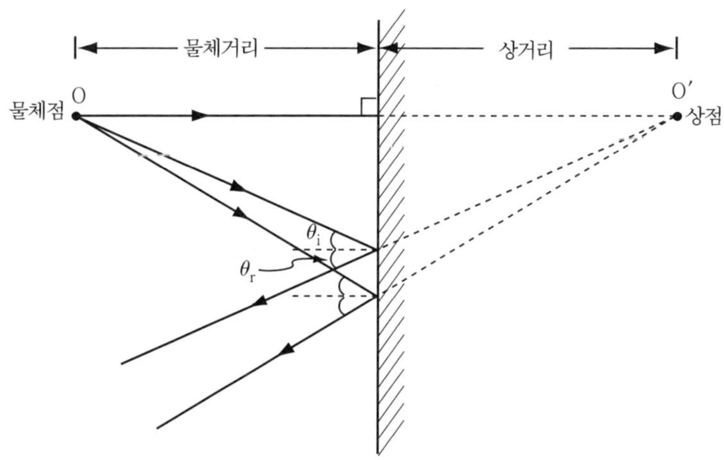

그림 6.1 평면거울에 의한 상맺힘

입사각 θ_i와 반사각 θ_r이 같게 평면거울에 의해 빛이 반사한다.

그림 6.1에서 보여주는 것처럼 평면에서 반사하는 모든 광선은 거울 뒤로 수렴하고 반사한 광선은 그림 6.1처럼 발산한다. 모든 반사는 반사의 법칙에 준한다. 여기서 물체거리는 o, 상거리는 i이다. 평면거울의 경우는

$$|o| = |i| \tag{6.1}$$

이다.

평면거울의 반사에 의한 입사광선의 편이각 또는 편각은 그림 6.2에서

$$\delta = (90^\circ - \theta_r) + (90^\circ - \theta_i)$$

반사의 법칙에서 입사각과 반사각은 같으므로

$$\delta = 180^\circ - 2\theta_i \tag{6.2}$$

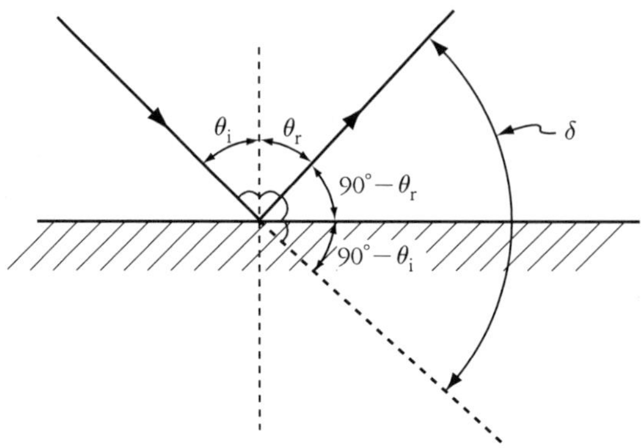

그림 6.2

반사면을 각도 α로 회전시킨다면 동일 입사광선에 대해 입사각과 반사각이 어떻게 변하는지 알아보기로 하자.

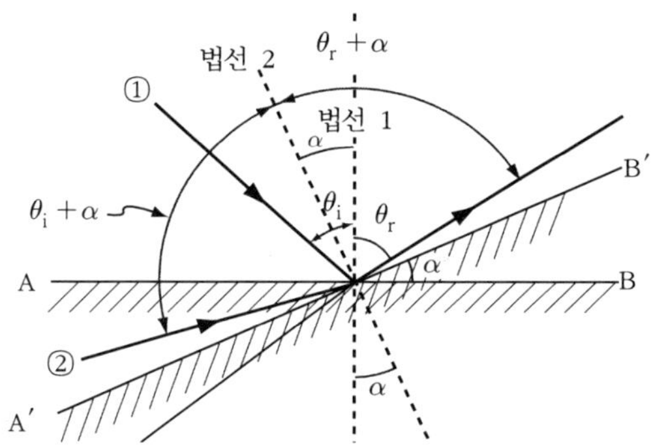

그림 6.3

그림 6.3에서 법선 1은 AB에 대한 법선이고, 법선 2는 A′B′에 대한 법선이라고 가정하자(상황을 자세히 보여주기 위해 그림이 과장되었다). 만약 θ_i가 ①번 광선이 α만큼 반사면이 회전하기 전에 반사면 AB에 대한 입사각이었다면 반사각은 θ_r이고, α만큼 회전한 후에는 반사각은 $\theta_r + \alpha$가 되고 마찬가지로 입사각은 반사의 법칙에 준해 $\theta_i + \alpha$가 된다.

따라서 ①번 광선의 AB 면에서 반사광선은 α만큼 반사면의 회전을 경험한 후 새로운 법선 2에 대한 입사광선이 ②번 광선의 반사광선이 되고, 반사표면의 회전은 입사각과 반사각을 α만큼씩 변화하게 한다.

이와 같은 반사면의 회전은 콘택트렌즈 설계나 테스트에 사용되는 수단이다. 눈동자의 움직임에 따르는 최적의 콘택트렌즈 맞춤에 응용되고 있다.

Example 6.1 ◎

만약 광선이 평면거울에서 반사된 후에 편이각이 130°이라면 입사각은 얼마인가?

풀이 식 (6.2)인 $\delta = 180° - 2\theta_i$ 에서

$$130° = 180° - 2\theta_i$$

$$2\theta_i = 50°$$

$\therefore$ 입사각은 $\theta_i = 25°$

Example 6.2 ◎

입사광선이 15°로 평면거울에 입사했다. 이 평면거울을 30° 회전시켰다고 한다면 새로운 반사면에 대한 입사광선의 입사각은 얼마인가? 또 이 광선에 대한 회전된 평면에 대한 편이각은 얼마인가?

풀이 평면거울이 α만큼 회전한 후의 입사각은 회전전의 입사각 $\hat{\theta}_i$에 회전각 α를 더해주면 되므로

$$\theta_i = \hat{\theta}_i + \alpha$$

문제에서 주어진 값을 이용하면

$$45° = 15° + 30°$$

이므로 회전된 평면거울에 대한 입사각은 45°이다.

식 (6.2)에서 편이각은

$$\therefore \delta = 180° - 2 \times 45°$$

$$= 90°$$

따라서 입사각이 적으면 적을수록 편이각이 커진다.

두 개의 평면거울에 대한 편이각

그림 6.4에서 각을 다음과 같이 정의하자.

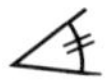 : A

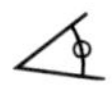 : B

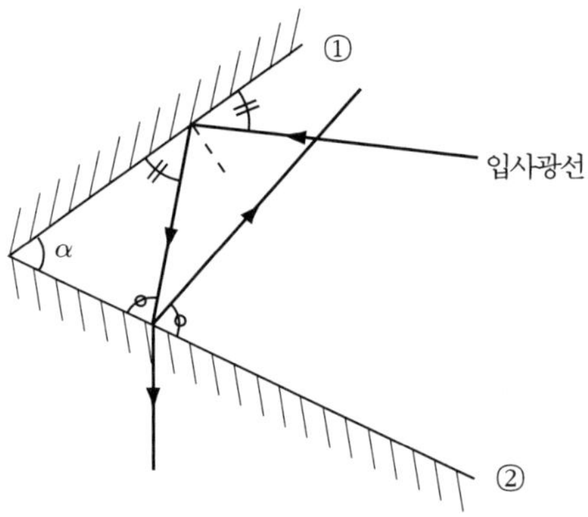

그림 6.4

①번 거울에 대해서 편이각은 2A

②번 거울에 대해서 편이각은 2B

①과 ② 거울에 대한 총 편이각은 $2A + 2B = \delta$

따라서 두 개의 평면거울이 서로 각도 α로 놓여져 있는 경우 총 편이각은

$$\therefore\ 180° - \alpha = A + B$$

$$\delta = 2(A + B) = 2(180° - \alpha)$$

Example 6.3 ◎

두 개의 거울이 각도 10°로 서로 기울어져 놓여 있다고 하면 이 거울에 의해 반사된 광선의 편이각은 얼마인가?

풀이 위의 식에서 $\delta = 2(180° - 10°) = 340°$

10° 각으로 경사진 두 개의 거울로 이루어진 반사면에 대한 편이각은 340°이다.

평면거울에 의한 상맺힘

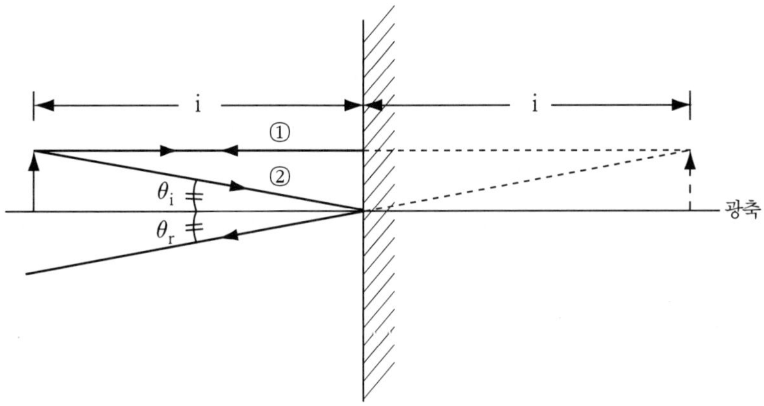

그림 6.5 평면거울에 의한 상맺힘

여기서 θ_i는 입사각, θ_r은 반사각이다.

물체가 화살이라면 화살표 꼭대기 부분에서 나온 광선의 경우 ①번 광선처럼 광축을 따라 입사한 광선은 광축을 따라 반사한다. 즉

$$\theta_i = \theta_r = 0° \tag{6.3}$$

그림 6.5에서 보여주는 것처럼 ①번과 ②번 광선만으로도 상을 결정할 수 있다. 평면거울에 의해 맺힌 상의 특징은

1. 상의 배율은 $|m| = 1$
2. 상은 거꾸로 선상이 아니고 바로선(erect) 상이다.
3. 상은 허상이다.

Example 6.4 ◎

어떤 사람이 자기 키에 해당되는 상을 거울을 통해 보려면 거울의 크기가 얼마나 되어야 할까?

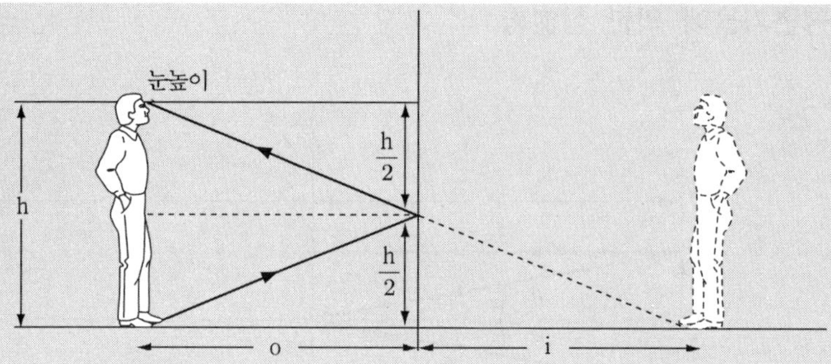

그림 6.6

풀이 지상에서 사람의 눈높이까지 h라고 하고, o는 물체거리, i는 상거리(거울 뒤에 물체거리만큼 떨어진 곳에 상이 맺힘)이다. 이 경우 관측자의 눈에 들어오는 거울에 비추어진 본인 모습(상)의 발로부터 나온 광선의 경로는 피타고라스 정리를 이용하면

$$\sqrt{h^3+(|o|+|i|)^2}$$

와 같다. 따라서 거울에 광선이(상의 발로부터 나온) 도달한 위치는 $\frac{1}{2}h$ 되는 곳이므로 전신(관측자 자신의)을 거울을 통해 보기 위해서는 거울이 지상에서 $\frac{h}{2}$ 되는 곳에 위치하면 거울을 통해 전신을 볼 수 있다.

단, 여기서 주의할 것은 관측자가 전신을 보기 위한 조건으로 거울과 관측자 사이의 거리에는 무관하다는 것이다.

Example 6.5 ◎

어떤 사람의 키가 170cm이고 평면거울 앞 2.20m 떨어진 곳에 서 있다. 이때 거울의 밑 테두리는 바닥에서 40cm되는 곳에 위치해 있고, 이 관측자의 눈의 위치가 머리끝에서부터 5cm 되는 곳에 있다면 관측자가 거울을 통해 볼 수 있는 마루의 위치는 벽에서부터 얼마나 떨어진 곳에서부터인지 계산하시오.

풀이 예제에서 구하고자 하는 값은 그림에 표시된 X거리다.

$$\tan\theta = \frac{165-40}{220} = \frac{40}{X}$$

$$\therefore \frac{125}{220} = \frac{40}{X}$$

$$X = 70.40\text{cm}$$

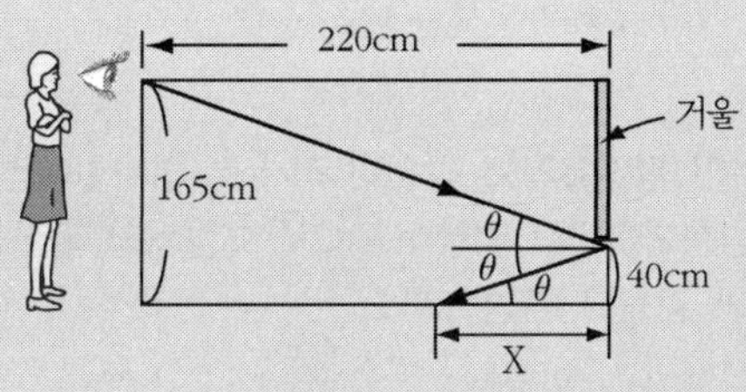

그림 6.7

즉, 벽에서 70.40cm 떨어진 곳이 거울에서 볼 수 있는 벽에서부터 최소거리이고 이 이전의 위치는 거울에 반사되어 보이지 않는다.

Example 6.6 ◎

지름이 8.0cm인 은색빛 공이 나무에 매달려 있다. 이 공 앞에 관측자의 얼굴이 28cm되는 곳에 있다고 한다. 이 공 속에 비친 관측자의 상이 맺히는 곳은 어디인지 상의 위치를 계산하시오. D는 공의 지름이다.

풀이

거울공식 $\frac{1}{o}+\frac{1}{i}=\frac{2}{R}$

$$\frac{1}{o}+\frac{1}{i}=\frac{4}{D}$$

$$\frac{1}{i}=\frac{4}{D}-\frac{1}{o}$$

$$\frac{1}{i}=\frac{4o-D}{Do}$$

$$i=\frac{Do}{4o-D}$$

볼록거울의 곡률중심은 거울 뒤에 있으므로 곡률반경의 부호는 (−)이므로 상거리를 구하는 식은

$$i=\frac{-Do}{4o+D}$$

문제에서 주어진 값을 위에서 주어진 상거리 식

$$i=-\frac{8\times28}{4\times28+8}=-\frac{224}{120}=1.87\text{cm}$$

상은 허상이고 실제 얼굴크기에 0.07배로 축소된 상이 은색 공표면에 생긴다. 따라서 얼굴크기가 (세로) 15cm라면 은색 공에 비치는 얼굴크기는 0.9cm 되는 크기로 나타나고 상은 정립 허상이다.

Example 6.7 ◎

두께가 d인 평면유리로 광선이 각 θ로 입사한다면 입사광선은 굴절각 θ'으로 굴절하여 입사한 방향과 t만큼 평행이동해서 그림처럼 굴절하여 유리 밖으로 나간다. 이때 t 값은 다음 식과 같음을 증명하시오.

$$t = \frac{d\sin(\theta - \theta')}{\cos\theta'}$$

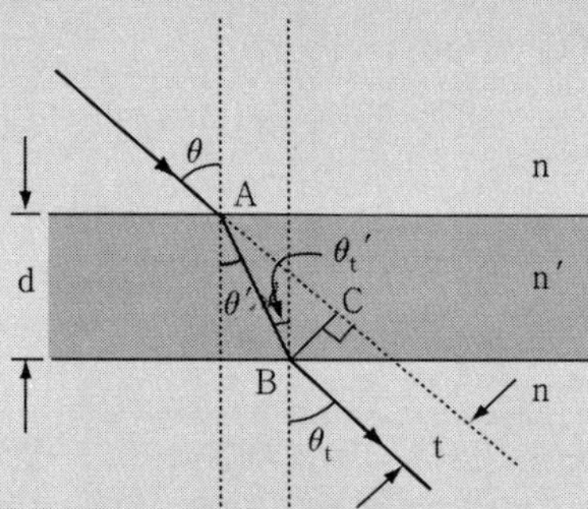

그림 6.8

풀이 여기서 중요한 것은 θ와 θ_t가 같은 것을 증명하면 된다. 즉 입사광선과 유리를 통과한 광선이 서로 평행하다는 것을 보이는 것이 관건이다.

먼저 스넬의 굴절법칙에 의해

$n\sin\theta = n'\sin\theta'$이고, $\theta' = \theta_t'$이다.

또

$n\sin\theta_t = n'\sin\theta_t'$이므로

$n\sin\theta = n\sin\theta_t$

여기서 $\theta = \theta_t$이다.

따라서 입사광선과 투과광선은 서로 평행하다.

삼각형 ABC에서 $\angle CAB$는 $\theta - \theta'$이고

$t = \overline{AB}\sin(\theta - \theta')$

이다. 여기서

$\overline{AB} = \cos\theta' = d$

이므로

$$\overline{AB} = \frac{d}{\cos\theta'}$$

$$\therefore t = \frac{d\sin(\theta - \theta')}{\cos\theta'}$$ 이다.

6.2 평면거울의 조합과 상

물체가 평면거울 또는 각 거울에 의해 어떻게 상으로 나타나는지 그림으로 알아보자. 그림 6.9~6.10에서 강조하는 것은 거울에 비친 물체의 상에 대한 배위다.

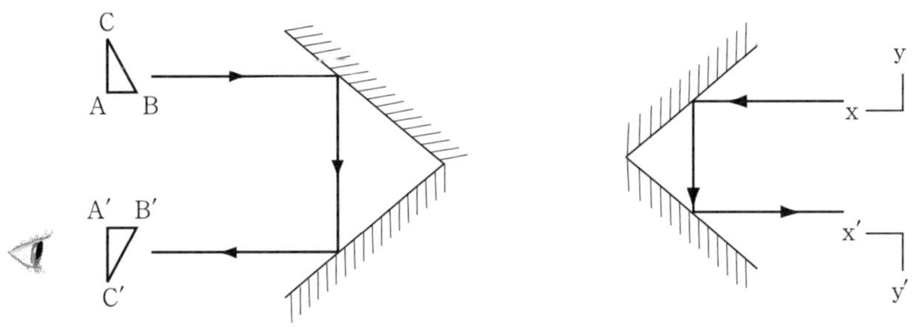

그림 6.9 두 개의 평면거울에 의한 상맺힘

두 개의 평면거울이 직각으로 놓여 있다면 삼각형 ABC가 이 직각거울에 의해서 관측자에게는 뒤집어진 삼각형으로 보인다.

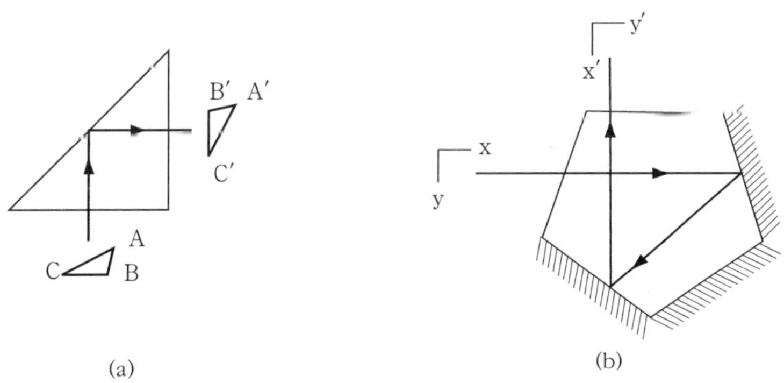

그림 6.10 전반사 프리즘에 의한 물체에 대한 상의 배위

(a)는 직각 프리즘에 의한 전반사로 상의 배위를 90° 회전시킨 경우이고, (b)는 펜타 프리즘으로 상의 배위를 90° 회전시킨 경우이다. 펜타 프리즘의 경우는 반사면을 알루미늄으로 코팅하여 반사면을 만드는 것이 보통 일반적으로 사용되는 방법이다.

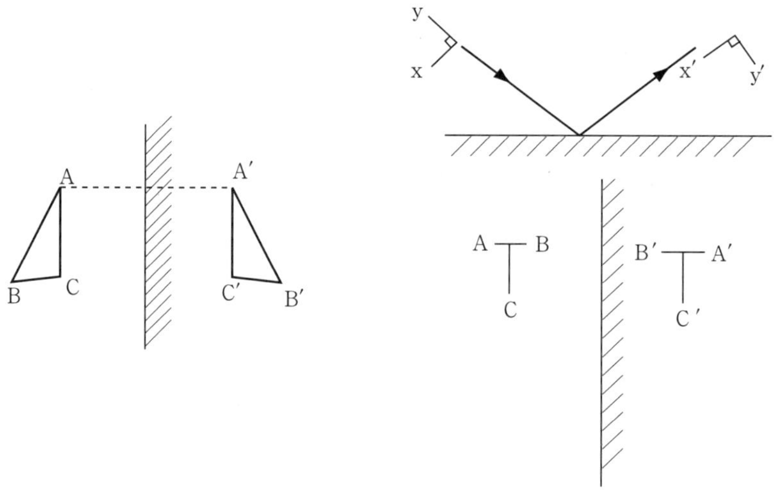

그림 6.11

평면거울이 하나인 경우 상은 좌우반전된다.

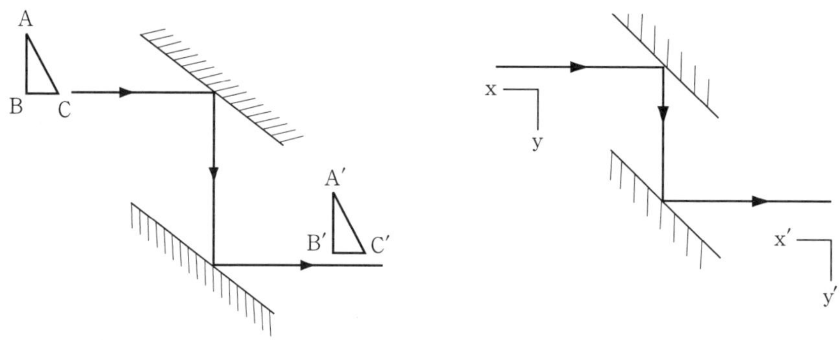

그림 6.12

평면거울이 평행하게 놓여 있을 때는 물체의 배위와 상의 배위가 일치한다.

> **동일 평면 내에 놓여 있고 많은 평면거울의 개수가 짝수일 경우 입사광선의 총 반사율에 거울의 개수와는 무관하나 홀수인 경우는 총 반사율에 관계가 있다.**

주어진 물체에 대한 거울에서 보이는 상의 배위는 거울의 조합에 따라 서로 다르다.

그림 6.13에서 거울 I과 II가 서로 직각으로 놓여 있는 경우 광선 S가 입사각 θ_{I}로 거울 I로 입사한다면 반사법칙에 의해 θ_{I}'로 반사한 후 거울 II로 입사한다. 최종 반사각 θ_{II}'은 그림에 나타난 각 $\theta_{i(i=I,\ II,\ 3,\ 4)}$와 다음과 같은 관계식을 가진다.

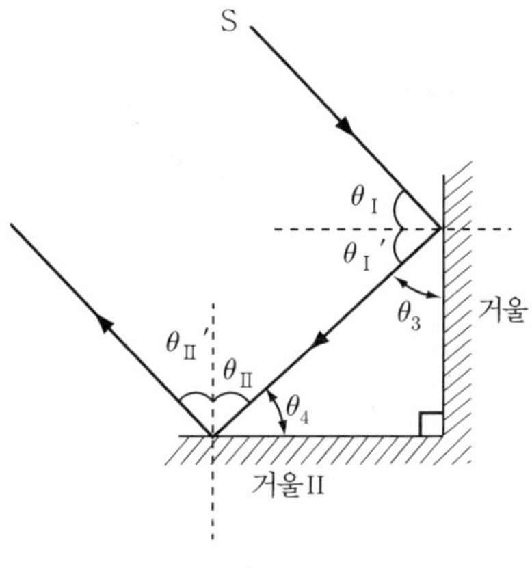

그림 6.13

$$\theta_{\mathrm{I}}' + \theta_3 = 90^\circ \tag{6.4}$$

$$\theta_3 = 90^\circ - \theta_{\mathrm{I}}' \tag{6.5}$$

$$\theta_{\mathrm{II}} = 90^\circ - \theta_4 \tag{6.6}$$

삼각형에서 $\theta_3 + \theta_4 + 90^\circ = 180$이다.

$$\theta_4 = 180^\circ - 90^\circ - \theta_3 \tag{6.7}$$

반사의 법칙에서 $\theta_{\mathrm{II}} = \theta_{\mathrm{II}}'$이므로

$$\theta_{\mathrm{II}}' = 90^\circ - \theta_4$$

가 된다.

6.3 광선나누기

실제 상황에서는 광학계에 입사한 광량을 두 개의 동일한 분량의 광선으로 나누어주는 것이 많이 요구되고 있다. 광량을 분배한다는 것은 기하학적인 의미로는 광선의 선속을 나누어주는 것을 의미하며 이것을 수행하기 위해서는 광선빔의 단면을 분할하는 조작이 필요하다. 다른 뜻으로는 광학계의 구경을 나누어주는

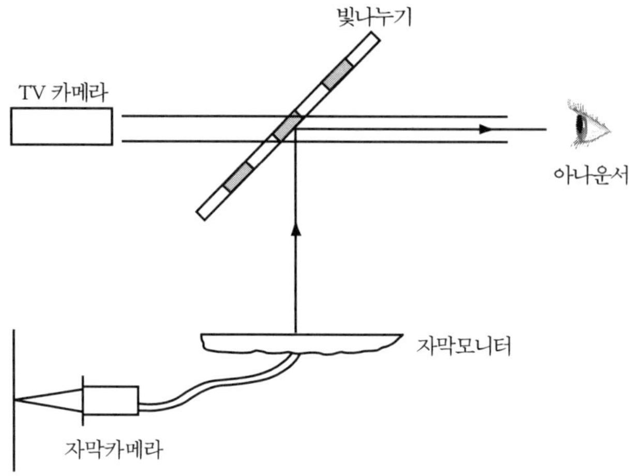

그림 6.14 방송사에서 사용하는 자막모니터

것과 같은 의미를 나타낸다. 이것은 거울이나 프리즘을 이용해서 할 수 있다.

가장 우리 일상에 접근할 수 있는 빛나누기의 응용은 방송사에서 흔히 접할 수 있다. TV 카메라 앞에 평면으로 된 반투과성 거울로 빛나누기를 장치하고, 카메라 밑 부분에 아나운서가 읽어야 할 자막을 적은 판을 위치하게 한 다음 자막 앞에 따로 자막전용 카메라를 설치하고, 자막전용 카메라가 찍은 자막을 자막전용 모니터로 보내면 모니터에 나타난 자막에서 나온 빛은 빛나누기로 보내지도록 장치를 하면 아나운서는 원고를 내려다보지 않아도 TV 카메라를 보면서 자막을 읽을 수 있다(그림 6.14).

만약 광선나누기에 입사한 광선빔을 동일한 양으로 나누어 주기 위해서 빔의 단면을 나누어주는 역할을 하는 매체로 평면으로 된 반투과성 거울을 사용하는 경우를 예를 들어 설명하기로 하자. 이와 같은 반투과성 거울은 거울에 폭이 있는 가는 줄을 만들어 투과와 반사를 동시에 할 수 있도록 하는 경우이다. 거울에 아주 작은 면적을 가진 줄무늬 모양의 띠를 만들어주면 된다. 이것을 통과하는 빛은 모두다 투과도 반사도 할 수 없어 정상적으로 일어나는 투과성 굴절에 방해를 받게 된다(그림 6.15).

물리적 광선나누기는 빛나누기가 회전하거나 흔들리는 장치를 이용하여 폭이 넓은 슬릿장치(조리개 일종)를 통해 교대로 굴절하거나 투과하도록 하는 장치이다. 이상적인 빛나누기에 사용하는 유리는 유리자체 반사율을 10% 정도까지 허용하고, 90%가 투과할 수 있는 소재를 사용하는 것이 가장 이상적이다. 대부분의 경우 이 조건을 임계조건으로 잡고 소재 선정을 하고 있다(그림 6.16).

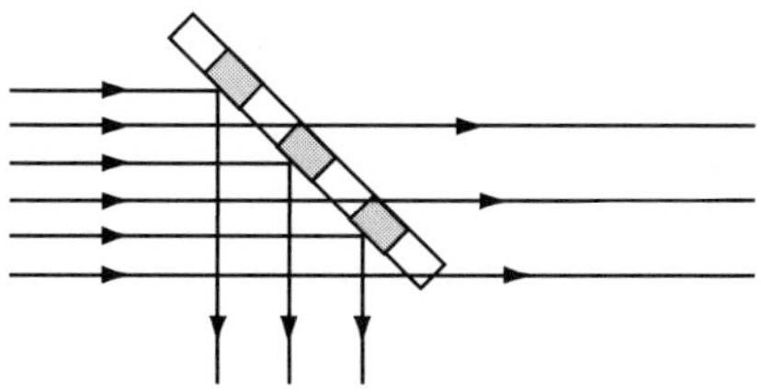

그림 6.15

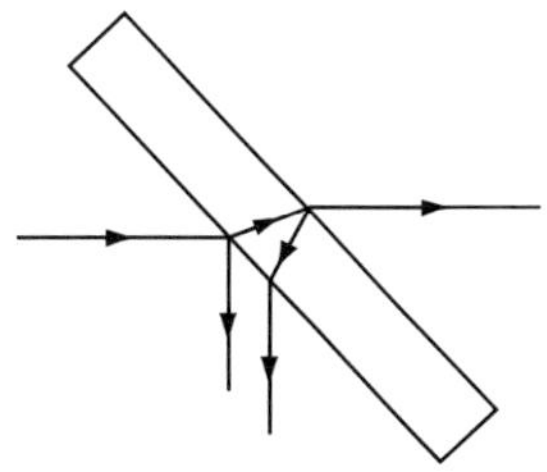

그림 6.16

그림 6.15는 평판유리에 표면에서 반사가 일어나도록 부분적으로 거울코팅을 한 경우이다.

그림 6.16은 얇은 유리로 된 빛나누기로 10%의 반사율과 90%의 투과율을 가진 유리로 된 경우이다.

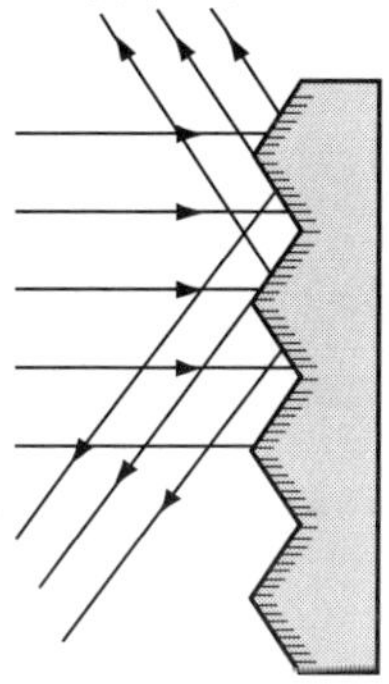

그림 6.17 격자로 홈이 파진 반사면을 이용한 빛나누기 장치

6.4 평면거울의 응용

평면거울을 이용한 광학계는 한 개 또는 하나 이상 많은 평면거울 여러 개를 서로 다른 각으로 고정시켜 만든다. 이와 같은 광학계를 이용하는 것은 두 가지 효과를 얻기 위해서다. 그 중 하나는 입사한 광선의 방향을 변하게 하여 최종상맺힘에서 상의 위치와 배위를 달라지게 하는 효과다. 가장 알기쉬운 경우가 평면거울을 통해 물체를 볼 경우 상과 물체 사이에 반전효과, 즉 상에서 실물체의 좌우

가 바뀌는 효과가 있는 것을 알 수 있다. 이런 목적으로 보통 일반적으로는 반사프리즘이 이용되는데 그것은 반사프리즘을 이용하여 전반사를 유도하는 경우가 많기 때문이다.

그림 6.18에서 평면거울의 조합으로 두 개의 평면거울이 α 각으로 붙어 있는 경우이다. 각 δ는

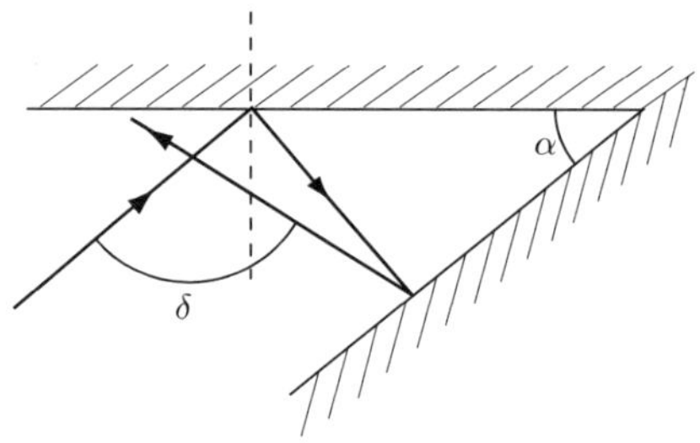

그림 6.18

$$\delta = 2\alpha \qquad (6.8)$$

가 된다. 또 평면거울 하나에 의한 입사광선의 편이각 δ는

$$\delta = 180° - 2\theta \qquad (6.9)$$

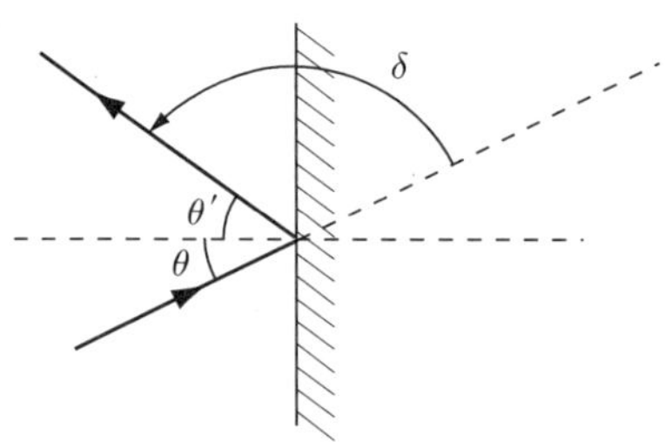

그림 6.19

평면거울에 의한 반사로 입사각 θ로 입사하는 입사광선의 방향변화 θ'은 반사각이고 δ는 편이각이다.

그림 6.19에서 δ는 입사광선의 입사방향을 기준으로 반사광선이 반사되 나가는 방향 사이의 각이다.

위의 식 (6.8)과 식 (6.9)에서 만약 평면거울을 임의의 각으로 돌려도 δ는 변하지 않는다는 것을 알 수 있다.

6.5 구면거울

반사의 법칙에서 입사각 θ_i와 반사각 θ_r은 같다. 즉,

$$\theta_i = \theta_r$$

이것은 어느 광선의 경우에도 적용된다. 구면거울 그림에서 F는 초점이고 C는 구면의 곡률중심을 의미한다.

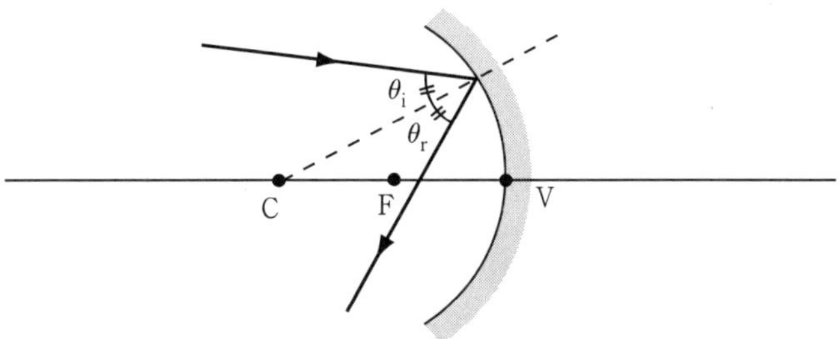

그림 6.20 오목거울에 의한 반사

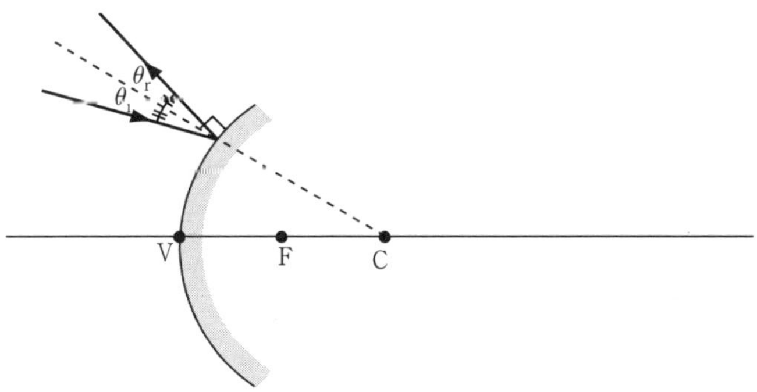

그림 6.21 볼록거울에 의한 반사

구면거울에 의해 반사된 빛이 발산되는 경우 초점거리 $f < 0$로, 구면거울에 의해 반사된 빛이 수렴되는 경우 $f > 0$로 정의하기로 약속한다. 여기서 f는 거울의 초점거리이다. 초점거리는 거울의 정점 V에서부터 초점 F까지 거리를 말한다.

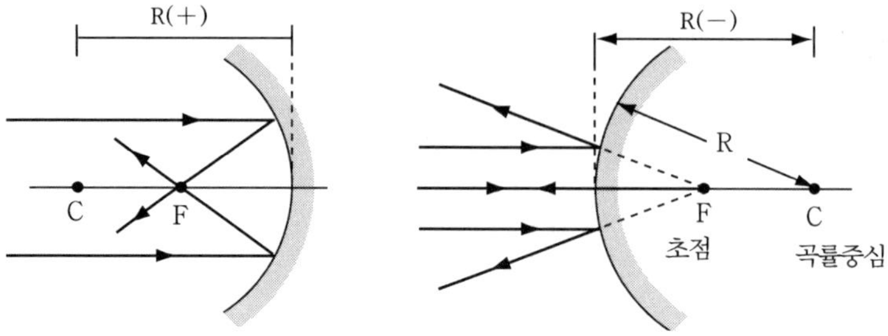

(a) 오목거울 (b) 볼록거울

그림 6.22 구면거울(부호약속)

구면거울에 대한 작도법

① 축과 평행하게 입사한 광선은 거울에서 반사 후 거울의 초점을 통과한다.

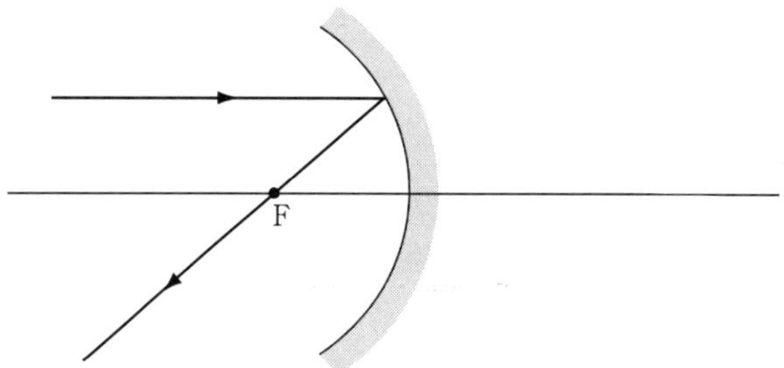

그림 6.23

② 곡률중심방향으로 입사한 광선은 입사각이 0°이므로 반사각도 0°, 즉 입사 방향과 같은 방향으로 반사한다.

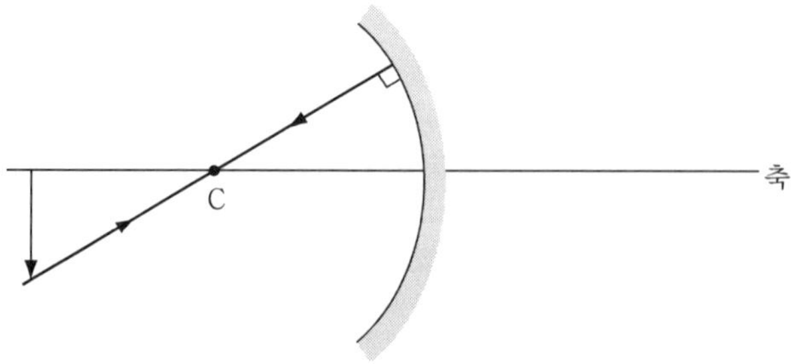

그림 6.24

③ 거울의 축, 거울의 정점으로 입사된 광선은 축대칭으로 반사한다(반사의 법칙에 준함).

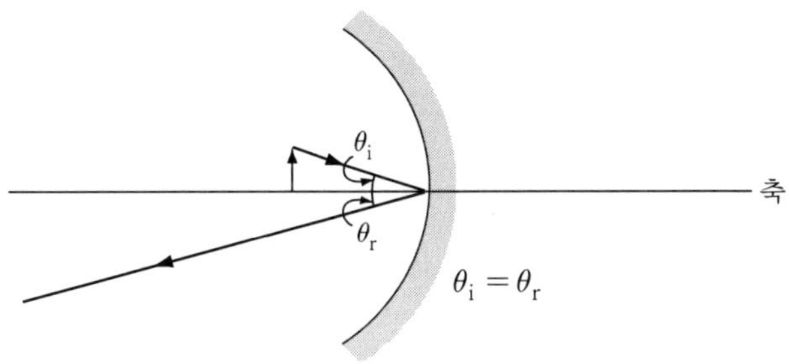

그림 6.25

④ 거울의 초점으로 입사한 광선은 축에 평행하게 반사한다.

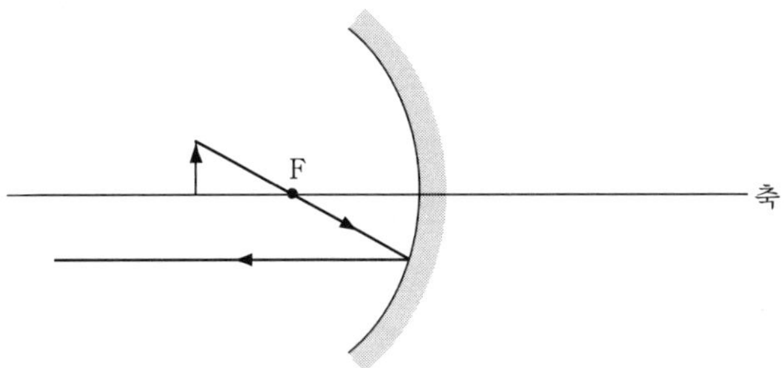

그림 6.26

이상은 모두 볼록거울에도 적용된다.

볼록거울에 의한 상맺힘

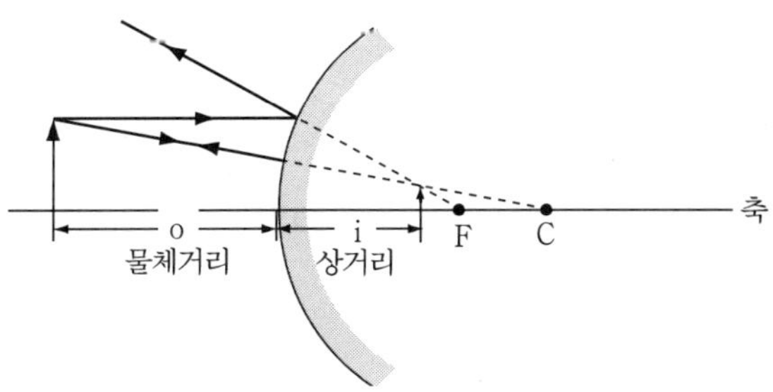

그림 6.27

이런 종류의 거울은 자동차 옆에 붙어 있는 거울이나 아파트 지하실 주차장이나 백화점에 감시용 거울로 사용되고 있다.

볼록거울에 의해 맺히는 상은 축소된 허상이다. 즉 볼록거울의 경우에는 바로선 상이 거울 뒤에 맺히며 거꾸로 선상이 아니고, 바로선 상으로 물체의 실제 척도보다 축소된 상이다. 그러나 오목거울의 경우는 상이 확대되거나 축소되거나 하는 것은 물체위치와 거울의 초점의 위치에 따라 결정된다. 볼록거울은 영어로 convex(또는 diverging : 발산) mirror라고 하고 오목거울은 concave(또는 converging : 수렴) mirror라고 한다.

이와 같은 이름은 빛이 거울에 반사된 후 경로변화가 발산형인가 수렴형인가에 따라 붙어진 것이다.

오목거울 작도법

물체가 초점 안에 놓여 있는 경우

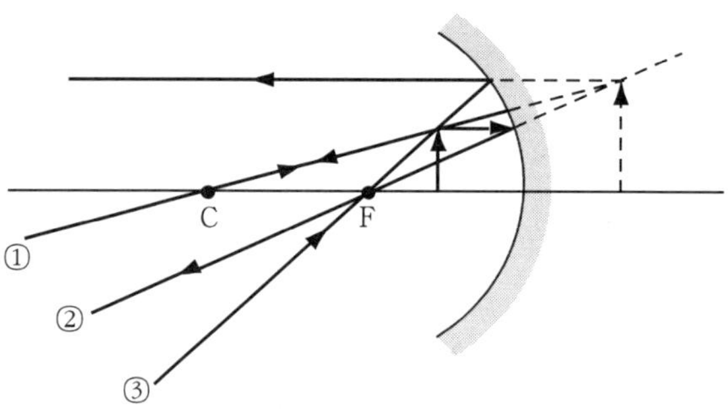

그림 6.28

①번 광선은 곡률중심으로 입사하는 광선으로 다시 되돌아 곡률중심으로 반사되어 나온다.

②번 광선은 물체에서 축과 평행하게 나오는 광선으로 거울에서 반사하여 초점을 지난다.

③번 광선은 거울의 초점으로 입사하는 광선으로 축과 평행하게 반사하여 나온다.

이들 세 광선을 역추적하면 거울 뒤에 바로선 허상(확대됨)이 생긴다.

Example 6.8

R = 20cm 인 오목거울이 있다. 축상 높이 1cm인 물체가 5cm 거울 앞에 있다. 상의 위치와 배율은 얼마인가?

풀이

$$f = \frac{R}{2} = 10\text{cm}$$

$$\frac{1}{o} + \frac{1}{i} = \frac{1}{f}$$

$$\frac{1}{5} + \frac{1}{i} = \frac{1}{10}$$

$$i = -10\text{cm}$$

(상거리의 부호가 (−)는 허상을 의미한다)

배율은 $m = -\frac{i}{o} = -\frac{-10\text{cm}}{5\text{cm}} = 2$

상의 크기는 2cm이다.

배율부호가 (+)이면 상은 바로선 상이고 허상이다.

Example 6.9

구면거울(오목, 볼록) 앞 2cm되는 곳에 높이 1.2cm되는 물체가 놓여 있다. 이 거울의 곡률반경은 8cm이다. 각 거울에 대한 싱의 위치와 크기를 계산하시오.

풀이 오목기울의 경우

$$f = \frac{R}{2} = 4\text{cm}$$

$$\frac{1}{o} + \frac{1}{i} = \frac{1}{f}$$

$$\frac{1}{2\text{cm}} + \frac{1}{i} = \frac{1}{4\text{cm}}$$

$$i = -4\text{cm}$$

상거리의 (−)는 허상을 의미한다.

따라서 배율은 $m = -\frac{i}{o}$ 이고 위에서 상거리가 -4cm 이므로 배율은 +2이다. 따라서 상의 크기는 $1.2 \times 2 = 2.4\text{cm}$ 이다.

배율 m의 부호가 (+)는 상이 바로선 상이고 허상임을 나타낸다.

볼록거울의 경우

$f = -4cm$ 이므로

$$\frac{1}{2cm} + \frac{1}{i} = -\frac{1}{4cm}$$

$$i = -\frac{4}{3}cm$$

상거리 i가 (−)이므로 상은 허상이다.

배율은 $m = -\frac{i}{o}$ 에서

상거리는 $-\frac{4}{3}cm$ 이고 물체거리는 $+2cm$ 이므로

$$m = +\frac{2}{3}$$

이다.

따라서 상은 배율이 실제물체에 $\frac{2}{3}$ 배만큼 축소된 바로선 허상이다.

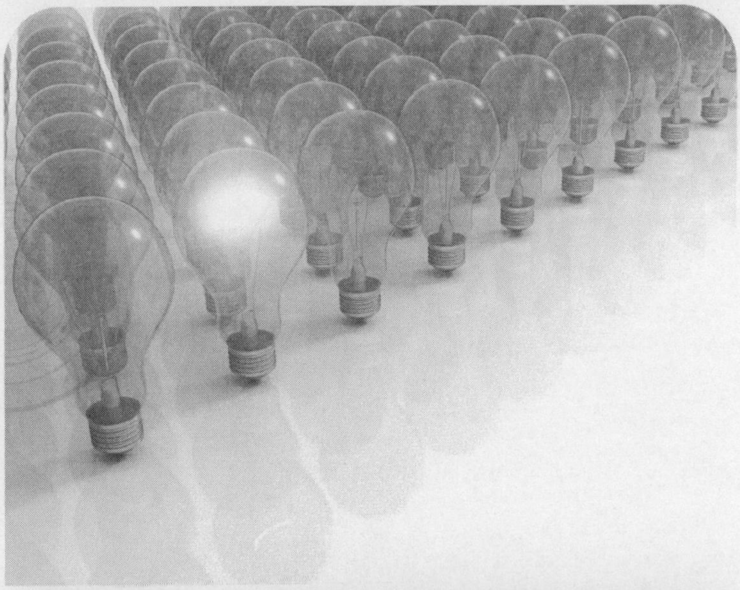

Chapter 7 프리즘

7.1 분 산

빛은 일반적으로 단색광 또는 백색광이란 용어를 많이 사용한다. 단색광은 빛의 파장이 여러 가지가 섞여 있는 것이 아니고 단일 파장으로만 구성되어 있다. 백색광이라고 할 때는 광원의 빛이 서로 다른 여러 종류의 파장으로 구성되어 있는 것을 말한다. 매질 내에서 빛이 굴절현상을 겪는 동안 파장에 따라 굴절정도가 다르므로, 각 파장에 따라 빛의 굴절률이 달라 생기는 빛의 퍼짐현상을 분산이라고 한다. 이것을 쉽게 가시적으로 보여주기 위해 흔히 백색광선이 프리즘을 통과하면서 만들어 내는 무지개빛을 자주 예로 든다. 긴 파장인 경우 굴절이 적게 일어나고, 짧은 파장으로 갈수록 굴절이 크므로 프리즘을 통해 나온 빛분산으로 인한 스펙트럼은 빨강색이 위에 있고 맨 밑에 보라색이 차지한다.

빛의 분산은 매질의 성질에 따라 그 분산도가 달라진다. 왜냐하면 파장에 따라 굴절의 크기차가 매우 적기 때문에 분산되는 정도가 가시적으로 매우 눈에 띄게 두드러지게 나타나는 경우와 그렇지 못한 경우가 있다. 투명한 매질일수록 분산이 잘 일어난다.

7.2 굴절에 의한 프리즘에서의 광경로변화

이 절에서 취급하고자 하는 것은 굴절현상으로 인해 생기는 프리즘에서의 광경로변화이다. 프리즘 반사면에 의한 광경로변화가 아니라 프리즘을 구성하는 두 개의 서로 평행하지 않는 면에 의한 굴절에 의해 일어나는 광경로변화이다. 프리즘에 입사한 빛은 프리즘을 통과한 후 분산하는데 앞서 말한 바와 같이 빛의 분산은 빛의 파장에 따라 굴절률이 다르기 때문에 생기는 현상이다. 다른 말로 입사된 광선의 파장에 따라 프리즘을 통해 출사되는 광선의 최종 굴절정도가 다르므로 빛의 분산이 생긴다.

이와 같은 빛의 분산성질을 이용하여 여러 가지 혼색 광선에 대한 스펙트럼을 찍을 수 있다. 스펙트럼을 만들어내는 기기를 분광기라고 하고, 분광하는 역할을 하는 프리즘을 분산 프리즘이라고 한다. 분산 프리즘에는 여러 종류가 있다. 그 중에서 곧보기(또는 직시) 프리즘의 기능은 프리즘에 입사하는 빛다발의 축을 변경하지 않고 백색광선을 구성하고 있는 여러 가지 파장으로 구성된 스펙트럼을 분광하는 기능을 가지고 있다. 무색수차 프리즘의 경우는 아주 작은 색수차의 범위 안에서 광선을 경로변화시킨다. 아주 얇은 프리즘에서 생기는 빛의 분산이나 경로변화는 상대적으로 계산하기가 간편하다.

프리즘에 의한 광선의 경로변화

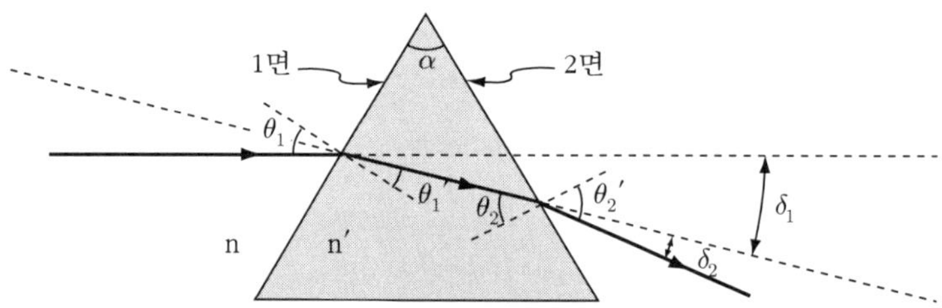

그림 7.1

정각이 α이고 굴절률이 n′인 분산 프리즘에서 빛의 경로변화를 보여준다.
θ_1은 1면에 대한 입사각이고, θ_1'은 1면에 대한 굴절각이다.
θ_2는 1면에서 굴절한 광선의 2면에 대한 입사각이고, θ_2'은 프리즘을 통해 최종 경로변화를 경험한 광선의 2면에 대한 굴절각이다.

굴절률이 n′인 프리즘이 공기 중에 놓여 있는 것을 원칙으로 한다. 그림 7.1에서 프리즘면 1과 2가 이루는 각을 α라고 하고 이 각을 프리즘 정각(頂角)이라고 한다. 이 두 면에서 빛의 굴절은 편이각 δ_1과 δ_2로 표시할 수 있다. 즉

$$\delta_1 = \theta_1' - \theta_1$$

$$\delta_2 = \theta_2' - \theta_2 \quad ; \quad \alpha = \theta_1' - \theta_2$$

그리고 여기서 θ_2와 θ_2'는 (−), θ_1과 θ_1'은 (+)이다. 프리즘에 의한 총 굴절률은

$$\delta = \alpha + \theta_2' - \theta_1. \tag{7.1}$$

주어진 입사각 θ_1과 프리즘 정각 α를 안다면 빛의 마지막 굴절각 θ_2'를 알 수 있다. 즉

$$\theta_2' = \arcsin[\cos\alpha\sin\theta_1 - \sin\alpha\sqrt{n'^2 - \sin^2\theta_1}]$$

여기서 n'은 프리즘의 굴절률이다.

프리즘에 입사하는 광선의 입사각에 따르는 빛의 굴절은 주어진 프리즘에 대한 최소편이각 δ_{min}으로 구한다. 또 $\theta_2' = -\theta_1$과 $\theta_1' = -\theta_2 = \frac{\alpha}{2}$의 관계를 갖는 광선에 대해서 빛의 경로는 대칭성이 있는데 이것을 만족시키기 위해서 입사각 θ_1은 반드시

$$\sin\theta_1 = n'\sin\frac{\alpha}{2} \tag{7.2}$$

을 만족시키는 θ_1값을 취해야만 한다.

최소편이각은

$$\sin\frac{\alpha - \delta_{min}}{2} = n'\sin\frac{\alpha}{2} \tag{7.3}$$

으로 구할 수 있다. 편이상 상세한 유도과정은 생략하였으므로 관심있는 독자는 참고문헌이나 주어진 기본기하학으로 유도할 수 있어 좋은 과제연습이 될 수 있다고 생각한다. 여기서

$$\delta_{min} = \alpha - 2\theta_1 \tag{7.4}$$

이다.

각 분산율

굴절률 n'(또는 프리즘에 대해서는 분산각)은 파장 λ에 의존한다. 따라서 프리즘에서 굴절도 파장 λ에 의존한다. 그러므로 빛이 단색광이 아닌 경우에는 굴절률이 서로 다르기 때문에 분광하는데 프리즘은 절대적으로 필요한 광학기구이다.

앞에서 말한대로 분광은 각 분산율에 의존한다. 여기서 분산율 정의를 알아보기로 한다. 우선 분산의 지표는 편이각으로 정할 수 있고, 편이각의 크기는 굴절률과 관계되므로 각 분산율도 굴절률과 마찬가지로 파장의 함수이다. 따라서 각 분산율은 $\frac{d\delta}{d\lambda}$로 정의한다.

각 분산율 $\frac{d\delta}{d\lambda}$는 아주 작은 파장폭에 대한 분산(부채꼴로 빛이 퍼지는)정도를

측정하는 척도가 된다.

고리법칙(chain rule)을 이용하여

$$\frac{d\delta}{d\lambda}=\frac{d\delta}{dn'}\frac{dn'}{d\lambda}$$

으로 쓸 수 있다. 식 (7.2)와 (7.4)를 이용하면

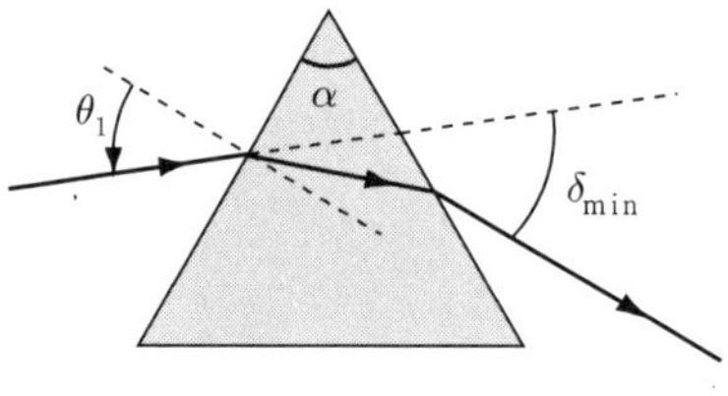

그림 7.2 최소편이각

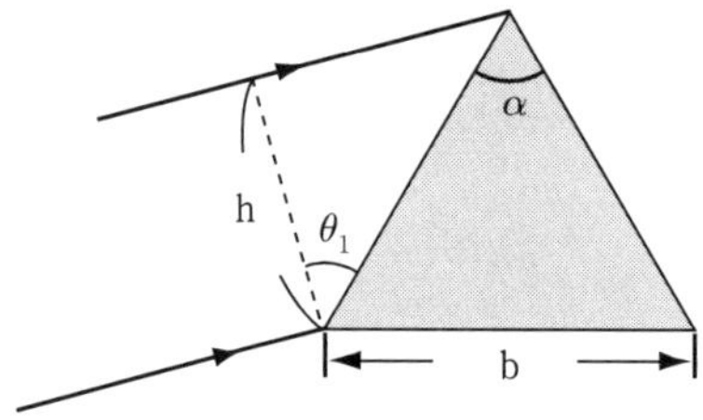

그림 7.3 분산 프리즘

각 분산율은

$$\frac{d\delta}{d\lambda}=-\frac{2\cdot\sin\frac{\alpha}{2}}{\sqrt{1-n'^2\sin^2\frac{\alpha}{2}}}\cdot\frac{dn'}{d\lambda} \tag{7.5}$$

또는 간단하게

$$\frac{d\delta}{d\lambda}=\left(-\frac{b}{h}\right)\cdot\frac{dn'}{d\lambda} \tag{7.6}$$

로 쓸 수 있다. 여기서 그림 7.3에서 보여주듯이 h는 광선다발의 높이(즉 굴절률이 최소가 되는)이고 그리고 b는 프리즘의 바닥폭이다.

$\frac{dn'}{d\lambda}$은 주어진 광학유리의 분산도 곡선을 이용하면 얻을 수 있는 값이다. 방법은 유리 카탈로그를 이용하여 근사값으로 $\frac{\Delta n'}{\Delta\lambda}$을 구한다. 즉 폭 $\Delta\lambda$에 대한 프라운 호퍼선 C, F, d, e선에 대한 굴절계수의 차로 근사값을 결정할 수 있다.

7.3 프리즘의 일반적인 특성

프리즘의 특징은 유리로 만들어진 두께가 있는 평판과 같이 평행한 면이 없는 것이 특징이다. 따라서 대부분의 경우에 내부굴절각이 같은 경우가 없다.

프리즘의 사용목적은

1. 물체의 가시위치 변경
2. 상의 되뒤집기
3. 광경로의 변화

등에 사용된다. 경우에 따라서는 프리즘 한 면에 반사막을 입혀 빛을 반사시키는 용도로 사용하기도 한다.

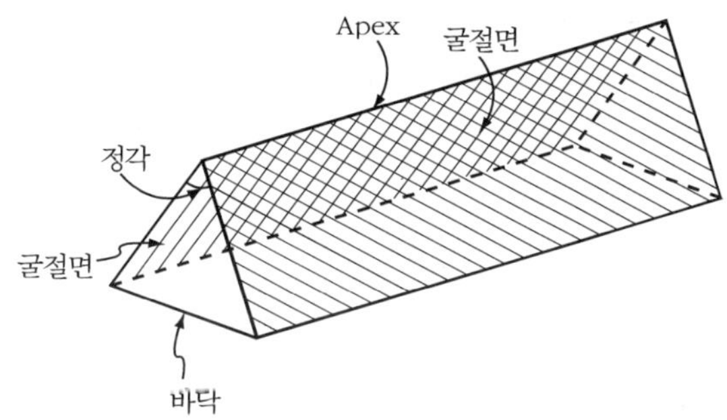

그림 7.4 프리즘의 각 부위별 명칭

프리즘 정각(apex angle)은 apical angle 또는 굴절각(refracting angle)이라고도 한다.

- Apex : 두 굴절면이 맞닿는 곳
- Apical angle : α로 표시하고 두 굴절면이 맞닿고 프리즘 바닥과 반대를 향한 삼각형 꼭지각을 말한다.

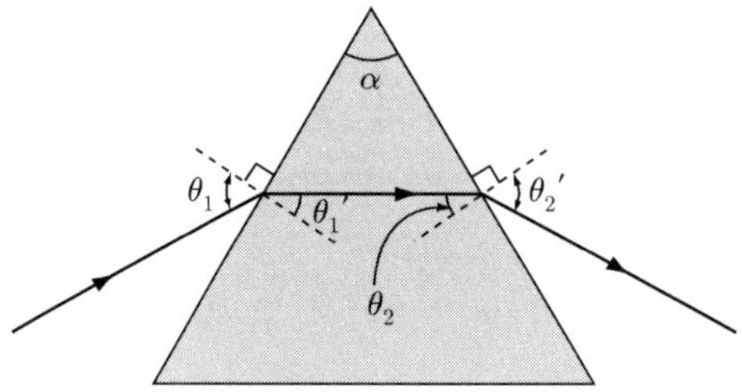

그림 7.5

그림 7.5에서 프리즘 정각은

$$\alpha = \theta_1 + \theta_2'. \tag{7.7}$$

7.4 얇은 프리즘

프리즘 정각 α가 아주 적은 프리즘의 경우와 입사각 θ_1이 아주 적은 얇은 프리즘의 경우에는 식 (7.3)은

$$\delta = -\alpha(n'-1) \tag{7.8}$$

과 같이 된다. 여기서 δ는 최소 방향변화를 나타내는 최소편이각이다.

입사광선의 방향변화를 유도하기 위해서 프리즘을 종종 사용하는데 얇은 프리즘은 입사한 광선의 최소 방향변화를 유도한다. 서로 모양이 다른 여러 개의 얇은 프리즘으로 또는 렌즈를 이용하여 δ의 연속적인 변화를 유도할 수 있다.

그림 7.6은 두 개의 렌즈를 결합했을 경우로 두 렌즈의 결합모양의 변화에 의해 그림에서 보여주는 것처럼 연속적인 δ의 변화를 유도할 수 있다. 두 개의 얇은 프리즘의 결합으로도 렌즈의 경우와 마찬가지로 δ의 변화가 생기기도 하고 생기지 않을 수도 있다. 두 개의 얇은 프리즘이 서로 각 θ만큼 회전하여 놓여 있는 경우 편이각 δ는

$$\delta = -2|\alpha|(n'-1)\cos\theta \tag{7.9}$$

로 주어진다. 여기서 θ는 두 개 렌즈 또는 얇은 프리즘이 어떻게 결합되어 있는

가 하는 것으로 예를 들어 두 개의 프리즘이 서로 위와 아래가 붙도록 회전하여 있을 경우 $\theta = 90^\circ$이고 이 경우 $\delta = 0$이다.

그림 7.6은 평면볼록렌즈를 이용하여 광선의 경로변화를 유도하는 경우를 예를 보여주고 있다.

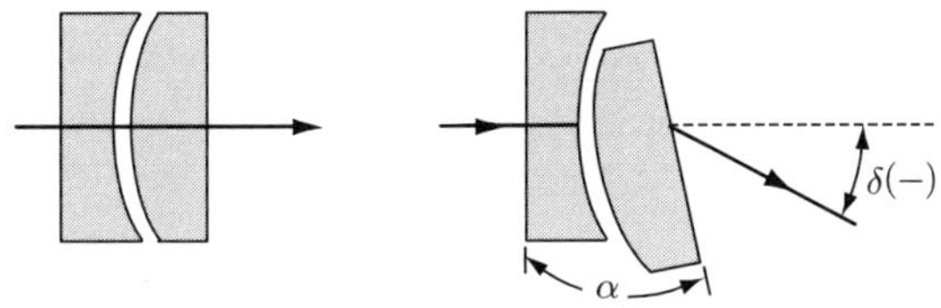

그림 7.6 평면볼록렌즈를 결합해서 δ의 변화를 유도한다.

직각 프리즘(그림 7.7)의 경우 제1면에 수직하게 입사하는 광선에 대한 편이각은 θ_2가 α이므로

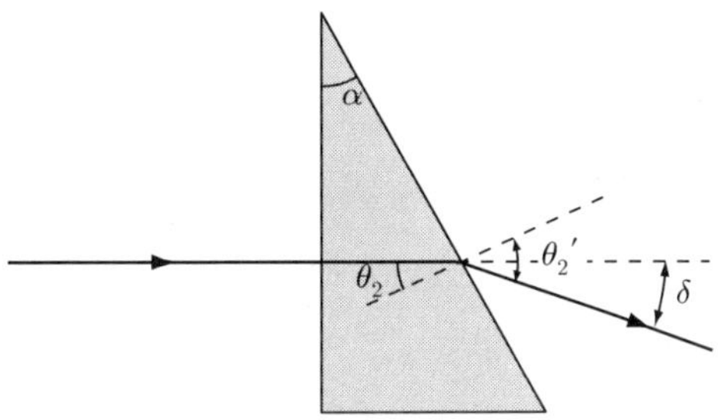

그림 7.7

$$\delta = \theta_2' - \alpha. \tag{7.10}$$

그림 7.8에서처럼 직각 프리즘 제1굴절면이 빗면인 경우 입사된 광선은 프리즘을 통과해서 제2면(수직인 면)으로 수직하게 진행한다. 이 경우

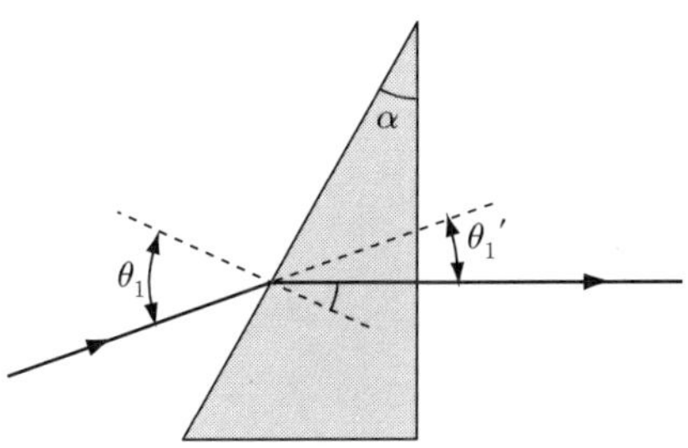

그림 7.8

$$\theta_1{}' = \alpha, \quad \delta = \theta_1 - \alpha. \tag{7.11}$$

프리즘을 입사한 모든 광선이 다 프리즘을 통해 굴절되는 것이 아니고, 광선의 입사각에 따라 굴절될 수도 있고 아닐 수도 있다. 따라서 이것은 굴절 프리즘에서 매우 중요한 요소가 된다. 이것을 프리즘의 전반사 임계각으로 정의한다.

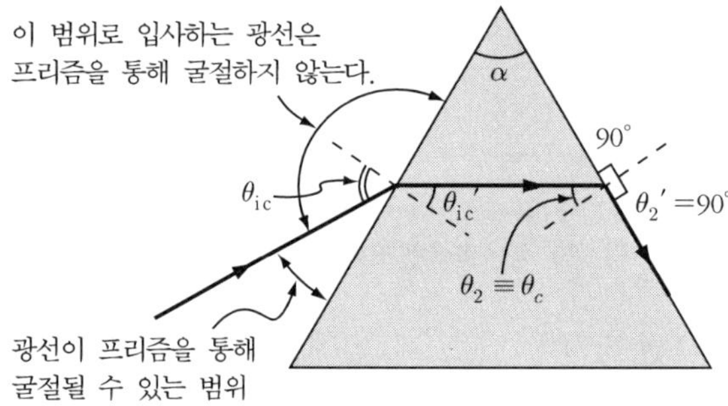

그림 7.9 프리즘의 전반사 임계각 θ_c

여기서 θ_{ic}를 임계입사각이라고 하면 문제에서 고려하고자 하는 프리즘 물질(매질)의 임계입사각보다 작은 각으로 프리즘에 입사되는 광선은 프리즘을 통해 굴절될 수 없다. 먼저 전반사 임계각을 결정하는 것은 프리즘이건 아니건 무관하고 오직 매질의 굴절률에만 관계된다.

굴절경계면이 되는 프리즘의 굴절률을 n′이라고 하고 프리즘 외부의 굴절률은 n이라고 한다면 대부분의 경우 $n' > n$

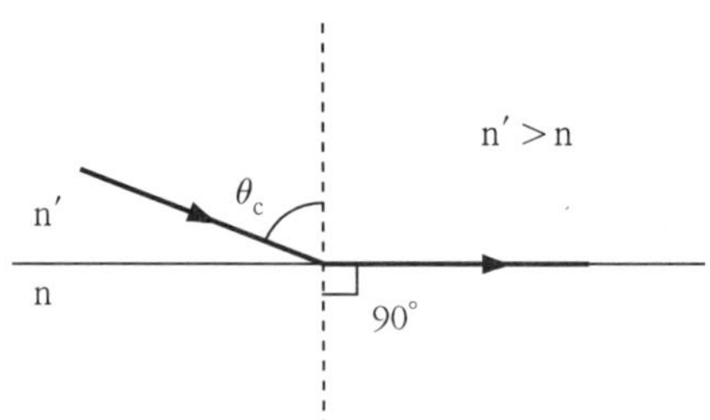

그림 7.10 전반사

스넬의 굴절법칙에서

$$n' \sin\theta_c = n \sin 90^\circ$$

따라서 임계각은

$$\sin\theta_c = \frac{n}{n'} \tag{7.12}$$

여기서 θ_c를 구한 다음 프리즘 내에서 또는 외부에서의 굴절효과를 이용하여 θ_{ic}를 결정하면 된다.

아주 특별한 경우는

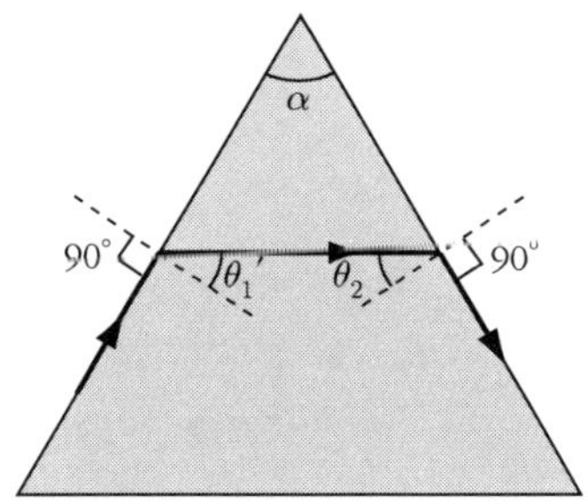

그림 7.11

$$\theta_1{}' = \theta_2 = \theta_c$$

제1면과 제2면으로 입사굴절되는 입사각과 굴절각이 모두 90°인 경우이다.

이 경우에 $\alpha = 2\theta_c$가 된다. 만약 $\alpha > 2\theta_c$인 경우는 어떤 입사광선도 프리즘을 통해 직접 굴절할 수 없다.

Example 7.1

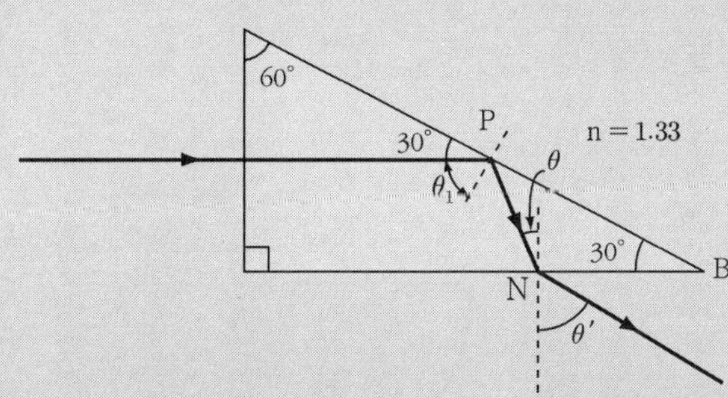

그림 7.12

그림 7.12에서처럼 빛이 한 변에 수직하게 입사했다고 하자. 이 프리즘(30° – 60° – 90°)

는 플린트 유리로 만들어졌고 굴절률이 1.65라고 한다. 만약 프리즘이 물에 잠겨져 있다고 한다면 프리즘으로 빛이 나가는 최종 광선에 대한 각 θ'는 얼마인가 구하시오.

풀이 삼각형 PNB에서 삼각형 내각은 $30° + 30° + 90° + \theta = 180°$이므로

$$\theta = 30°$$

스넬의 굴절법칙에서

$$\sin 30° = 1.33 \sin\theta'$$

에서

$$\frac{1.65 \times 0.5}{1.33} = \sin\theta'$$

$$\therefore \theta' = 38.33°$$

Example 7.2

예제 7.1에서 물에 어떤 물질을 녹여 굴절률을 높이고자 한다. 이 혼합용액에 굴절률이 얼마가 되면 점 P에서 전반사가 일어날 수 있을까?

풀이 전반사가 일어날 수 있는 조건은 프리즘 매질에서 입사각 θ_1이 60°이므로 스넬의 굴절법칙에서

$$1.65 \sin\theta_1 \geq n_{혼합} \sin 90°$$

이므로

$$1.65 \times 0.87 = n_{혼합}$$

따라서 굴절률이 1.44가 되면 점 P에서 전반사가 일어날 수 있다.

Example 7.3

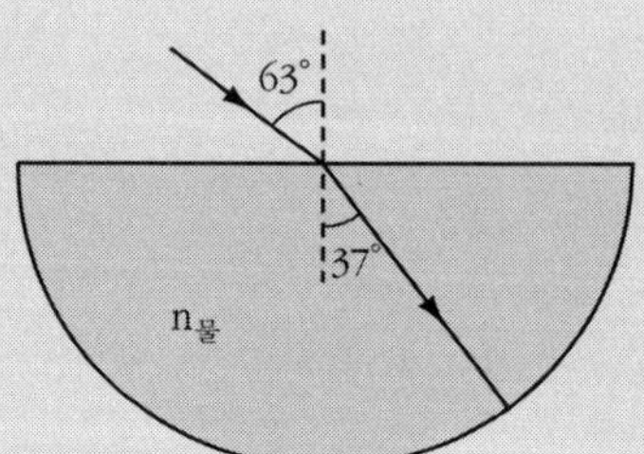

그림 7.13

그림에서처럼 반원모양을 한 그릇에 물이 채워져 있다. 그릇면에서 일어나는 모든 반사는 무시하고, 오로지 광선이 물을 통과해서 공기로 나갈 경우에 대한 것만 고려하여 광경로변화를 계산하시오.

풀이 스넬의 굴절법칙을 이용하면

$$n_{공기}\sin 53^\circ = n_{물}\sin\theta$$

$$\frac{0.8}{1.33} = \sin\theta$$

$$n_{공기} = 1.00$$

$$n_{물} = 1.33$$

$$\therefore \theta = 36.9$$

여기서 그릇이 반구이므로 37° 각으로 반지름을 따라 진행하게 되고 이 빛은 구면과 수직하므로 그대로 투과하고 굴절을 경험하지 않는다.

7.5 얇은 무색수차 프리즘

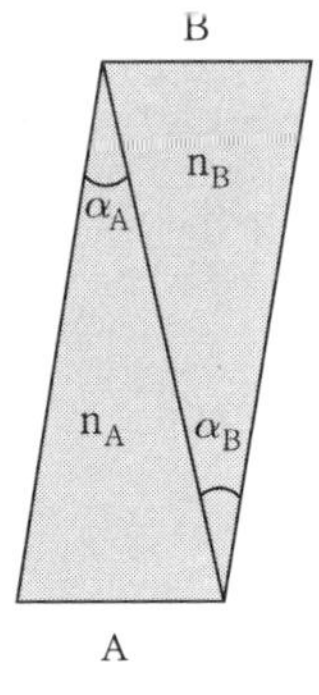

그림 7.14

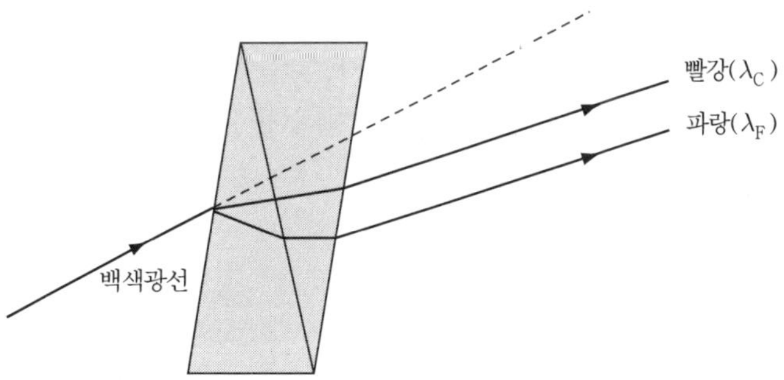

그림 7.15

얇은 무색수차 프리즘을 만들기 위해서는 서로 다른 굴절률을 가진 유리(예를 들어 플린트 유리와 크라운 유리)로 만들어진 두 개의 얇은 프리즘 A와 B를 그림 7.14와 같이 접합시키면 된다. 일반적으로 A프리즘은 크라운 유리로 되어 있다.

이와 같은 방법은 프리즘의 경우에만 해당되는 것이 아니고, 굴절망원경의 대물렌즈를 무색수차가 되도록 하기 위해서도 서로 다른 굴절률을 가진 두 개의 유리 종류를 서로 다른 형태를 한 렌즈곡률을 이용해 접합하여 만드는 방법과 같다.

무색수차 프리즘이 되는 이유를 그림 7.15에서 보여주고 있다. 즉 λ_F와 λ_C에 대해서 동일 편이각을 갖고 서로 평행하다. 여기서 첨자 F, C와 d는 분광선의 명칭이고, 색깔로는 F는 청록, C는 빨강, d는 노랑에 해당한다. 따라서 λ_F라는 것은 파장대 486.1nm를 말하고, λ_C는 656.3mm 그리고 λ_d는 587.6nm이다.

프리즘에서 일어나는 빛의 성질로는 빛의 분산을 들 수 있는데 분산정도를 말해주는 지표가 분산능 또는 아베(Abbe) 수라고 한다. 식으로는

$$\nu_d \equiv \frac{(n_d - 1)}{(n_F - n_C)} \tag{7.13}$$

만약 무색수차 프리즘이 되려면 그림 7.14와 같이 결합된 프리즘의 경우 A프리즘의 분산율과 B프리즘의 분산율을 더해서 영(0)이 되게 하면 된다. 앞서 말했듯이 각 파장에 대해 동일 편이각을 가지게 하면 된다. 즉

$$\frac{\alpha_A (n_{Ad} - 1)}{\nu_{Ad}} = \frac{\alpha_B (n_{Bd} - 1)}{\nu_{Bd}} \tag{7.14}$$

식 (7.14)가 λ_F는 λ_C에 대해서 동일 편이각을 갖게 하는 조건이다. 물론 다른 파장대에 대해서는 틀리다.

무색수차 프리즘에 하나 이상의 광선다발이 통과하게 된다면 프리즘을 통과한 빛의 빔은 가장자리는 무지개 빛을 띠나 가운데는 모든 파장대의 혼색이 되어 백색으로 나타난다.

7.6 프리즘의 종류와 특성

리슬리(Risley) 프리즘

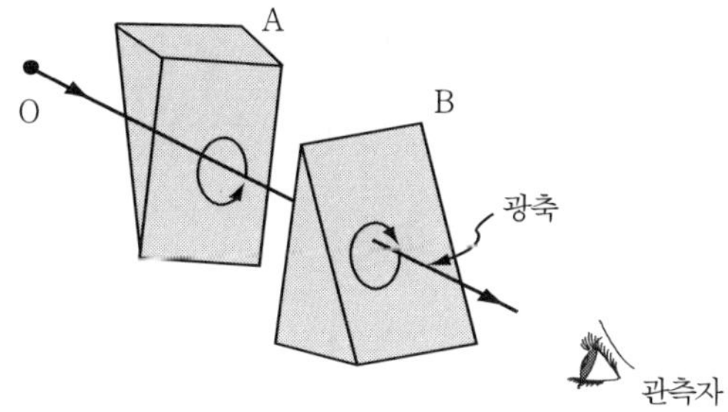

그림 7.16

두 개의 프리즘을 결합해서 각각 서로 반대방향으로 회전시켜 다양한 효과를 얻어내는데 사용한다.

물체점 O에 대해서 프리즘 A와 B가 각각 서로 독립해서 상을 맺게 된다. 그림 7.16에서처럼 A와 B가 서로 반대방향으로 있을 때는 (만약 프리즘 A와 B의 프리즘 굴절력 Diopter(Δ)가 같다고 하면) A프리즘에 의해 생긴 상 O_A'와 B프리즘에 의해 생긴 상 O_B'은 서로 반대방향으로 놓여 있게 된다. 프리즘 굴절력을 D_p 라고 하면 A프리즘과 B프리즘은 각각 서로 반대방향으로 광축 주위로 γ만큼 회전하면 오른쪽 그림과 같이 상이 이동하게 되는데, 수직방향 편이는 서로 상쇄되지만 수평방향 편이는 각각 $D_p\sin\gamma$이므로 총 편이는 $2D_p\sin\gamma$이 된다.

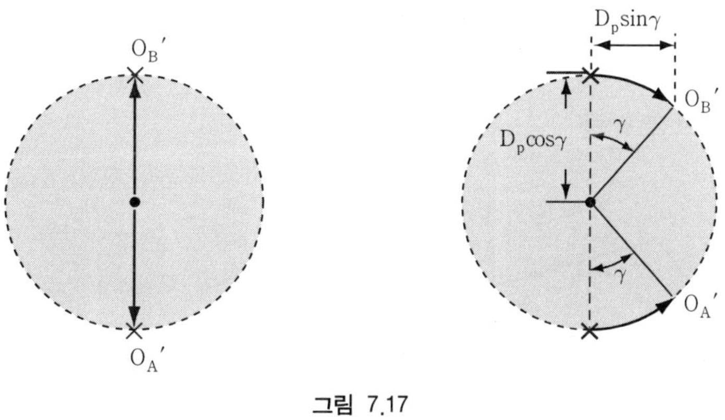

그림 7.17

따라서 Risley 프리즘의 굴절력 $2D_p \sin\gamma\Delta$를 쓸 수 있고, 만약에 각 프리즘 굴절력이 약 10Δ 정도라면 0에서 최대 20Δ의 범위 안에서 Risley 프리즘 굴절력이 변하게 된다. 여기서 Δ는 프리즘의 굴절력을 표시한다.

펜타 프리즘

빛다발을 90°로 분산 편이시키지만 상의 배향에는 무관하다. 그림 7.18에 표시된 펜타(penta) 프리즘의 a와 b는

$$b = \frac{a}{\cos(22^\circ.5)} = 1.0824a$$

의 상관관계를 유지한다.

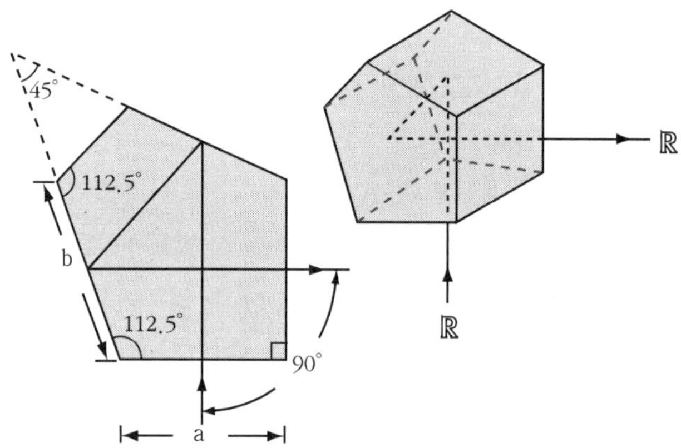

그림 7.18 Penta 프리즘

그림 7.18과 같은 90° 프리즘으로 된 펜타(오각형) 프리즘의 특징은 입사된 광선을 뒤집거나 반전시키지 않고 그대로 방향을 유지하는 것이 특징이다.

도브 프리즘

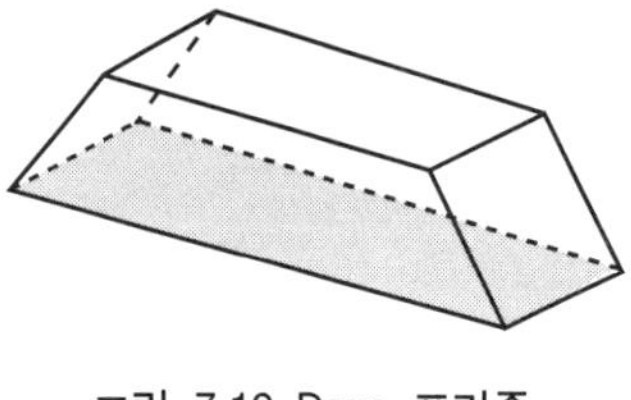

그림 7.19 Dove 프리즘

도브(dove) 프리즘은 일반적으로 상을 회전시키는 용도로 사용하거나 전반사를 유도하는 용도로 사용한다.

도브 프리즘은 반사면이 한 면만 있으며 그림 7.19에서 회색으로 표시된 면이 반사면을 나타낸 것이다.

직각 프리즘

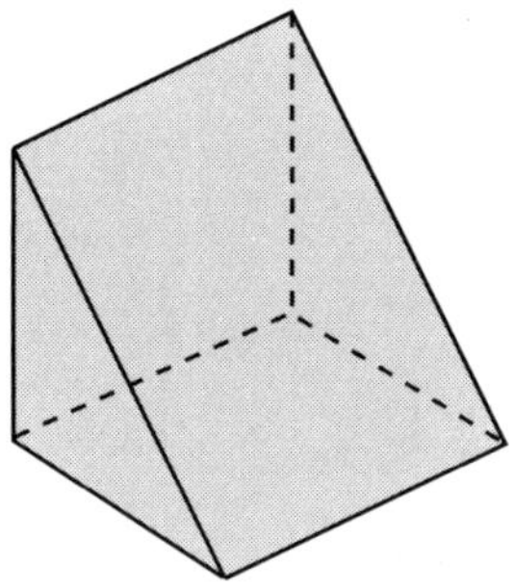

그림 7.20 직각 프리즘

직각 프리즘을 전반사용으로 많이 사용한다.

직각 프리즘(45°−90°−45°)은 빛을 편이시키기도 하지만 90° 또는 180°로 편향시키는 역할을 한다. 이 프리즘은 카메라, 망원경 또는 잠수함 잠망경 등에 응용된다.

아미치-지붕(Amici-Roof) 프리즘

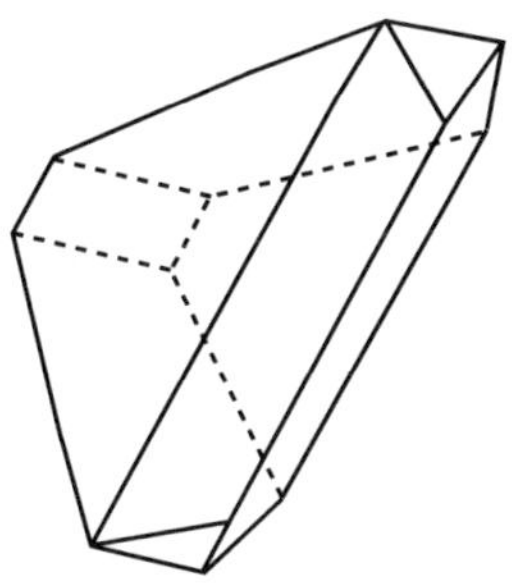

그림 7.21 Amici-Roof 프리즘

90° 편향(deflection)을 유도할 경우 유용하게 사용된다.

분산 프리즘

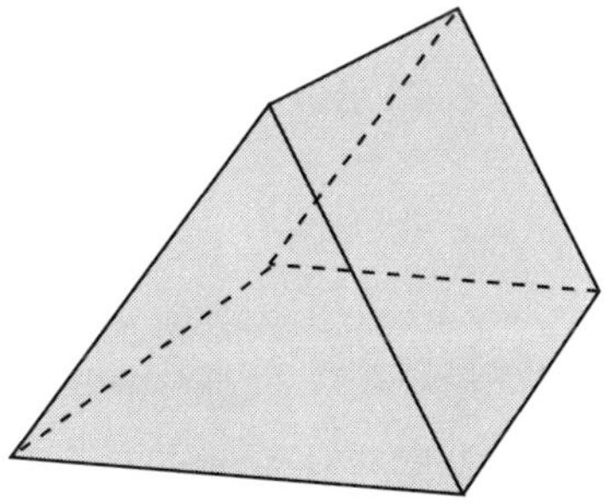

그림 7.22 분산 프리즘

가장 보편적인 프리즘이다. 빛의 파장을 결정하는 용도로 사용한다. 빛의 파장이 짧아지면 굴절률이 켜져서 각 혼합된 파장별로 굴절률이 변화하는 것을 이용한 기구이다.

Wedge 프리즘

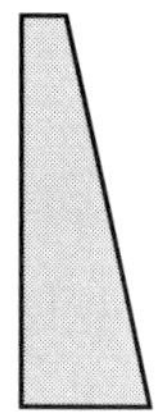

그림 7.23 Wedge 프리즘

빛이 프리즘을 통과하면서 굴절하고 이 굴절로 인해 만약 어떤 사물을 본다면 프리즘을 통해 본 상은 본체 물체의 상에서 불연속성을 띠게 된다.

예를 들어 나무기둥을 본다면 굴절로 인해 나무기둥이 프리즘에 들어온 부분만 짤려서 옆으로 이동되어 보인다.

Retroreflector

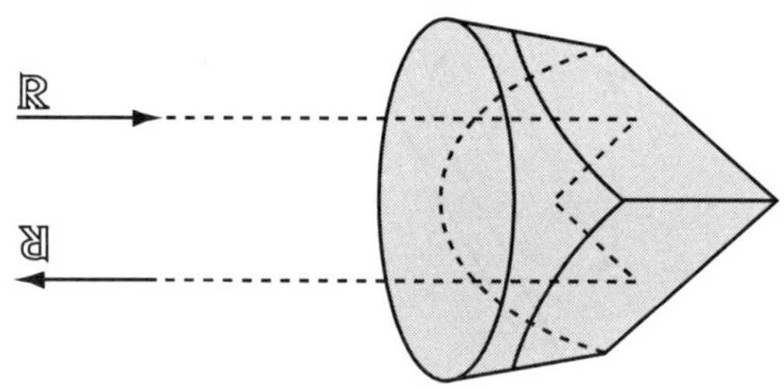

그림 7.24 Retroreflector

빛이 입사하는 방향과 반대방향으로 되돌아 나온다. 이 프리즘은 세 개의 서로 직각인 면으로 이루어져 있고 화살표 방향으로 빛이 입사하면 세 면에서 반사하여 빛이 입사한 방향과 서로 평행한 방향으로 되돌아 나오므로 모양은 ℝ이 입사하면 나오는 ℝ은 ꓤ와 같이 방향이 반대로 뒤집어 나온다.

이 프리즘의 용도는 거리측정에 사용하기도 하고 레이저 간섭계에 사용한다.

Grism(Grating prism)

입사광선은 프리즘을 통과하여 금속코팅된 격자로 출사하며 회절을 경험하게 된다. 이와 같은 프리즘은 적외선 분광기에 탑재되는 광학기구로 많이 적용되고 있다.

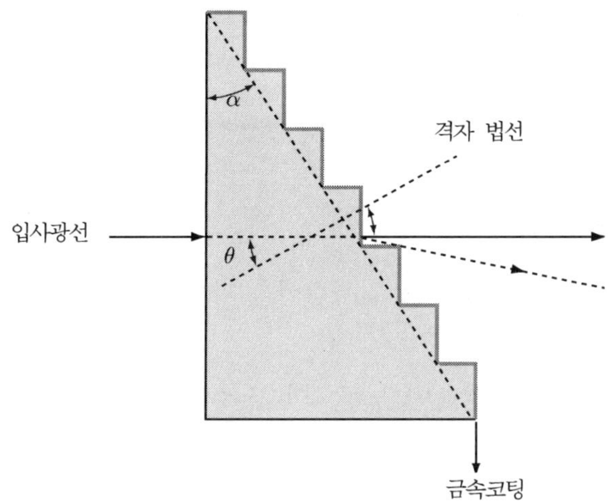

그림 7.25 Grism(격자 프리즘)

Roof reflector

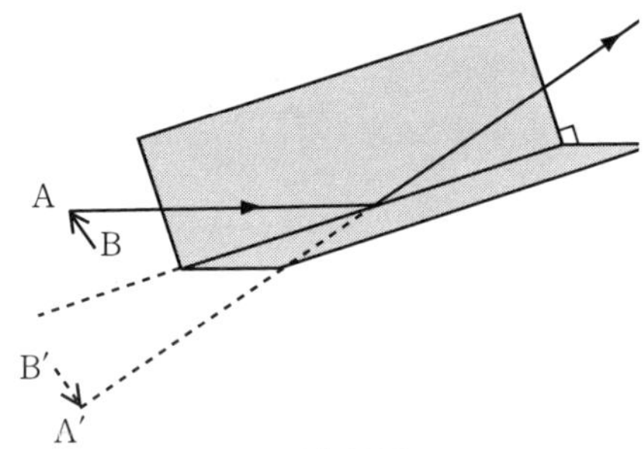

그림 7.26

두 개의 반사면을 직각으로 연결한 경우 이것을 roof라고 한다.

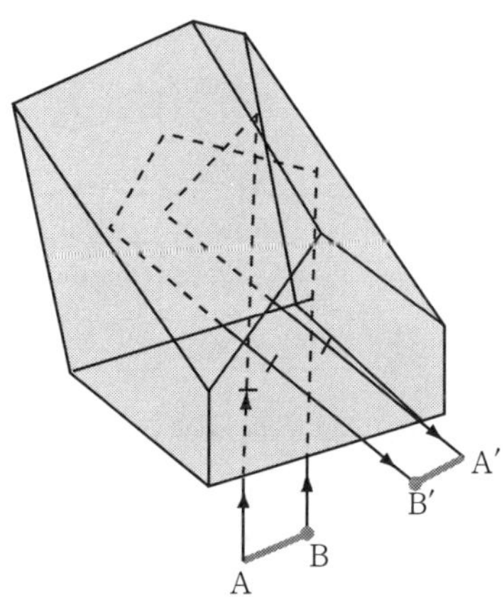

그림 7.27

7.7 결합형 프리즘의 종류

직시 프리즘

두 개의 프리즘의 조합으로 입사광선을 파장별로 분산시키는 기능을 가진 직시 프리즘이다.

그림 7.28에서는 중앙축이 노랑색에 맞추어져 있다.

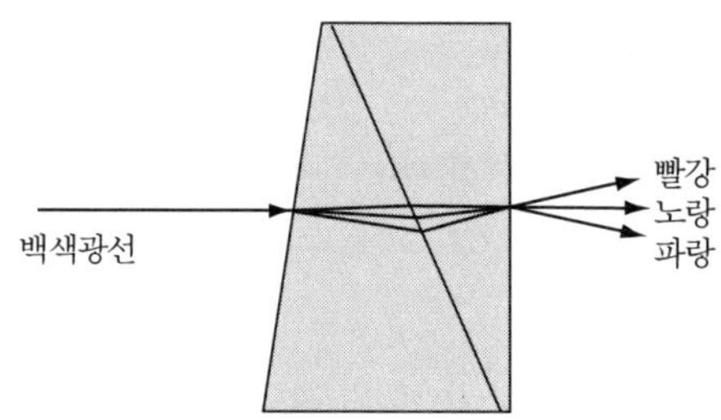

그림 7.28 직시 프리즘

코르뉴 이중 프리즘

전형적으로 30° 프리즘으로 (방해석으로 만들어진) 두 개가 서로 그림 7.29처럼 붙여서 만들어진 것이다. 용도는 분광기에 사용하는 것으로 자외선, 가시범위, 적외선 부분으로 파장을 나누어주는 역할을 한다. 특히 자외선 부분을 통과시키는데 좋은 성능을 나타내고 복굴절이 일어나지 않는다.

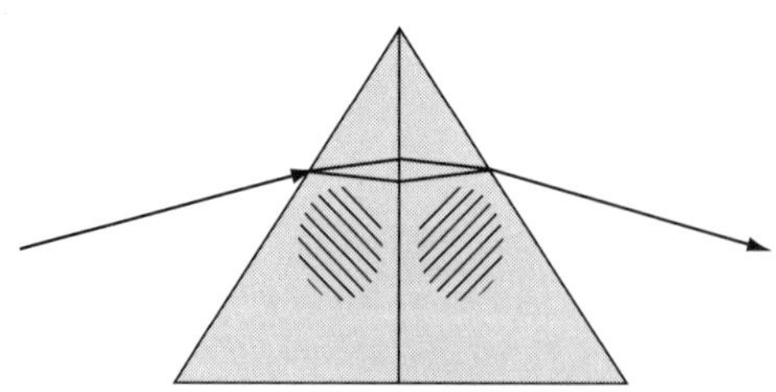

그림 7.29 코르뉴 이중 프리즘

리트로프 프리즘

리트로프(Littrow) 프리즘은 빛이 브류스터각으로 입사하여 최소편이로 빛의 최대의 분산을 이끌어내는 프리즘이다. 이 프리즘은 정확하게 공명파장을 맞추기 위해서 레이저 공명통에 사용하고 있다.

입사각을 조금씩 변화시키면서 특정 파장을 강화시키거나 제거시키는 역할을 한다. 프리즘 정각은 55°32이고 정각 부분은 잘라서 사용한다.

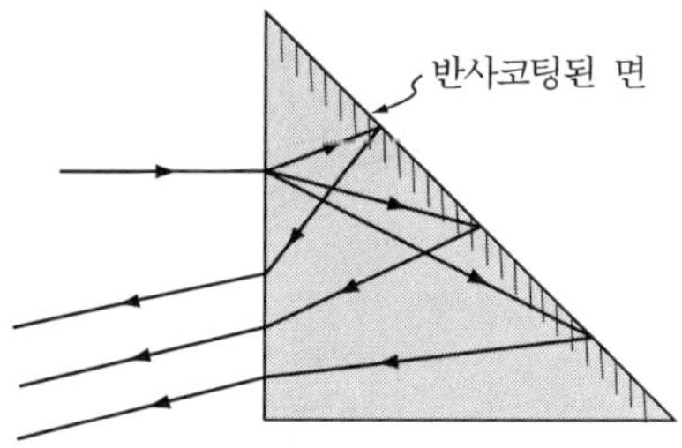

그림 7.30 Littrow 프리즘

아미치 직시 프리즘

직시 프리즘은 간편하게 어떤 분광 스펙트럼이든 간편하게 빨리 볼 수 있도록 고안된 프리즘이다. 대부분 아미치(Amici) 직시 프리즘의 경우는 그림 7.31처럼 크라운(C) 유리로 된 프리즘과 플린트(F) 유리로 된 프리즘 그리고 끝에 크라운 유리로 된 프리즘을 붙여 백색광선이 프리즘을 통과하면 파장별로 빛을 나누어주도록 한 프리즘이다. 그러니 동일 종류의 유리로 된 프리즘을 이용해 같은 효과를 내는 프리즘도 개발되었다(참고 : Applied optics, 1970, vol.9, No.4, 859~862).

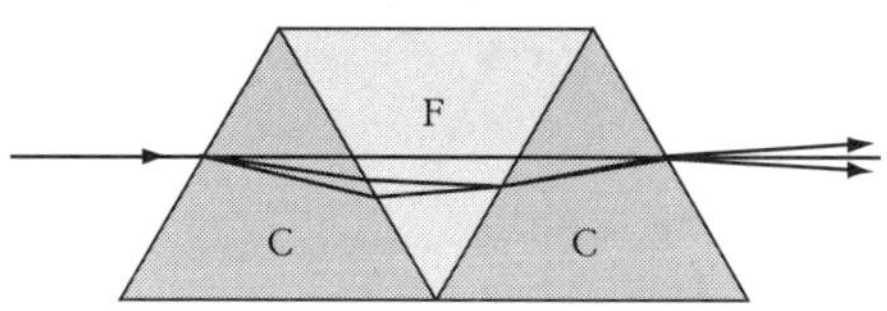

그림 7.31 Amici 직시 렌즈

아베 프리즘

이 프리즘은 60°−30°−90°의 대각을 이루고 있고, 입사한 광선은 삼각형 밑변으로 입사하며, 이 경우 입사광선은 전반사를 일으키고 전반사 후 빗면으로 출사된 광선은 입사방향과 60°의 각을 이룬다. 즉 어떤 특정 파장에 해당하는 빛의 편이각을 정확하게 60°가 되도록 하기 위해서 사용하는 프리즘이다.

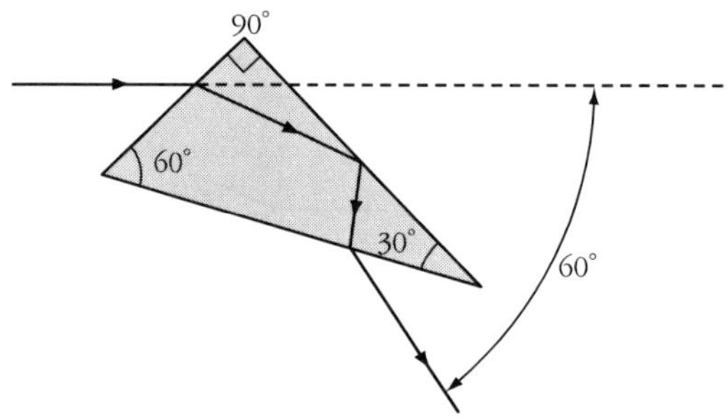

그림 7.32 Abbe 프리즘

아베-쾨니히 프리즘

두 개의 프리즘을 붙여서 만든 것으로 마찬가지로 전반사를 이용해서 프리즘을 통해 물체의 상을 180° 회전시키는데 사용한다. 또 특징은 입사광선의 방향과 출사광선의 방향을 변화시키지 않는 것이 특징이다. 이와 같은 특징은 기기에 응용할 경우 장점으로 작용할 수 있다. 쌍안경이나 망원경에 많이 사용한다.

두 렌즈의 결합에 의한 프리즘

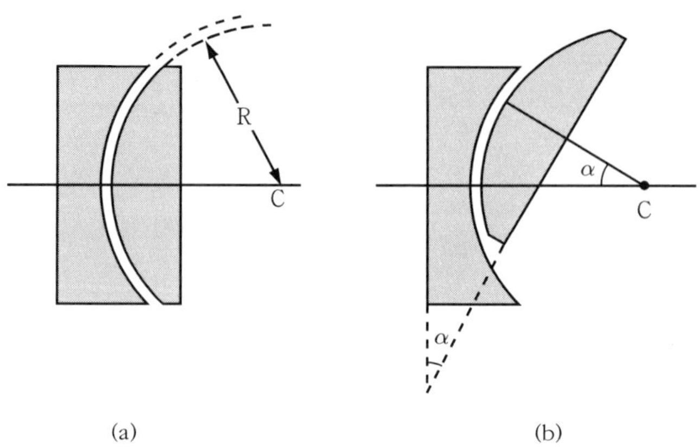

그림 7.33

프리즘의 굴절력은 원통형 렌즈를 사용해서 여러 가지 변형을 가져올 수 있다. 그림 7.33(b)에서처럼 평행면을 서로 기울이고 곡면끼리 각 α만큼 역회전시키면 이 두 렌즈의 결합은 프리즘과 같은 역할을 한다. 이 경우 각 α가 커지면 프리즘의 유효구경이 줄어들므로 프리즘으로서의 역할을 충분히 할 수 없는 단점이 있다. 프리즘 굴절력을 변경시키는 또 다른 방법은 앞에서 설명한 Risley 프리즘 배열이 있다.

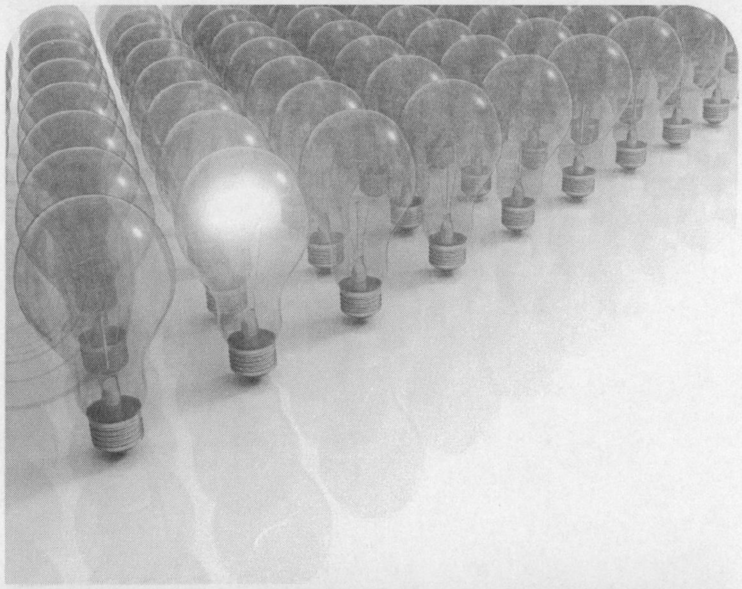

Chapter 8 광학계의 상맺힘

8.1 실상과 허상의 정의

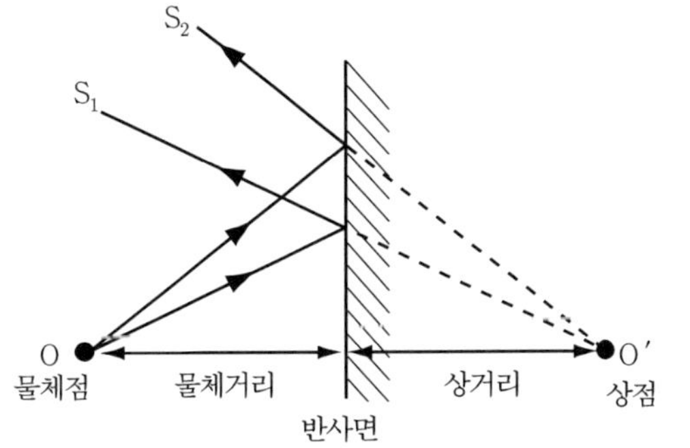

그림 8.1 평면거울에 의한 상

광선 S_1과 S_2는 마치 O′점에서 빛이 나오는 방향으로 반사되었고 따라서 O′점은 반사면 뒤에 있다. 실제로 반사된 광선은 입사광선과 반사광선이 같은 매질 내에 있으므로 물체점 O에 대한 상점 O′를 허상이라고 말한다. 실제로 O′점에는 아무것도 없지만 관측자에게는 O′점에 물체가 있는 것처럼 보인다.

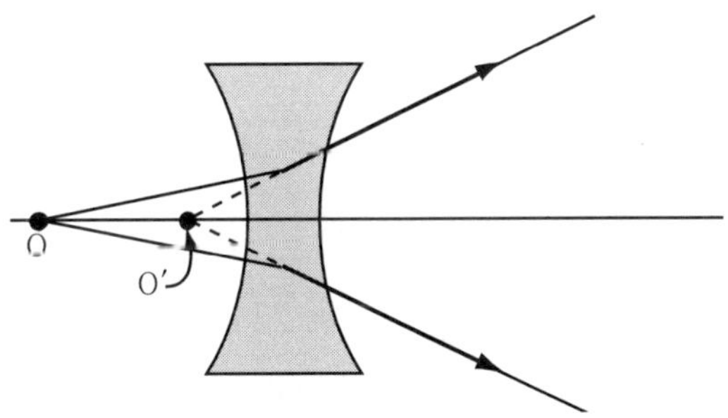

그림 8.2 오목렌즈에 의한 상

그림 8.2와 같은 오목렌즈의 경우 O에서 나온 광선이 광학계를 입사한 후 발산하므로 발산된 광선을 역추적해서 수렴된 점이 O′이다. 따라서 O′은 물체점 O의 허상으로 상점이다.

앞에서 정의한 바와 같이 공동중심을 가진 광선다발이 광학계를 통과한 후 또 다른 공동중심 O′을 가진 광선다발로 변화한 것이다. 이와 같이 발산되는 광선은 반드시 오목렌즈와 같은 발산렌즈에 의해서만 만들어지는 것이 아니고, 수렴렌즈 형태로(겉보기에) 만들어진 경우에도 발산성능을 가진 광학계가 있다.

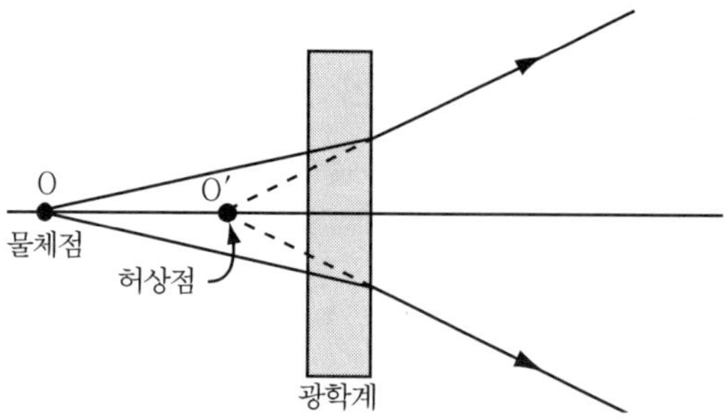

그림 8.3

이런 경우에도 모두 상은 허상이 생긴다. 그림 8.3의 경우가 한 예이다.

광학적 결상은 물체와 관측자 사이에 거울이나 프리즘 또는 렌즈 같은 광학계가 있어서 물체로부터 나오는 빛이 반사 또는 분산, 굴절 등과 같은 현상을 경험하여 경로를 변화시켜 주고 그로 인해 물체로부터 나온 빛이 여러 방향으로 흩어져 주어진 광학계를 통과하면서 서로 교차 또는 마치 그곳에서 광선이 나온 것처럼 보이는 것을 말한다.

8.2 상맺힘(광학적 상맺힘의 정의)

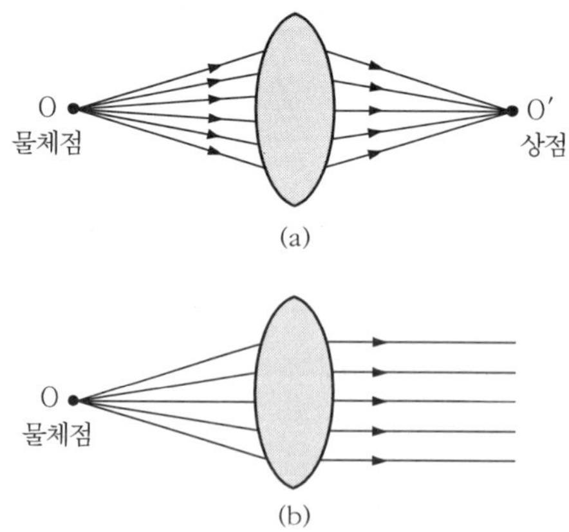

그림 8.4 수렴렌즈에 의한 상맺힘

(a)는 물체점 O에서 나온 광선이 광학계를 지나 상점 O′에 수렴하고 있다. (b)는 만약 물체점 O가 초점에 놓여 있다면 물체에서 나온 빛은 광학계를 통과한 후 축과 서로 평행하게 진행한다.

한 물체점의 광학적 결상은 공동중심을 가지는 광선다발(homocentric light bundle)이 또 다른 공동중심을 가지는 광선다발로 바뀌어지는 것을 말하며, 새로 바뀌어진 광선다발의 중심점을 상점이라고 한다(그림 8.4(a)).

그림 8.4는 수렴렌즈의 경우로 물체와 상 사이의 관계를 나타내주는 것으로 그림 8.4(b)에서는 만약 물체가 축상에 주어진 광학계의 초점에 놓여 있으면 입사광선이 광학계를 통과한 후 상은 ∞에 맺는다. 이 경우에는 실상과 허상의 정의가 명백하지 못한 경우이다.

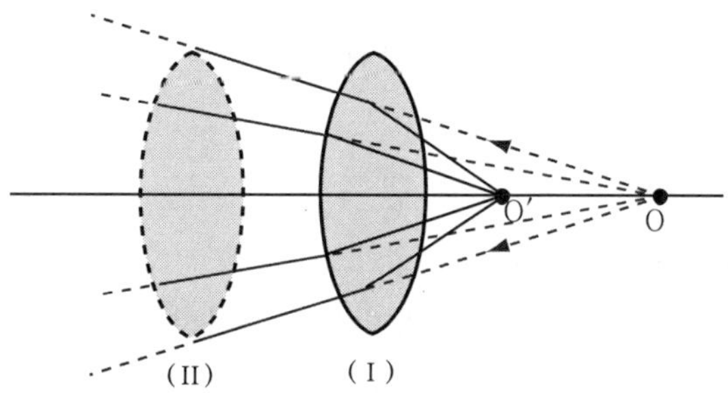

그림 8.5

실상점 O′이 물체점이 되는 광학계가 있는데 그림 8.5처럼 허상점 O가 물체점 역할을 하는 경우를 생각해보자. 그림 8.5에서 허상점 O가 물체점 역할을 하므로 점 O에서부터 나오는 광선을 점선으로 표시하였다. 마치 점선으로 그려진 렌즈 II에서 빛이 수렴해 들어와서 렌즈 I을 통해 O′점에 실상을 맺는 것으로 인지되는 경우이다.

8.3 상맺힘

광학적 상맺힘은 물체로부터 나오는 빛이 거울이나 프리즘 또는 렌즈와 같은 광학계를 통해 굴절 또는 반사현상에 의해 빛의 이동경로를 바꾸므로 해서 여러 방향에서 들어오는 광선이 서로 교차하여 수렴하거나 마치 어떤 한 점에서부터 빛이 나오는 것처럼 보이도록 한다. 즉 물체에서 나오는 공심광선(homocentric light)은 광학계를 통과한 후 또 다른 공심광선으로 바뀌는데 이때 후자의 공심광선의 중심점을 상점이라고 한다는 것을 앞에서 소개하였다.

우리가 물체의 상(image)이라고 하는 것은 그 물체로 인해 생긴 모든 상점을 통털어 합해서 만들어지는 모양을 말한다. 이렇게 만들어진 상에 전혀 결함이 없을 수는 없다. 상에 결함이라기보다 명확하고 선명한 상이 맺히지 못하는 경우가 있는데 이것은 광학기구의 결함일 수 있는 경우도 있으나, 결함이 없는 경우에도 명확한 상맺힘이 이루어지지 못하는 수가 있다. 그것은 기하광학적인 취급으로 인해 어쩔 수 없이 생기는 것이며 이것을 기하광학에서는 수차라고 한다. 수차로 인한 상의 결함에 대해서는 다음에 자세히 알아보기로 한다. 여기서는 우선 상맺힘을 추적하는데 필요한 기하광학적 약속과 정의에 대해서 알아보기로 한다.

아무런 광학기기의 도움 없이도 물체로부터 나온 빛은 직접 눈으로 수신된다. 이때 그 물체가 스스로 빛을 낼 수 있는 것일 수도 있고, 아니면 스스로 발광할 수 없는 것일 수도 있다. 단, 스스로 발광할 수 없는 물체인 암체의 경우는 다른 물체로부터 나온 빛을 암체 표면에서 반사하여 빛을 낸다. 상맺힘의 기작원리를 이해하기 위해서는 발광체이든 아니면 암체이든 상관없이 빛이 나오는 곳에서부터 주어진 광학계 또는 관측자의 눈에 상이 맺어지는 것을 공부하는 것이 가장 쉬운 접근이다.

물체에서 빛을 내보내는 수없이 많은 점은 모두 물체점이지만 그것들이 모두다 상맺힘에 필요한 것은 아니고, 그 중에서 몇 개 기본되는 것만 이용하면 주어진 광학계에 의한 상맺힘에 대한 정보를 얻을 수 있다.

Tip | 정 의

광학적 상맺힘은 물체와 관측자의 눈 사이에 광소자인 거울, 프리즘, 렌즈 같은 광학계가 있어 물체로부터 나오는 빛이 그것들에 의해 굴절 또는 반사하여 본래의 광경로를 변화시켜주고, 그로 인하여 물체로부터 여러 방향으로 흩어져 나오는 광선은 이들을 통해 서로 교차하거나 또는 마치도 그곳에서부터 빛이 나오는 것처럼 보여주기도 하는 과정을 겪어 상을 맺히게 하면 관측자는 그것을 물체에 대한 상으로 보게 되는 것이다. 즉 이와 같이 물체점에서 나오는 모든 공심광선(homocentric light)은 또 다른 공심광선으로 바뀌게 되며 이때 후자의 중심점을 정확히 상점이라고 한다.

한 물체의 상은 그 물체로 인해서 생긴 모든 가능한 상점을 전부 합쳤을 때 만들어지는 것을 말한다. 주어진 광학계에 의해 맺혀진 광학적 상맺힘에는 수차로 인해 명확한 상이 안 생길 수도 있다.

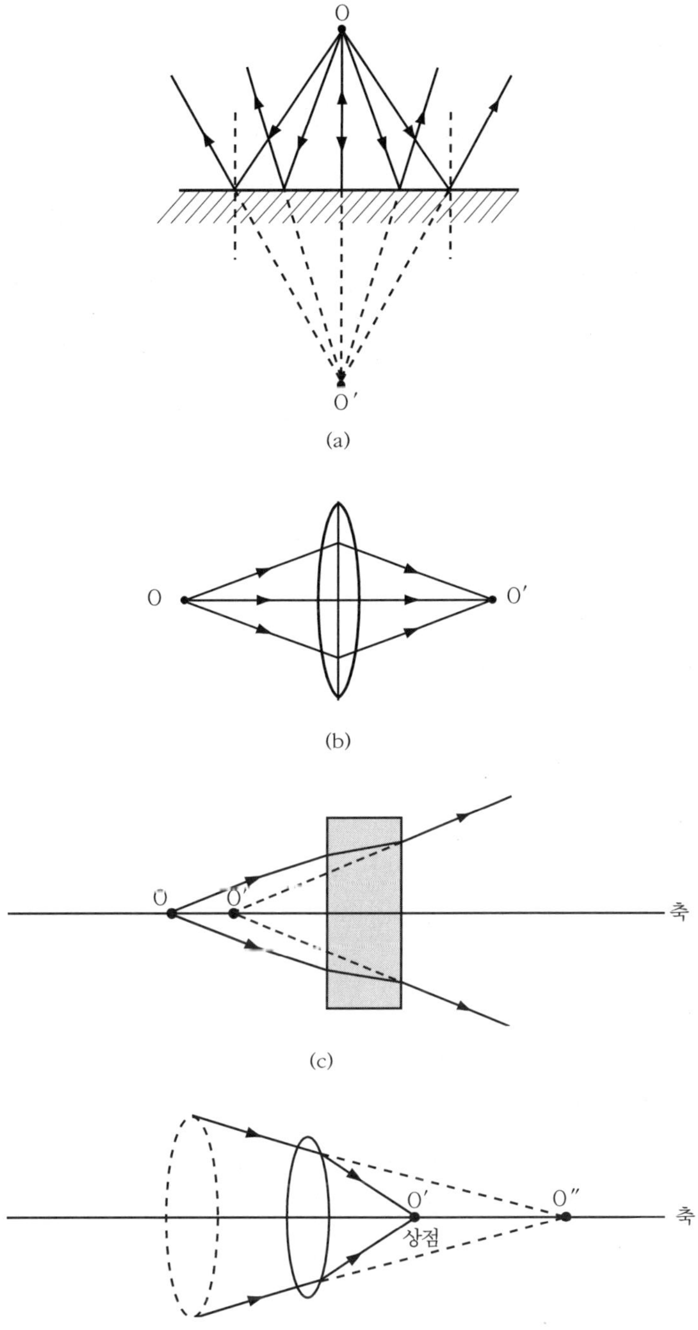

그림 8.6

그림 8.6(a)와 (c)에서 O는 물체점이고, O′은 상점으로 이 경우는 허상이다. (b)에서 O는 물체점이고 O′은 상점으로 실상이다. (d)에서는 O″이 마찬가지로 물체점이고, O′은 상점이나 허상이다.

요약하면 한 점의 광학적 결상은 물체점의 공동중심광선 다발이 또다른 공동중심다발로 바뀌는 것을 말하며, 그 바뀐 공동중심다발 중심을 상점이라고 말한다고 했다.

물체 O로부터 발광된 빛이 주어진 렌즈에 따라 여러 형태의 경로변화를 경험하는 것을 그림 8.6(a, b, c, d)에서 보여준다.

실제로는 물체에서 나오는 광선은 모두 발산하는 광선이다. 예를 들면 백열등에서 빛이 방출되어 나오는 것과 같이 생각하면 된다. 그러나 실물체가 놓여 있는 곳에서부터 빛은 나오지만 실물체의 위치와 다른 곳에서 빛이 나오는 것처럼 발현되는 경우가 있다. 그런 경우들 중 대표적인 것을 모아 놓은 것이 그림 8.6(a, c, d)이다. 그림 8.6(b)는 예외로 보통 수렴렌즈에 의해 생기는 실상의 경우로 허상과 비교하도록 삽입했다.

그림 8.6(a)는 평면거울에 의한 상맺힘으로 물체점 O에서부터 나오는 빛이 반사면에서 반사되어 나오면 마치 O′에서부터 방출되어 나오는 빛처럼 보인다. 이 경우 O′점을 우리는 허상점이라고 한다. 이 경우는 평면거울의 경우로 O′에 광원이 없는데도 불구하고 마치 O′점에 광원이 있는 것처럼 관측자에게 보이는 경우이다.

그림 8.6(b)의 경우는 실상을 맺는 경우로 발산되는 광선을 수렴시키고 결과적으로 O′에 실상을 맺게 한다. 즉 O점에서 나오는 모든 광선은 렌즈를 통과한 후 O′점에서 서로 교차하게 된다. O′에서보면 마치도 O에서 보는 경우와 같다. 이 경우가 실상이 카메라 필름에 담겨지는 경우에 해당한다.

그림 8.6(c)는 평면유리로 두께가 있는 경우인데 이 경우는 유리로 입사한 광선의 방향과 유리를 통과해서 나온 광선 사이에 광선경로의 방향변화가 전혀 없는 경우이다. 이 경우는 입사광선과 출사광선을 그냥 평행하게 경로이동을 시키는 경우이다. 허상은 발산렌즈계에서만 생기는 것은 아니다.

허상이 오목렌즈에 의해 생기는 경우에는 물체보다 상이 확대되고, 볼록렌즈에 의해 허상이 생기는 경우에는 실물체 크기보다 축소된 허상이 생긴다.

물체점이 렌즈의 초점에 놓여 있는 경우는 극한적인 경우로 상이 ∞에 맺히는 경우이다.

부호와 표기약속

이 절에서는 3장 3.1에서 약속한 것을 8장에 적용하는데 필요한 내용에 대해

간추려보기로 한다.

점으로 표시되는 것은 영어의 대문자로 표시하고, 길이로 표시되는 것은 전부 소문자로 표시하기로 한다. 또 모든 각은 3.1에서 약속대로 그리스문자 소문자로 표시하고 나머지는 필요에 따라서 적당한 문자를 사용하기로 한다.

기하광학에서는 많은 크기가 켤레로 이루어져 있다. 상계(像界)에 있는 크기는 모두 위에 "′"을 찍어 표시한다. 예를 들어 물체 크기를 상하 길이로 y라고 하면 y에 대한 상의 크기를 y′라고 한다. 따라서 y와 y′이 공액관계 또는 켤레관계라고 하며 이것들은 서로 공액관계로 바꾸어질 수 있다.

그와 반대로 초점과 초점거리는 $\overline{F}$, F′ 그리고 $\overline{f}$, f′으로 표시하는데 이 경우 문자 위에 (−)를 그린 것은 두 개가 서로 공액관계가 아니라는 것이다. 다시 말해서 문자 위에 (−)을 붙인 것과 안 붙인 물리량은 서로 교환해서 결상되지 않는다는 것이다. 예를 들어 초점 F′을 뒤집어 추적하면 초점 $\overline{F}$으로 광선이 수렴하지 않는다. $\overline{F}$의 상은 F′에 맺히는 것이 아니라 ∞에서 맺힌다.

n은 광학계, 렌즈 또는 광학경계면(반사경계면 또는 굴절경계면) 앞의 굴절률이고, n′은 경계면 뒤의 굴절률로 표시하기로 한다. 예를 들면 그림 8.7에서와 같이 하나 이상의 경계면으로 매질이 구분될 경우는 특별한 경우가 아닌 때를 제외하고 n′, n″, n‴과 같이 "′", "″"이나 "‴"으로 표시한다.

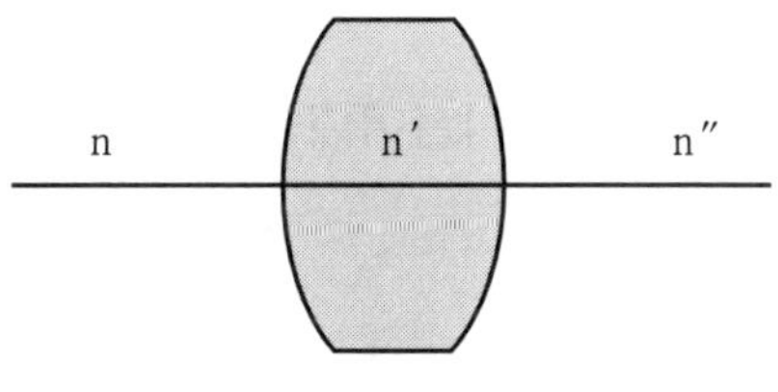

그림 8.7 두꺼운 렌즈와 굴절률 부호

그림 8.7에서는 렌즈 1면 앞에 놓여 있는 매질의 굴절률을 n, 렌즈 굴절률은 n′, 그리고 렌즈 2면 경계면과 인접한 매질의 굴절률을 n″이라고 한다.

길이의 수학적 부호는 (+)와 (−)를 택할 수 있다. 각은 (+)도 될 수 있고 (−)도 될 수 있다. 각을 시계방향반대로 재는 것을 (+), 시계방향으로 재는 것을 (−)로 약속한다.

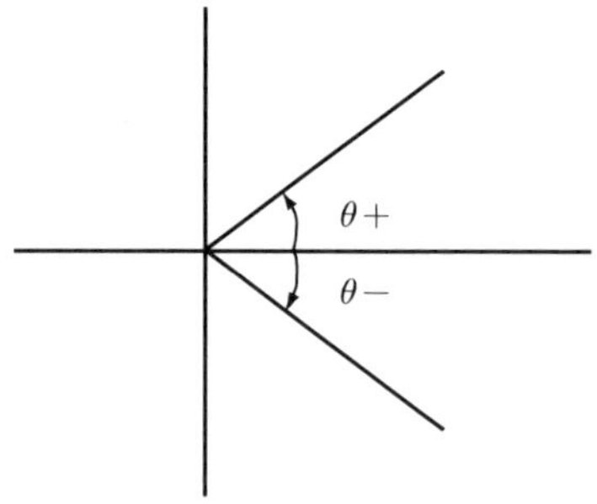

그림 8.8 각을 재는 방향에 따라 각의 부호결정

> 광선은 왼쪽에서부터 오른쪽으로 진행한다. 모든 길이는 왼쪽에서 오른쪽으로 재는 것을 원칙으로 하고 이때 길이의 부호는 (+)를 택한다. 축상의 모든 길이는 위를 향하게 긋는다. 화살표는 광선의 진행방향을 나타내고, 기준점에서부터 떨어진 곳에 표시한다. 예를 들면 주점은 초점거리를 잴 때 기준점이 된다. 따라서 광선진행 화살표시는 주점에서 벗어난 곳에 위치하도록 한다.

그러나 분명한 것은 한 번 정한 부호약속은 처음에 어떤 한 방향을 (+) 또는 (−)로 결정하였는가에 따라 문제가 끝날 때까지 계속해서 같은 부호로 정의하면 부호를 어떻게 결정했는지 관계없이 결과 해석은 같으므로 사용자의 정의를 처음부터 끝까지 준수하는 것이 중요하다.

상맺힘을 기하학적으로 이끌어내는데 필요한 중요한 정의

다음에 정의되는 물리량은 결상계(結像界)에 중요한 역할을 하는 것들이다. 예를 들어 반사경계면이나 굴절경계면은 렌즈나 거울 또는 복합렌즈계 등과 같은 광학계에 상맺힘을 작도하는데 근본적으로 중요한 역할을 하는 요소다.

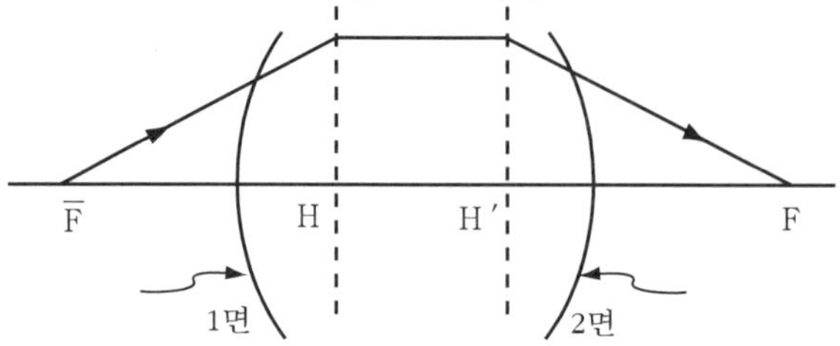

그림 8.9 두꺼운 렌즈의 주면과 초점을 이용한 광선추적

먼저 렌즈 제1면의 정의는 그림 8.9에서처럼 왼쪽에 있는 첫 번째 렌즈면으로 광선이 입사하면서 만나는 제일 첫 번째 면을 아라비아 숫자 1로 표시하고 그 다음으로 있는 면을 2면이라고 하고 숫자 2로 표시한다. 따라서 1면을 제외한 나머지는 모두 순서대로 오름차순으로 2, 3, 4, … 면으로 표시한다. 예를 들어 그림 8.10과 같이 여러 개의 렌즈로 이루어진 광학계의 경우 면에 숫자를 사용하여 이름을 붙인다.

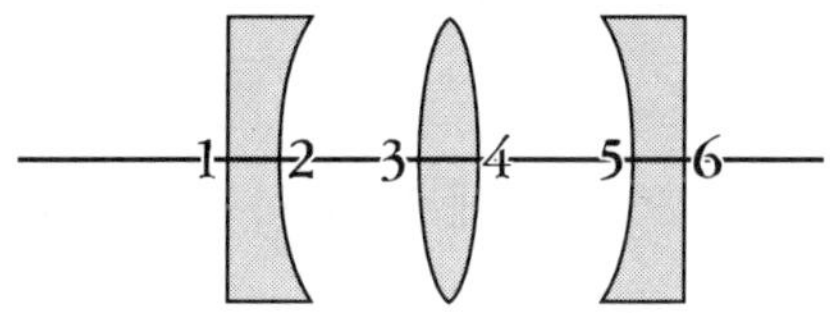

그림 8.10 렌즈면의 정의

주어진 광학계의 축은 양곡면의 곡률중심 C_1과 C_2를 통과하는 직선을 축으로 잡는다.

그림 8.11에서 R_1은 제1면의 곡률반경이고, R_2는 제2면의 곡률반경이다. C_1은 제1면의 곡률중심이고, C_2는 제2면의 곡률중심이다. 만약 렌즈면이 둘 이상인 경우는 기본적으로 모든 곡률 중심이 하나의 직선상에 모두 놓여 있게 정의한다.

만약 광선이 평행하게 입사하는 경우는 반드시 상계의 초점 F′를 통과하고 물체계의 초점 $\overline{F}$에서부터 입사하는 광선은 광학계를 통하여 평행하게 나간다.

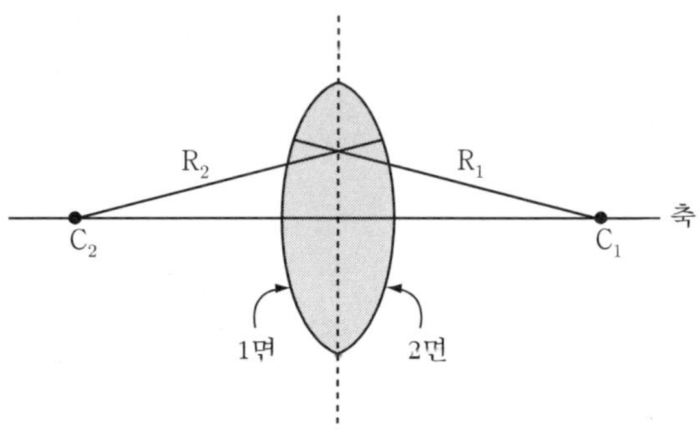

그림 8.11 광학계의 축의 위치

축으로 표시된 것은 주축이고 점선으로 표시된 것은 렌즈축이다.

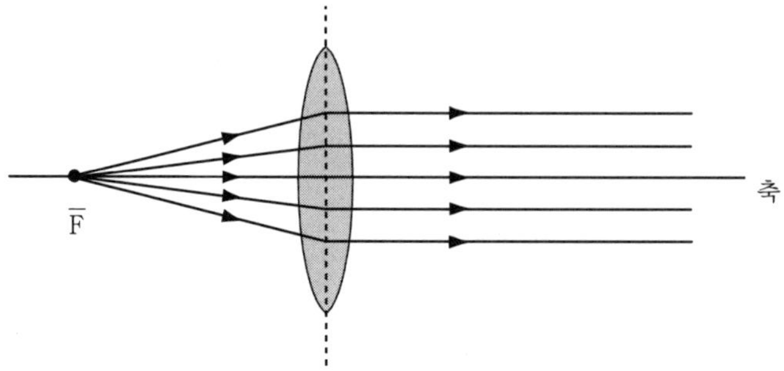

그림 8.12

얇은 렌즈에서는 렌즈 축상에 모든 물질이 모여 있다고 생각하고, 두께를 무시할만하다는 가정 아래에서 입사광선의 광경로변화는 렌즈 축에서 일어난다고 생각한다.

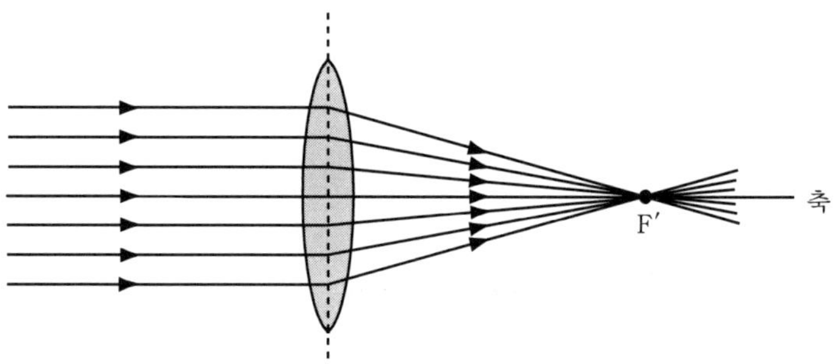

그림 8.13

물체계 초점은 축상에 놓여 있는 물체점으로 그 점에서부터 나온 광선은 무한원에서 상을 맺는다. 반면에 상계의 초점 F′는 축상에 놓여 있는 무한 원에 있는 물체점에 상점을 말한다.

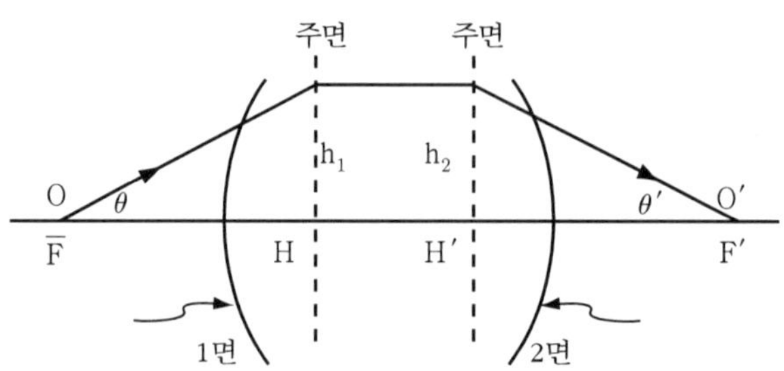

그림 8.14 두꺼운 렌즈

물체 O가 초점에 놓여 있는 경우 상맺힘

두께를 무시하지 못할 만큼 두꺼운 렌즈계의 근축광선의 경우 그림 8.14에서 각각의 초점거리는 $\overline{H\overline{F}}$ 와 $\overline{H'F'}$ 이다. 여기서 H와 H′을 각각 주점이라고 하고 광학계 내에서 거리를 산정할 때 기준점이 되는 곳이다.

여기서 h_1은 $\overline{F}$ 에서 들어오는 입사광선이 주면에서 굴절되는 경우 축상의 거리를 말하고, h_2는 제2면을 통과해 굴절된 광선이 F에 수렴하는 경우 주면에서 굴절된 곳까지의 높이를 말한다. 초점거리는

$$H\overline{F} = (-)\overline{f}\,, \qquad H'F' = (+)f'$$

가 된다. 여기서 근축광선을 취급하면 초점거리는

$$H\overline{F} = (-)\overline{f}, \qquad H'F' = (+)f'$$

가 된다.

$$\overline{f} = \frac{h_1}{\theta} \text{ : 물체계에서의 초점거리}$$

$$f' = \frac{h_2}{\theta'} \text{ : 상계에서의 초점거리}$$

이다. 초점거리의 역수는 렌즈의 굴절력을 나타내는 것으로 단위는 “디옵터(Diopter)”로 표시한다. 단, 이 경우 초점거리 f의 단위는 미터(m)이다.

축에 근접하게 통과하는 근축광선이 렌즈면에 가까운 곳에서 굴절되는 점에서 축에 수직하게 내려 그이 축과 만나는 점을 H와 H′라고 하고 이들 점을 주점이라고 한다.

H와 H′은 주어진 광학계의 상맺힘에 대해 가장 기본이 되는 점이다. 그림에서 초점거리는 물체계와 상계에서 각각

$$\overline{f} = H\overline{F}, \qquad f' = H'F'$$

이다. 주어진 광학계의 주점은 그 계의 기준점이다. 즉 물체거리나 상거리도 모두 H와 H′에서부터 물체점 그리고 상점까지 거리를 말한다. 물체거리나 상거리는 그림에서 HO와 H′O′이다. 또 이 경우 물체점이나 상점 모두 그 계의 초점이라고 말할 수도 있다.

종축방향으로의 물체크기를 y라 하고 그것의 상의 크기를 y′이라 하면 배율은

$$m = \left| \frac{y'}{y} \right| \tag{8.1}$$

이다. 따라서 상의 배율을 의미하는 것은 언제나 수직크기의 비율이다.

앞에서 소개한 부호설정을 두꺼운 렌즈에 적용한 것을 그림 8.15에서 보여주고 있다.

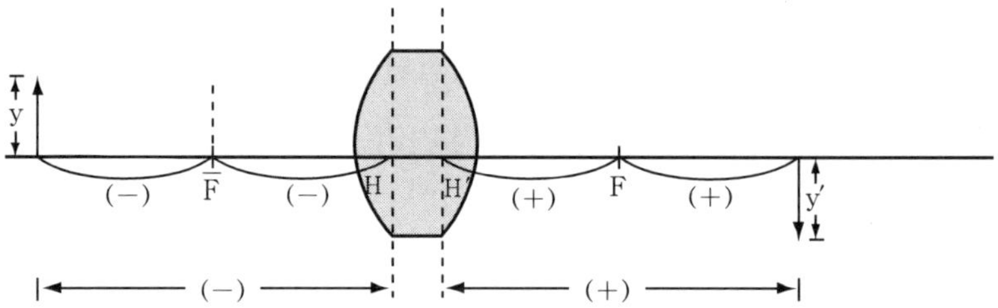

그림 8.15 두꺼운 렌즈에서 광학계를 이루고 있는 요소들에 대한 부호설정

근축영역

일반적으로 주어진 광학계의 근축영역을 정확하게 구획한다는 것은 무모하다고 볼 수 있다. 그러나 가장 근사하게 근축영역을 정의한다면 각종 수차가 발생할 확률이 가장 작은 영역을 근축영역이라고 할 수 있다. 축에 근접하게 입사하는 광선으로 상맺힘을 얻는 경우에는 주어진 광학계를 통해 맺혀진 상에서 상이 이상하게 맺히거나 또는 찌그러지거나 하는 상의 명확도에 결손이 최소가 되는 효과를 얻을 수 있다.

즉 근축광선에 대해서는 굴절각이나 반사각은 모두 아주 작은 각으로 생각할 수 있기 때문에 기하광학에서 사용하는 모든 법칙이나 공식에 적용된 1차 근사치에 위배되지 않는다.

예를 들어 상맺힘을 얻기 위한 식을 유도하는 과정에서 우리는 $\sin\theta$나 $\cos\theta$와 같은 함수를 많이 쓰게 되는데 근축영역에서는 θ를 아주 작은 값으로 생각할 수 있다. 또 삼각함수의 급수전개로

$$\left.\begin{aligned} \sin\theta &= \theta - \frac{\theta^3}{3!} + \frac{\theta^5}{5!} \cdots \\ \cos\theta &= 1 - \frac{\theta^2}{2!} + \frac{\theta^4}{4!} \cdots \end{aligned}\right\} \qquad (8.2)$$

이고, 여기에서 근축영역에 대해서는 각각 1차항만을 택하고 나머지는 무시하기로 한다. 즉 렌즈만드는 이의 공식을 유도하는데 필요로 하는 모든 각을 근축광선에 대해서 아주 작다고 하여

$$\left.\begin{aligned} \sin\theta &\simeq \theta \\ \cos\theta &\simeq 1 \\ \tan\theta &\simeq \theta \end{aligned}\right\} \tag{8.3}$$

로 취급하고 있다. 결론적으로 $\sin\theta$나 $\tan\theta$값을 θ로 대체하여도 주어진 광학계에 의한 결상과정을 추적하는 데에 큰 영향을 미치지 않는 범위를 근축영역이라고 말한다. 근축영역에서는 스넬의 굴절법칙을 식 (8.4b)

$$n\sin\theta = n'\sin\theta' \quad : \text{정확한 식} \tag{8.4a}$$

$$n\theta = n'\theta' \quad : \text{근축광선에 대한 식} \tag{8.4b}$$

로 쓸 수 있다. 식 (8.4b)가 근축광선에 대한 굴절현상을 취급하는데 사용하는 식이다. 여기서 θ는 입사각이고 θ'은 굴절각이다.

예를 들어 공기 중에서 입사한 광선이 $n' = 1.5$인 매질로 매질경계면에서 굴절한 경우는 스넬의 굴절법칙 식 (8.4a)와 식 (8.4b)로 표 8.1에 주어진 입사각에 따라 계산된 굴절각의 값이 표 8.1에서 보여주듯이 정확한 값과 근축광선에 대한 값의 차가 근소한 것을 알 수 있다.

표 8.1 $n = 1$과 $n' = 1.5$인 매질경계면에서 주어진 입사각에 해당하는 굴절각

입사각	굴절각	
θ	θ'(정확한 값)	θ'(근축)
2°	1.3332°	1.3333°
4°	2.6655°	2.6667°
6°	3.9959°	4.0000°
8°	5.3237°	5.3333°
16°	10.5887°	10.6667°

표 8.1에 표시한대로 입사각이 커질수록 근축광선에 대한 근사값은 정확한 값에서 멀어지는 것을 알 수 있다. 정확히 말하면 아주 명백하게 근축영역을 구획질 수는 없지만 근축영역의 구획은 오차범위에 따라 다소 융통성이 있어 정의될 수 있다고 볼 수 있다.

그러나 상을 작도하는 데에는 근축광선에 대한 것일지라도 가시적으로 명백하

게 보여주기 위하여 축보다 훨씬 멀리 떨어진, 즉 근축영역이 아닌 영역에서 광선 추적을 하기 위한 작도를 하고 있다.

근축광선을 이용한 상작도에서 수렴렌즈와 발산렌즈의 도식적 표현

수렴렌즈

각종 형태의 렌즈에 대해 근축영역을 이용해 상맺힘을 작도하기 위해 사용되는 도식적 표현을 소개하기로 하자.

먼저 수렴렌즈의 경우에는

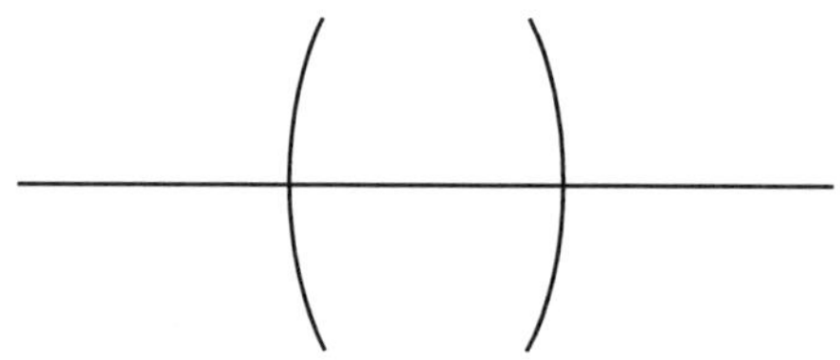

그림 8.16

그림 8.16과 같이 렌즈의 단면만을 그리고 축을 그려 근축광선을 표시한다.

또 다른 경우에는

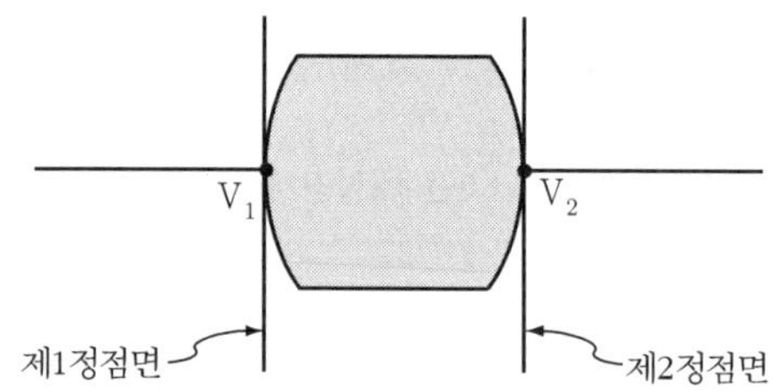

그림 8.17

이 경우는 정점을 통과하는 면을 렌즈면으로 취급하도록 표시한 경우이다. 정점면을 그림 8.18과

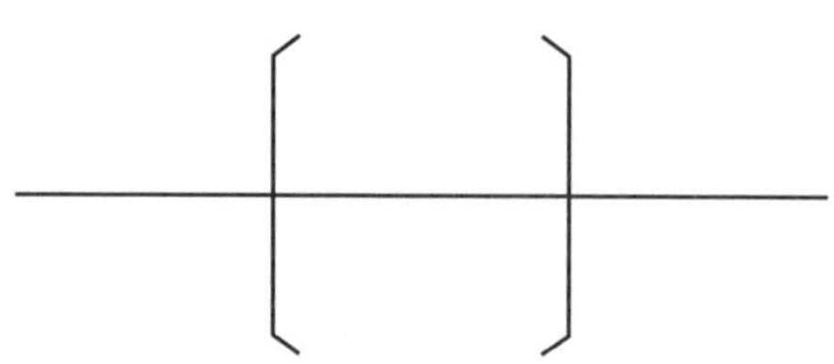

그림 8.18

같이 구부려서 렌즈면을 표시한다.

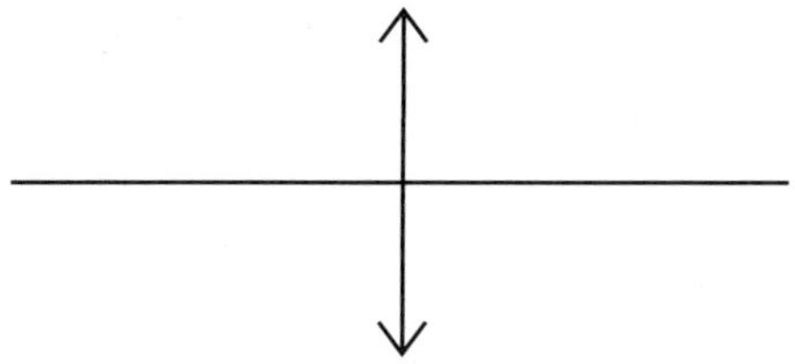

그림 8.19

와 같이 표시할 경우에는 모양을 그리지 않고 직선으로 얇은 렌즈를 표시하고 수렴렌즈라는 것을 표시하는 것은 위아래에 있는 ∧표시로 나타낸다(그림 8.19).

발산렌즈

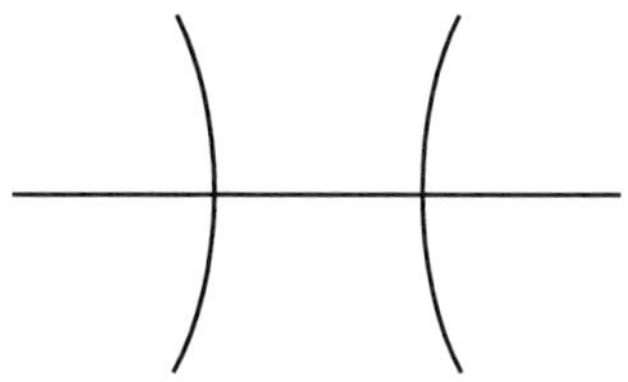

그림 8.20

수렴렌즈의 경우와 같이 렌즈 단면만을 그리고 축을 그려 발산렌즈인 것을 표시한다(그림 8.20).

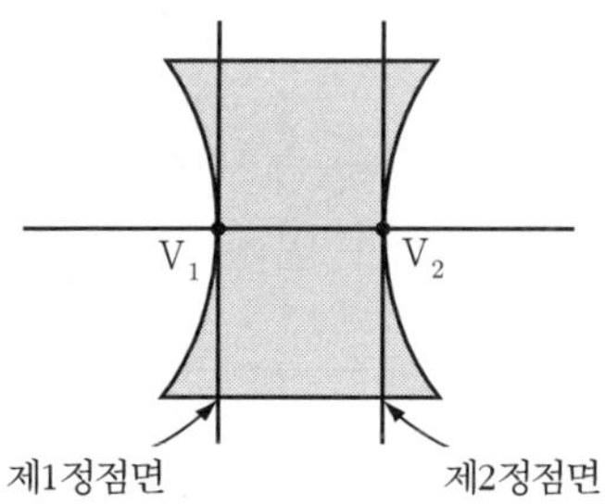

그림 8.21

제1, 제2면의 정점을 통과하는 면을 축과 함께 표시해서 발산렌즈임을 나타낸다(그림 8.21).

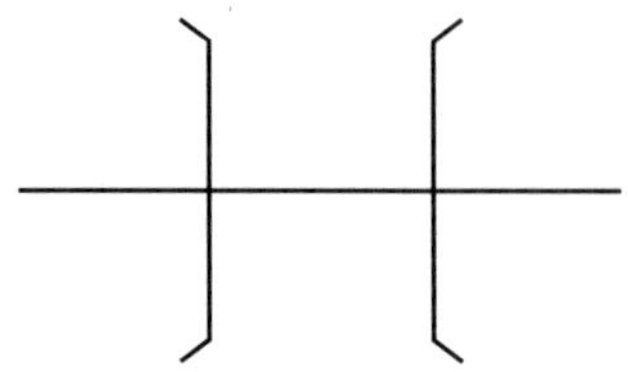

그림 8.22

정점면을 이용해서 발산렌즈를 표시하는 방법으로 양쪽면의 끝부분을 바깥쪽으로 굽힌다(그림 8.22).

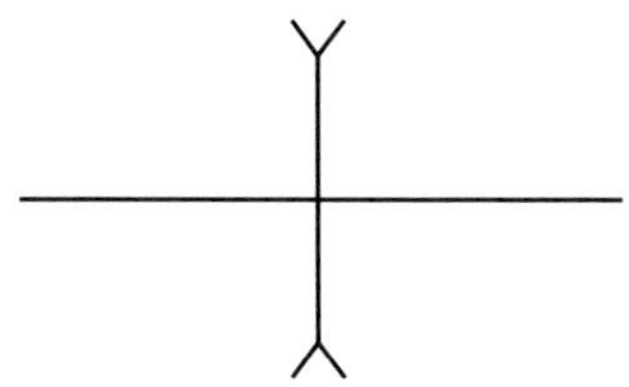

그림 8.23

얇은 렌즈의 경우로 렌즈의 형태를 표시하지 않고 끝부분에 V표시로 발산을 나타낸다(그림 8.23).

렌즈방정식

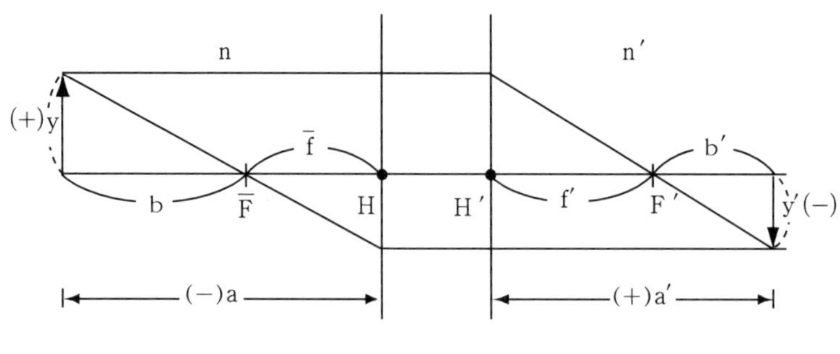

그림 8.24

여기서 기준점인 주점에서부터 물체까지 왼쪽방향으로 측정하므로 거리 a의 부호는 (−)이고 마찬가지로 주점 H′에서부터 오른쪽으로 향하는 거리 a′의 부호는 (+)이다.

물체크기 y는 축상 위의 방향이므로 부호는 (+)이고 상 y′은 축에서 아래 방향으로 향한 크기이므로 y′는 부호가 (−)이다.

초점거리, 즉 $H\overline{F}$까지 거리 $\overline{f}$는 역시 주점에서 왼쪽 방향으로 부호는 (−)이다. 초점거리(상계) $H'F'$은 f'으로 표시하고, 이 초점거리는 바로 H' 주점에서 오른쪽 방향이므로 부호는 (+)이다.

그림 8.24에서 상맺힘에 필요한 기본광선을 표시했다. 물체계 그리고 상계에서 각각 광선의 길이를 비례해서 표시했고 부호도 고려하였다. 물체계에서

$$-\frac{y'}{y} = \frac{-\overline{f}}{-(a-\overline{f})} \tag{8.5}$$

상계에서는

$$-\frac{y'}{y} = \frac{a'-f'}{f'} \tag{8.6}$$

으로 주어지고 두 식에서 오른쪽에 있는 양을 같다고 놓으면

$$\begin{aligned} &\frac{f'}{a'} + \frac{\overline{f}}{a} = 1 \quad &&\text{: 일반적인 상맺힘에 대한 방정식} \\ &b \times b' = \overline{f} \times f' \quad &&\text{: 새로운 방정식} \end{aligned} \tag{8.7}$$

여기서 $b = a - \overline{f}$이고 $b' = a' - f'$. 또 b는 (−)크기이고, b′는 (+)크기이다.

만약 물체계와 상계의 굴절률이 서로 같지 않은 경우 $\overline{f}$와 f'의 절대값은 각각 서로 다른 값을 갖게 된다. 따라서 일반적으로는

$$\frac{\overline{f}}{f'} = -\frac{n}{n'}. \tag{8.8}$$

보통 일반적인 경우에는 $n = n'$이므로(예를 들어 렌즈계가 공기 중에 놓여 있는 경우) $\overline{f} = -f'$이고 따라서 동일 매질 내에서의 렌즈결상공식은

$$\frac{1}{a'} - \frac{1}{a} = \frac{1}{f'} \ ; \ b \times b' = -f'^2 \tag{8.9}$$

이다.

방정식 (8.5)와 (8.6)에서 $\frac{y'}{y} = m'$이라고 하면

$$a = \overline{f}\left(1 - \frac{1}{m'}\right) \ ; \ b = -\frac{\overline{f}}{m'} \tag{8.10}$$

$$a' = f'(1 - m') \ ; \ b' = -f' \times m' \tag{8.11}$$

이라고 식 (8.10)과 식 (8.11)은 주어진 결상계에 대한 물체거리와 상거리이다. 식 (8.10)과 식 (8.11)에서 $\frac{a'}{a}$와 $\frac{b'}{b}$를 구하고 식 (8.8)과 비교하면 식 (8.12)와 같은 일반적인 상배율을 구할 수 있다.

$$m' = \frac{a' \times n'}{a \times n} \; ; \; m' = \sqrt{-\frac{b' \times n}{b \times n'}} \quad \text{: 상배율에 의한 일반식} \qquad (8.12)$$

$n = n'$에 대해서는 식 (8.12)는

$$m' = \frac{a'}{a} \; ; \; m' = \sqrt{-\frac{b'}{b}} \quad \text{: 동일 매질 내에서의 상의 배율} \qquad (8.13)$$

이 되고 식 (8.13)은 동일 매질계에 렌즈계가 놓여 있을 경우에 대한 상배율을 나타내는 식이다. 주의할 것은 식 (8.12)와 식 (8.13)에서 제곱근 안에 부호 (−)는 허수를 의미하는 것이 아니고 상의 배위에 대한 부호를 의미한다는 것이다.

만약 물체가 하나 이상의 렌즈로 이루어진 광학계, 예를 들면 여러 개의 렌즈로 이루어진 광학계나 또는 두 개나 두 개 이상의 대물렌즈에 의하여 상으로 맺혀지게 되는 경우에는 $m' = m_1' \times m_2' \times m_3' \times \cdots$ 과 같이 구할 수 있다. 즉 각각에 대한 상의 배율을 곱해주면 된다. 따라서 일반적으로 최종배율은

$$\prod_{\kappa=1}^{k} m_{\kappa}' \; ; \quad \text{주어진 광학계 내에서 여러 차례에 걸친 결상에 의한 최종 상에 대한 배율} \qquad (8.14)$$

로 쓸 수 있다. 여기서 κ는 1, 2, …… k이다.

식 (8.9)에서 $a' = \frac{af'}{(a+f')}$을 a에 대해서 미분하면 상계와 물체계가 동일 매질인 경우

$$\frac{da'}{da} = m'^2 \qquad (8.15)$$

> 식 (8.15)가 의미하는 것은 물체계에서 물체의 위치에 미소변동도 상이 맺히는 위치에 상당히 많은 영향을 미칠 수 있다는 것이다.

그림 8.24에서 식 (8.9)에 상응하는 물체거리와 상거리 사이의 관계를 $f' > 0$ (예를 들면 수렴렌즈의 경우)에 대하여 보여주고 있다. a′와 b′에 대하여 다음 1~6과 같이 요약할 수 있다. 이 경우는 모두 $\bar{f} = -f'$인 경우로 매질이 물체계나

상계 모두 같은 경우이다.

1. $a<0$, $|a| \gg |\bar{f}|$ 이면 $a' \approx f'$, $m'<0$, $|m'| \ll 1$

   아주 멀리 떨어져 있는 물체에 대해서는 초점이 있는 면에 아주 가까이에 거꾸로 된 축소된 상이 맺힌다.

2. $a=2\bar{f}$ 이면 $a'=2f'$, $m=-1$

   물체와 같은 크기를 가진 상이 거꾸로 된 실상으로 맺힌다.

3. $a<0$, $|f|<|a|<|2\bar{f}|$이면 $\infty > a' > 2f'$, $m'<0$, $|m'|>1$

   거꾸로 된 확대된 실상

4. $a<0$, $|a|<|\bar{f}|$ 이면 $a'<0$, $m'>1$

   직립된 확대된 허상

5. $a=0$ 이면 $a'=0$ $m'=1$

   물체가 주면에 놓여 있는 경우도 똑같이 주면에 직립이고 같은 크기의 실상이 맺힌다.

6. $a=\bar{f}$ 이면 $a'=\infty$, $m'=\infty$

   물체가 물체계 초점에 있는 경우로 무한히 먼거리에 상이 맺힌다.

렌즈계에서는 상이 오른쪽으로 이동한다. 즉 물체의 위치가 변경되는 같은 방향으로 상의 위치가 이동하지만 기울에서는 반내로 이동한다.

만약 $\frac{a'}{a}=m'<0$이라면 물체계 너머에 생기는 상은 거꾸로 선 상이고 $m'>0$인 경우는 바로 선 상이다. 마찬가지로 렌즈계에서는 $a<0$은 실물체의 경우이고 $a>0$은 허물체이다. $a'<0$은 허상이고, $a'>0$은 실상이다.

Example 8.1

렌즈가 초점거리 550mm
두께 10mm
굴절률 1.5
제1면의 곡률반경을 각각 498mm, 50mm

이라고 하면 R_1 각각에 대한 제2의 곡률반경 R_2의 값을 구하시오.

풀이 구할 값 : R_2

공식 $f=\frac{1}{n-1}\times\frac{nR_1R_2}{(n-1)d+n(R_2-R_1)}$

R_1 =498mm인 경우

$$550=\frac{1}{1.5-1}\frac{1.5\ 498R_2}{(1.5-1)10+1.5(R_2-498)}$$

$$=2.0\frac{747R_2}{5+1.5R_2-747}$$

구할 값이 R_2이므로 우변과 좌변을 정리하면

$$747R_2=275(5+1.5R_2-747)$$

이 되고 따라서

$$R_2=-\frac{204,050}{334.5}$$

$$\therefore R_2=-610.01\text{mm}$$

R_1 =50mm인 경우도 마찬가지로

$$550=\frac{1}{1.5-1}\ \frac{1.5\times 50R_2}{(1.5-1)10+1.5(R_2-50)}$$

$$75R_2=275(5+1.5R_2-75)$$

$$R_2=\frac{19,250}{337.5}$$

$$\therefore R_2=57.037\text{mm}$$

8.4 얇은 렌즈

얇은 렌즈의 정의를 그림으로 나타내면 수렴렌즈는 그림 8.25와 같다.

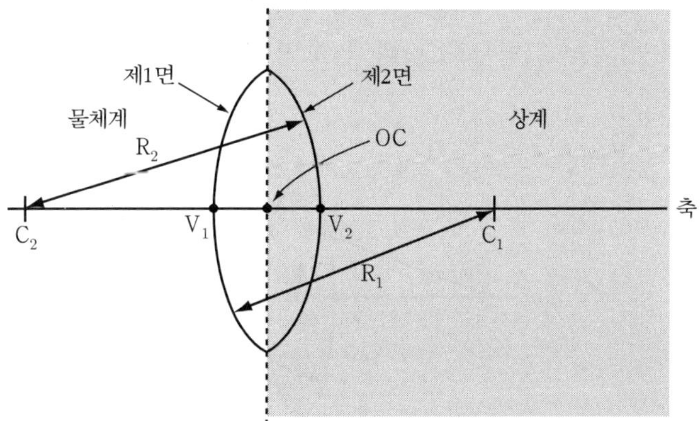

그림 8.25

C_1과 C_2는 제1면과 제2면의 곡률중심이고, R_1과 R_2는 제1면과 제2면의 곡률반경이고, OC는 광학중심이고 V_1과 V_2는 제1면과 제2면의 정점이다.

발산렌즈((−)의 굴절력)의 경우는 그림 8.26과 같다.

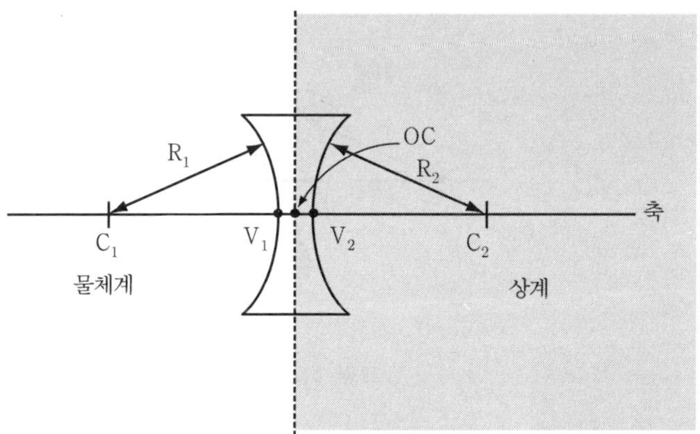

그림 8.26

- 벤딩렌즈(bending a lens) : 곡률변경을 시키지만 반드시 동일값을 가진 렌즈 도수를 유지시키는 작업이다.
- 정점(vertex) : 광축 또는 주축과 렌즈곡면이 서로 교차하는 점을 말한다.
- 광중심(optical centre) : 주광선이 통과하는 축상의 점을 광중심이라고 한다.
- 얇은 렌즈 : 렌즈가 아주 얇아 두께를 무시할 만큼 적다고 할 경우 모든 굴절은 렌즈축이 놓여 있는 한 평면에서만 이루어지는 렌즈를 말한다. 얇은 렌즈의 정의를 그림으로 나타내 보면 수렴렌즈의 경우는

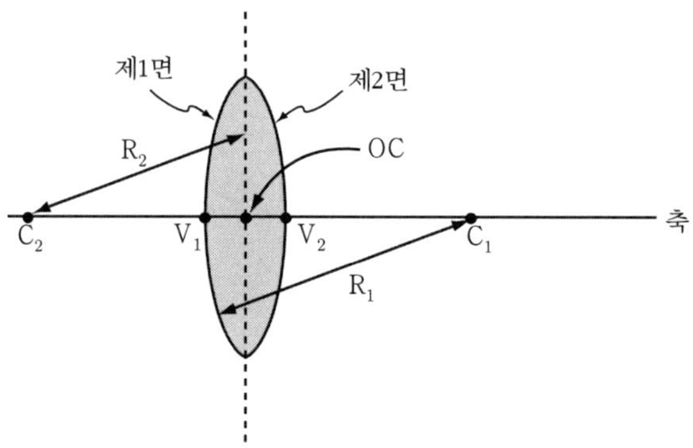

그림 8.27

여기서 R_1은 제1면의 곡률반경, C_1은 제1면에 대한 곡률중심, C_2는 제2면의 곡률중심이다.

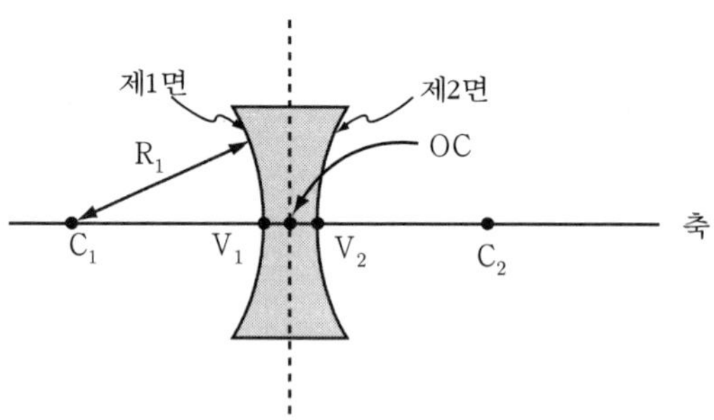

그림 8.28 발산렌즈의 경우

얇은 렌즈에 대한 버전스 방정식은 렌즈 각면, 즉 제1면과 제2면에 대한 굴절력의 합으로 나타낼 수 있으며 그 합이 곧 주어진 렌즈의 굴절력이 되는 것이다. 이 경우 버전스 방정식은

최종버전스 = 제1면에 대한 입사버전스 + 제1면의 굴절력
+ 제2면의 굴절력

이 되고 이것을 우리가 사용하는 일반적인 식으로 표시하면

$$\frac{n_1}{o}+\frac{n_2-n_1}{R_1}+\frac{n_3-n_1}{R_2}=\frac{n_3}{i}$$

로 쓸 수 있다. 여기서 n_1과 n_2, n_3는 각가 물체계와 렌즈 그리고 상계의 굴절률을 나타내고 o와 i는 각각 물체거리와 상거리이다. R_1과 R_2는 각면의 곡률반경을 나타낸다.

얇은 렌즈가 놓여 있는 계는 동일계가 대부분이므로 $n_1 = n_3$로 볼 수 있어 일반적인 식으로는 이것을 n으로 표시하고 렌즈굴절률을 n′이라고 표시한다면 버전스는 다음과 같이 쓸 수 있다.

- 입사 버전스(incident vergence) : $\frac{n}{o}$ (n : 물체계의 굴절률, o : 물체거리)
- 최종 버전스(emergent vergence) : $\frac{n'}{i}$ (n′ : 상계의 굴절률, i : 상거리)
- 굴절경계의 굴절력 : $P=\frac{n'-n}{R}$ (R : 곡면의 곡률반경 단위는 D)
- 렌즈의 굴절력 : $P=(n'-n)\left(\frac{1}{R_1}-\frac{1}{R_2}\right)$

8.5 단순광학계에서의 카디날(Cardinal) 평면

얇은 렌즈

얇은 렌즈의 경우에는 주면과 승점면(nodal plane)이 모두 광학계의 중심부에 일치하게 놓여 있다.

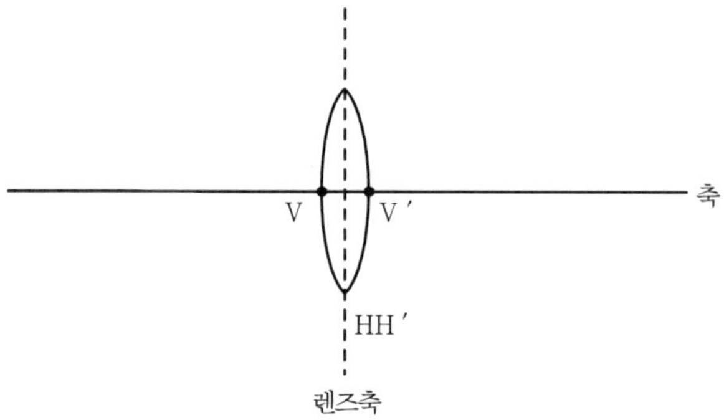

그림 8.29

그림 8.29에서 정점 V와 V′이 일치하고 주점 H와 H′가 일치하면 얇은 렌즈라고 한다. 이 경우 렌즈만드는 이의 식도 버전스(Vergence)로

- 초기 버전스 : $\pm\frac{n}{o}$
- 최종 버전스 : $\pm\frac{n'}{i}$

와 같이 정의할 수 있고, 여기서 o는 물체거리이고 i는 상거리이다.

굴절력은

$$\frac{1}{f}=P$$

이므로 렌즈만드는 이의 식은

$$\frac{n}{o}+\frac{n'}{i}=P \tag{8.16}$$

로 쓸 수 있다. 여기서 주의할 것은 모든 단위는 미터(m)로 사용하여야 한다. 왜냐하면 렌즈굴절력은 초점거리의 역수인데 이때 초점거리의 단위를 미터로 사용하기 때문이다.

복합렌즈나 두꺼운 렌즈

두꺼운 렌즈나 여러 개의 렌즈가 모여서 하나의 광학계를 이룰 경우는 식 (1)을 그대로 유지하면서 상맺힘을 얻을 수 있다. 만일 두꺼운 렌즈를 생각할 경우 먼저 가정할 것은 o와 i를 모두 주점 H_1과 H_2에서부터 측정한다고 가정하면 그림 8.30과 같이 상맺힘을 두 개의 평행광선을 이용해 추적할 수 있다.

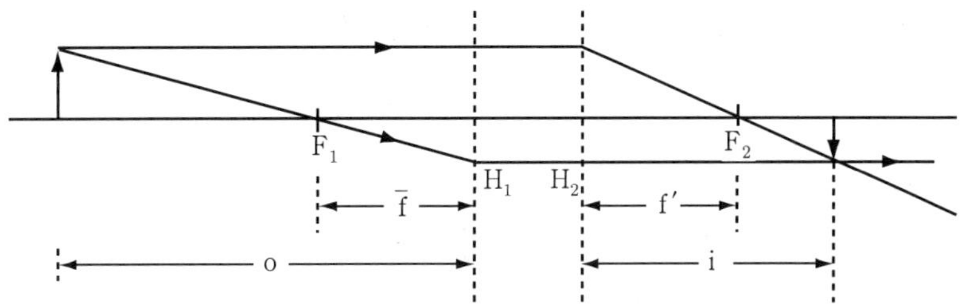

그림 8.30

양(+)렌즈와 음(−)렌즈의 비교

(+)렌즈는 중앙이 두껍고 렌즈를 통과한 광선은 축을 향해 휘어지도록 굴절하고, (−)렌즈는 중앙이 얇고 렌즈를 통과한 광선은 축에서 멀어지는 방향으로 굴절한다. 전자는 수렴렌즈, 후자는 발산렌즈라고 하기도 한다.

렌즈가 얇으면 얇을수록 렌즈 중심을 광선은 빛이 휘어지지 않고 그대로 통과한다. 그것은 다음 그림 8.31에서 알 수 있다. 즉 렌즈가 두꺼울수록 렌즈 중심부를 통과하는 광선의 경로 사이의 차가 커지게 되는 것을 알 수 있다.

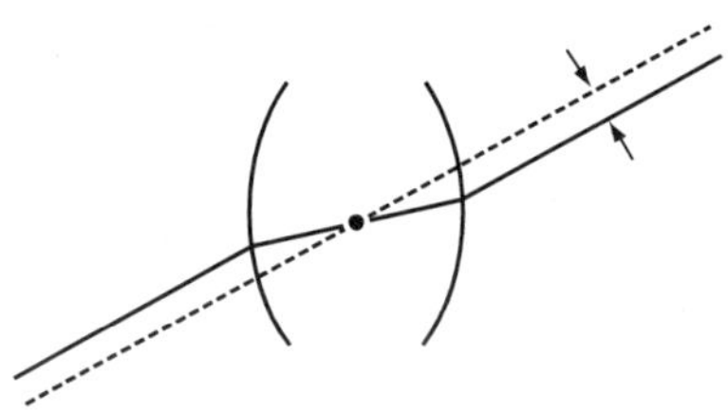

그림 8.31

다음은 "실"과 "허" 초점에 대해 비교해보자.

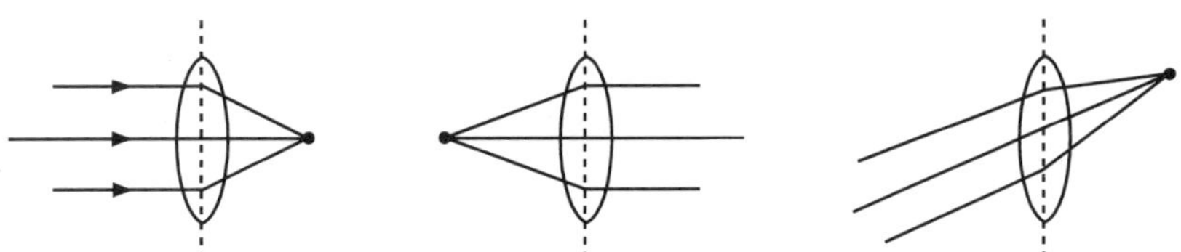

그림 8.32 실초점의 경우

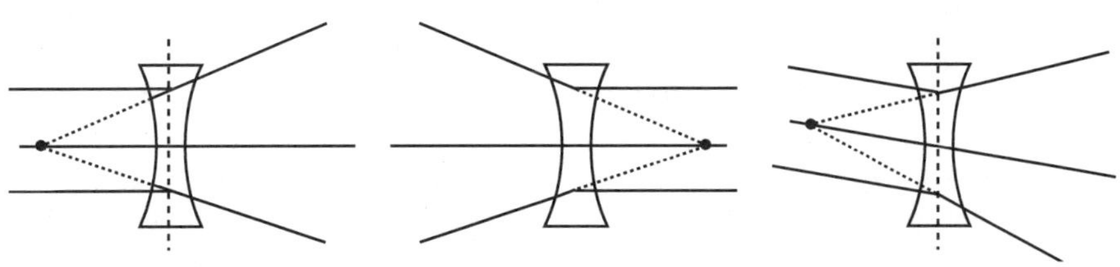

그림 8.33 허초점의 경우

두꺼운 렌즈의 (+)계와 (−)계의 초점거리 f'과 $\bar{f}$

표 8.2

	a	b	c	d
(+)계	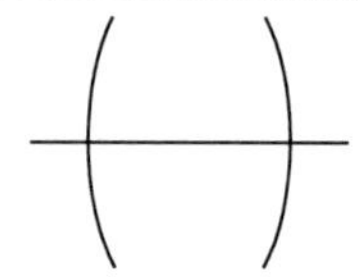	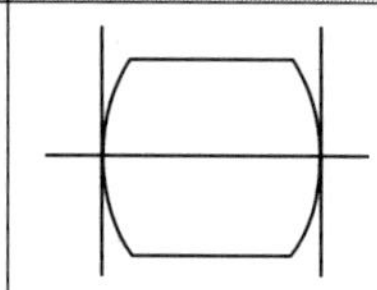	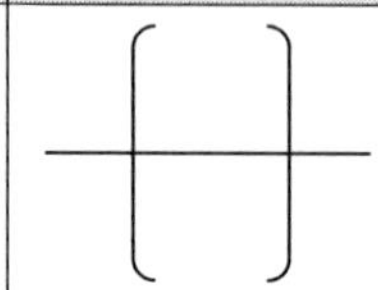	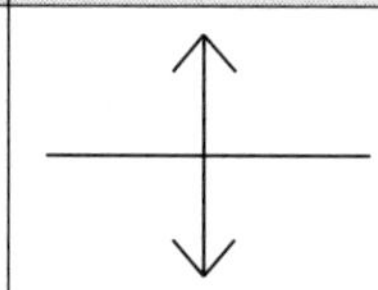
(−)계	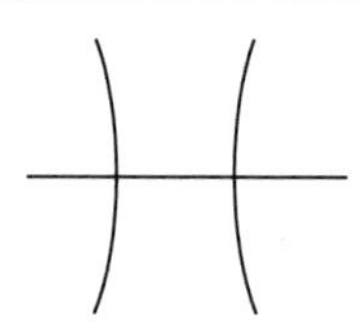	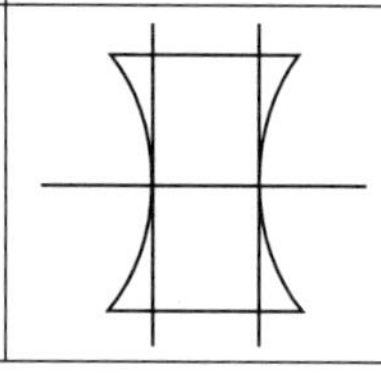	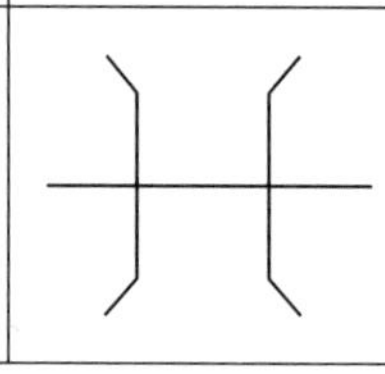	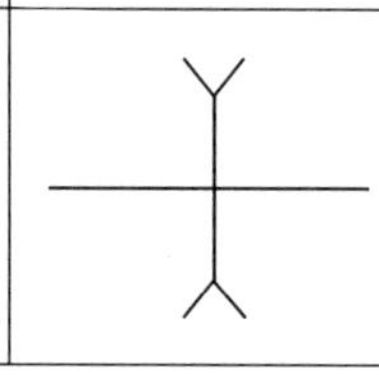

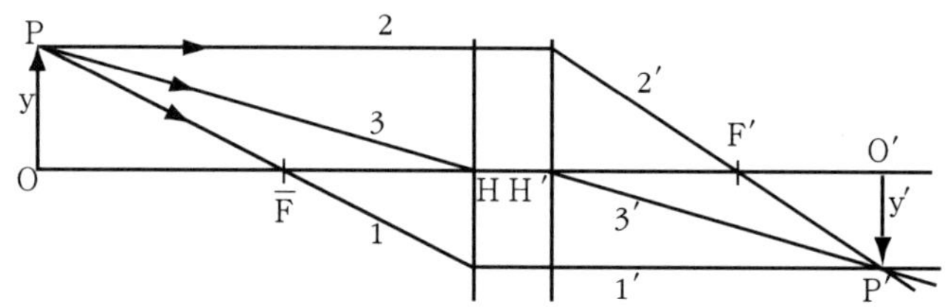

(a)

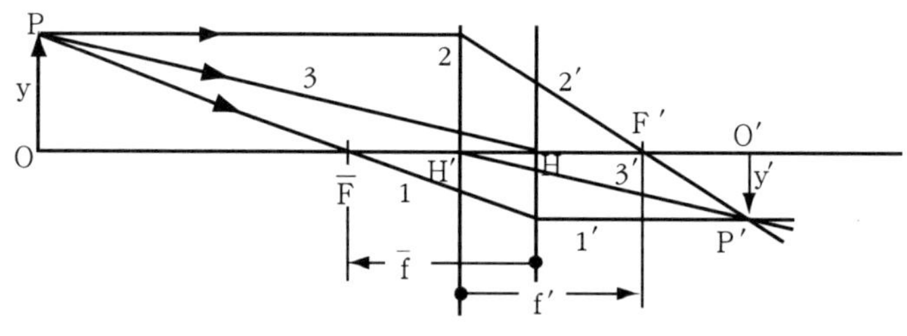

(b)

그림 8.34 두꺼운 렌즈(+)계에 대한 상의 작도

(a)는 주점이 서로 바뀌지 않은 보통의 수렴렌즈계에 대한 상의 작도를 나타내었고, 초점거리는 일반적으로 주점에서부터 초점까지의 거리를 나타내므로 특별히 표시하지 않았지만, (b)는 주점 H와 H′의 위치가 서로 바뀌어진 경우에 대한 상의 작도이므로 (b)에서는 초점거리의 측정위치를 표시해 주었다.

먼저 (a)의 경우에 대한 상의 작도를 설명하자. 축상에 놓여 있는 물체 P점에서 나온 1번 광선은 초점 $\bar{F}$를 통과하는 방향으로 입사하므로 주점 H가 놓여 있는 제1주면에서 두꺼운 렌즈계의 축과 평행한 방향인 1′광선방향으로 나가고, 2번 광선은 축과 평행하게 입사하므로 초점 F′점을 통과하는 방향인 2′광선방향으로 경로변화를 한다. 3번 광선은 주점 H를 지나는 방향으로 입사하므로, 제2주점 H′에서 3번 광선과 평행한 방향인 3′광선방향으로 경로변화를 한다. P점의 상은 이 세 광선이 서로 수렴 교차하는 곳인 P′점이다. 마찬가지로 물체의 O점은 축상에 있으므로 P′에서 축에 수직하게 교차하는 곳이 상점 O′이 된다. 이것은 (a)와 (b)의 경우에 모두 적용된다.

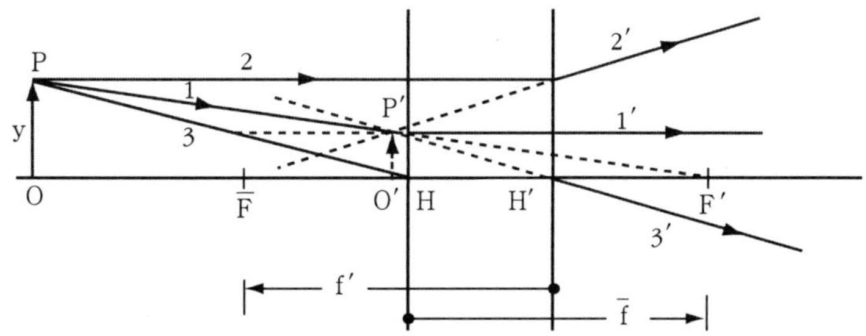

그림 8.35 두꺼운 렌즈 (−)계에 대한 상의 작도

축 상에 놓여 있는 물체점 P에서 출발한 2번 광선은 두꺼운 렌즈의 축에 평행하게 입사하므로, 주점 H′이 놓여 있는 면에서 F′방향인 2′광선 방향으로 경로를 바꾸고, 1번 광선은 F′방향으로 입사하므로 주점 H가 놓여 있는 제1주면에서 축과 평행하는 1′광선방향으로 경로변화를 한다. 끝으로 3번 광선은 주점 H를 향해 입사하므로 입사광선과 평행한 방향인 3′광선으로 경로변화를 한다. 그러면 점 P의 대한 상은 1′, 2′ 과 3′ 광선을 역추적(그림에서 점선으로 표시되어 있음)하여 세 광선이 서로 교차하는 점 P′이 점 P의 상점이고, O점에 대한 상은 축상에 있으므로 P′점에서 축에 수직하게 교차하는 점 O′이 된다.

8.6 렌즈만드는 이의 공식을 간단히 유도하는 방법

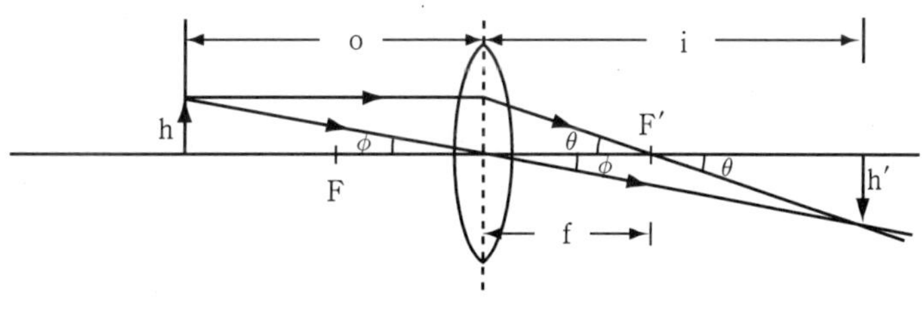

그림 8.36

h를 물체의 높이, h′를 상의 높이, o를 물체거리, i를 상거리라고 하자. 렌즈 중심을 지나는 광선에 대한 tanϕ값은

$$-\frac{h}{o}=\frac{h'}{i} \quad \rightarrow h'=-\left(\frac{i}{o}\right)h \tag{8.17}$$

가 된다. 물체로 표시된 화살표 머리에서 나오는 축과 평행한 광선에 대한 tan각 θ는

$$-\frac{h}{f}=\frac{h'}{(i-f)} \tag{8.18}$$

이 된다. 여기서

$$h'=-\frac{h}{f}(i-f) \tag{8.19}$$

식 (8.17)과 식 (8.19)에서 h'는 동일한 값이므로 식 (8.17)과 식 (8.18)을 같다고 놓으면

$$-\left(\frac{i}{o}\right)h=-\frac{h}{f}(i-f)$$

$$\frac{i}{o}=\frac{1}{f}(i-f)$$

$$\frac{i}{o}=\frac{i}{f}-1$$

$\frac{1}{i}$을 양변에 곱하면

$$\frac{1}{o}=\frac{1}{f}-\frac{1}{i}$$

$$\therefore\ \frac{1}{o}+\frac{1}{i}=\frac{1}{f} \tag{8.20}$$

이 식을 가우스식이라고도 하고 또 다른 말로는 렌즈만드는 이의 식으로 불린다.

8.7 렌즈만드는 이의 공식

공기 중에 굴절률이 n인 유리로 된 볼록렌즈가 있는 경우

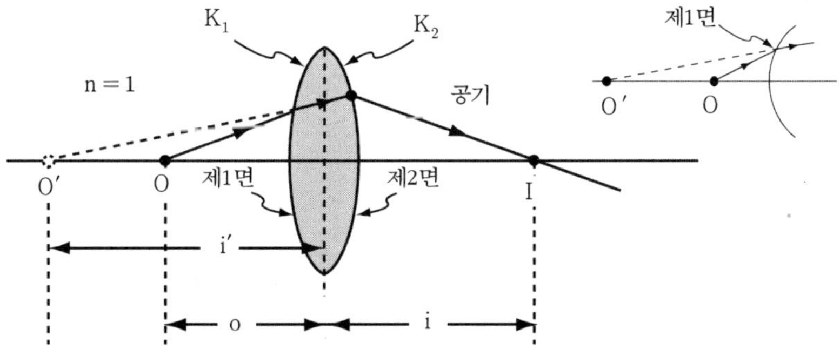

그림 8.37

$$K_1 = \frac{1}{R_1};\ K_2 = \frac{1}{R_2} \tag{8.21}$$

여기서 K_1은 제1면에 대한 곡률, K_2는 제2면에 대한 곡률이다. R_1은 제1면에 대한 곡률반경, R_2는 제2면에 대한 곡률반경이다.

1. 제1면에서 굴절한 광선의 상은 O′이므로 제2면에 대해서는 O′이 물체점이 된다.

$$\frac{n}{o} + \frac{n'}{i} = \frac{n' - n}{R} \tag{8.22}$$

을 이용하면

$$\frac{1}{o} - \frac{n}{i} = \frac{n-1}{R_1} \qquad ①$$

제1면의 곡률중심이 오른쪽에 있으므로 R_1은 양(+)의 값이다.

2. 두 번째 면에 대해서 O′은 물체 역할을 하므로

$$\frac{n}{i'} + \frac{1}{i} = \frac{1-n}{R_2} \qquad ②$$

3. ①+②

$$\frac{1}{o}+\frac{1}{i}=(n-1)\left(\frac{1}{R_1}-\frac{1}{R_2}\right)$$

여기서 오른쪽 항은 $\frac{1}{o}+\frac{1}{i}=\frac{1}{f}$ 이므로

$$\frac{1}{f}=(n-1)\left(\frac{1}{R_1}-\frac{1}{R_2}\right) \tag{8.23}$$

Example 8.2 ◎

렌즈유리 굴절률 $n = 1.5$, $R_1 = 3.0cm$, $R_2 = 2.0cm$이라고 하면 초점거리는 얼마인가?

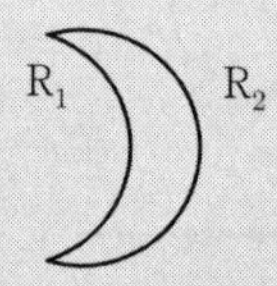

그림 8.38

풀이 곡률반경의 중심이 모두 왼쪽에 있어 곡률반경의 부호는 모두 (−)이다.

$$\frac{1}{f}=(1.5-1)\left(-\frac{1}{3}+\frac{1}{2}\right)$$

따라서 초점거리는 $f=+12cm$ 이다.

Example 8.3 ◎

한쪽이 볼록 구면을 한 유리봉이 공기 중에 놓여 있고 유리봉 앞에 40cm되는 곳에 물체가 놓여 있다고 하자. 이 경우 이 구면(굴절경계면)의 표면굴절력은 얼마인가? 또 상의 위치를 계산하시오. 단 구면의 곡률반경이 10cm라 하고, 유리의 굴절률은 1.50이라고 하자.

풀이 구하고자 하는 물리량은 굴절력 P와 상거리 i이다.

$n=1.0$

$n'=1.5$

$R=+10.0cm$

$o=+40.0cm$

구면의 굴절력은 $\frac{n'-n}{R}$ 이므로 문제에서 $n'=1.5$이고 유리봉이 공기 중에

있으므로

$$n = 1.0$$

을 이용하면 구면의 굴절력을 계산하기 위해서 곡률반경 R의 단위를 미터(m)로 사용하여야 한다. 따라서

$$P = \frac{1.5 - 1.00}{0.10} = +5.00D$$

이므로 구면의 굴절력은 +5.00D 이다.

다음은 버전스를 이용해서 상의 위치를 알아보기로 하자.

버전스의 정의는 해당 파면까지의 거리 L과 매질의 굴절률의 비로 할 수 있다. 즉

$$V = \frac{n}{L}$$

이것을 물체계와 상계에 적용시키면

$$V = \frac{n}{o}, \quad V' = \frac{n}{i}$$

여기서 o는 물체거리이고 i는 상거리이다.

$$V = \frac{1.00}{0.40} = +2.5D$$

$V + V' = 5.0$에서 $V = +2.5D$ 이므로 $V' = +2.5D$

따라서 $V' = \frac{n'}{i}$ 이므로 $i = \frac{n'}{V'} = \frac{1.50}{2.5} = +0.60m$ 상거리는 60cm이다. 유리구면의 정점으로부터 유리구면볼 안쪽 60cm되는 곳에 상이 생긴다.

8.8 얇은 렌즈에 의한 상맺힘

얇은 렌즈에 의한 상맺힘을 구하기 위한 광선추적은 앞에서 설명한 거울의 경우와 같다. 단지 매질경계면이 거울의 경우는 반사면이고, 렌즈의 경우는 굴절면인 것이 다르다. 축상에 놓여 있는 크기가 있는 물체에 대한 경우를 볼록과 오목렌즈를 들어 물체의 위치에 따라 달라지는 상의 위치를 그림 8.39와 8.40에서 보여주고 있다. 렌즈 광선추적의 기본 역시 렌즈 중심을 지나는 광선은 굴절하지 않고 직진한다는 것이고, 두 번째로 축에 평행하게 입사하는 광선은 렌즈를 통과해서 초점방향으로 진행방향을 바꾼다는 것이다.

이 두 가지 경로변화 수칙은 발산계이든 수렴계이든 모두 다 적용된다. 이것을 염두에 두고 그림 8.39와 그림 8.40을 통해 광경로변화를 오목과 볼록렌즈에 대해 익히도록 한다.

볼록렌즈

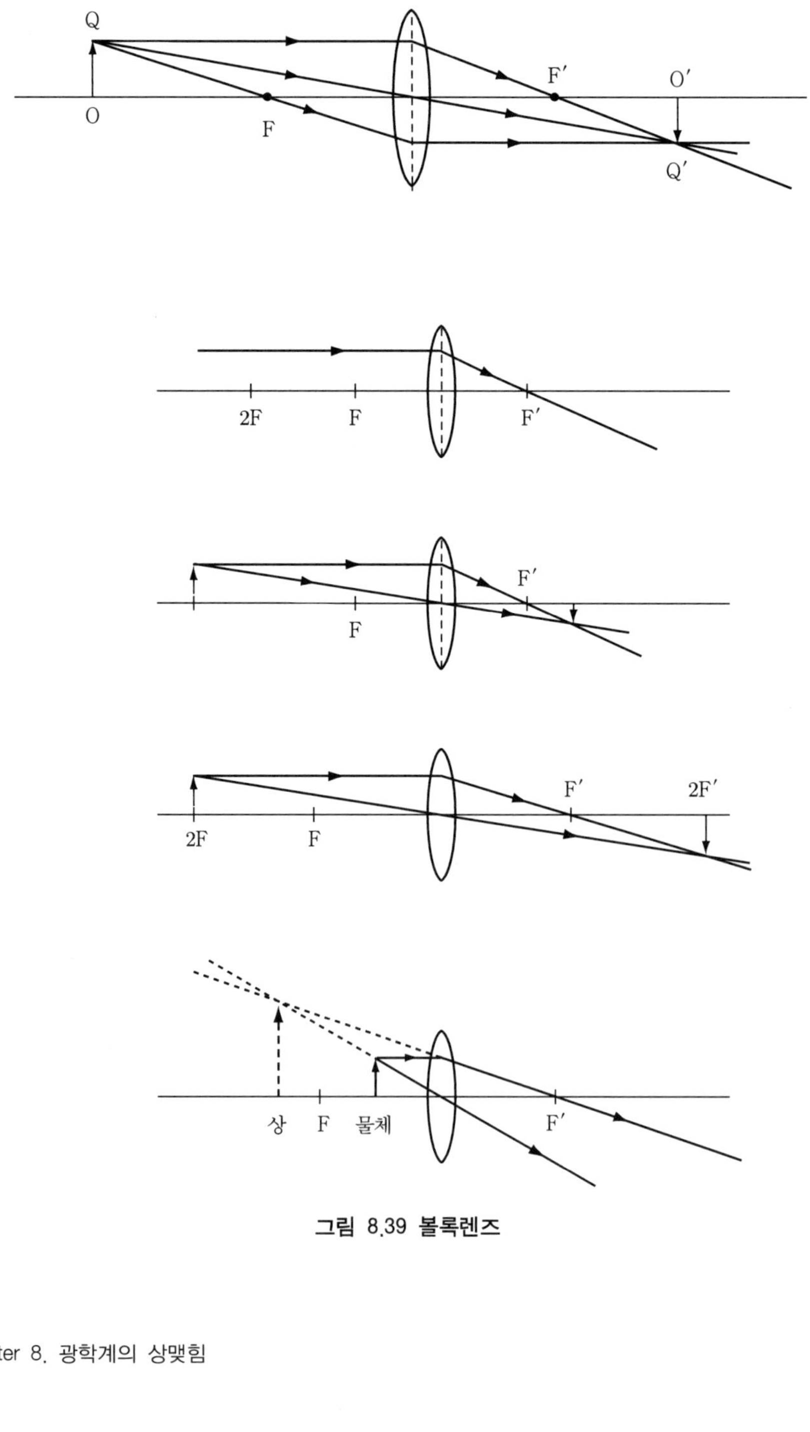

그림 8.39 볼록렌즈

오목렌즈

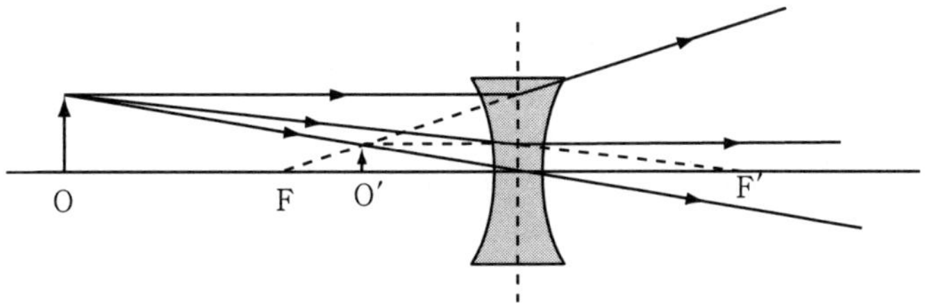

그림 8.40 오목렌즈

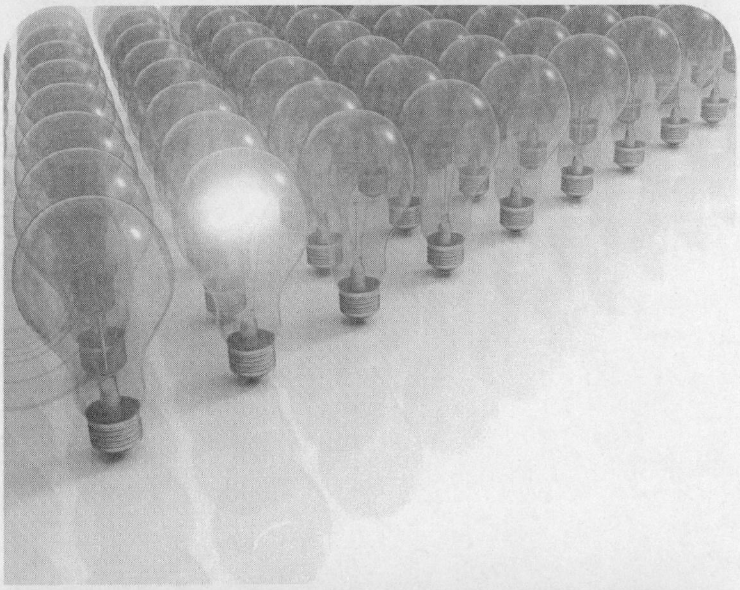

Chapter 9 두꺼운 렌즈

9.1 두꺼운 렌즈의 기하학적 구성과 광선추적

이 절에서는 두꺼운 렌즈에서 빛이 어떻게 경로변화를 경험하는지 알기 위해서 필요한 기하학적 구성(cardinal points)요소를 정의하고, 그에 준한 광선추적에 대해서 알아보기로 한다. 그림 9.1에서는 편의상 앞서 약속한 부호를 렌즈의 면을 기준으로 정의하기로 한다. 아래첨자 1과 2는 렌즈의 1면과 2면에 대한 것을 나타낸다.

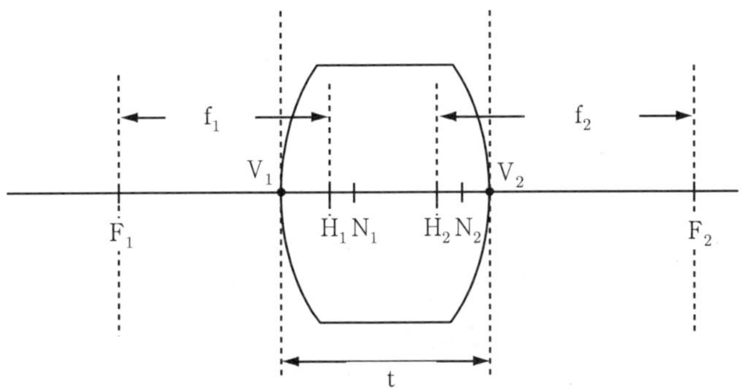

그림 9.1 두꺼운 렌즈의 기하학적 요소

V_1과 V_2는 제1면과 제2면의 정점, f_1과 f_2는 각 면의 초점거리로 주면에서부터 측정한다. H_1과 H_2는 제1주면과 제2주면에 놓여 있는 주점이나. N_1과 N_2는 승점(nodal point)이며, F_1과 F_2는 제1면과 제2면에 대한 초점이다.

그림 9.2에서는 초점 F_1에서 출발한 광선이 두꺼운 렌즈 제1면을 통과하여 경험하는 경로변화를 나타내고 있다.

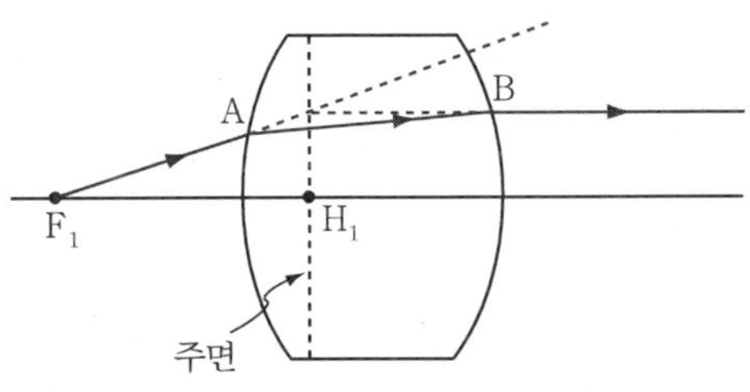

그림 9.2 초점 F_1을 출발한 광선의 경로변화

초점 F_1에서 출발한 광선은 제1주면과 입사광선의 방향으로 점선으로 이어지는 선과 교차하는 점에서 렌즈를 통과한 후 축과 평행하게 진행한다.

다음은 승점(nordal point)의 위치정의에 대해서 알아보자. 렌즈 1면에 대한 승점 N_1으로 입사한 광선은 N_2 승점으로 렌즈 2면을 통과하는데 방향은 입사방향과 평행하게 진행한다(그림 9.3).

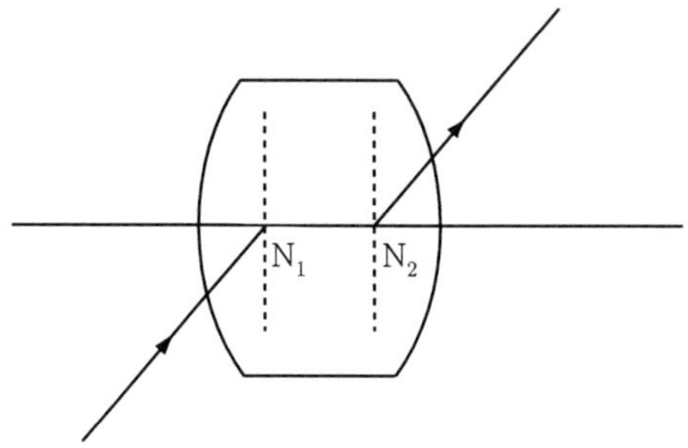

그림 9.3 승점의 정의

승점 N_1과 N_2를 통과하는 광선은 서로 평행하다.

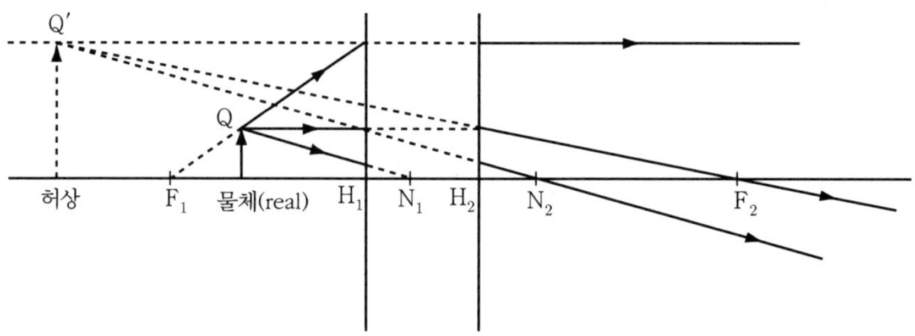

그림 9.4

승점과 주점이 일치하지 않는 경우 두꺼운 렌즈 광선추적

그림 9.4에서 승점과 주점이 일치하지 않는 두꺼운 렌즈계에 의한 결상과정을 광선추적을 통해 알아보기로 하자. 먼저 물체의 꼭지부분에 Q 라고 표시된 물체점에서 나온 광선이 F_1에서 나오는 방향으로 진행해나가는 경우는 주점 H_1과 H_2를 이어 축과 주면에 평행하게 나간다. 축과 평행하게 주면에 입사하는 광선은 초점 F_2를 통과하는 방향으로 나가고, 승점 N_1을 향해 입사하는 광선은 승점 N_2를 통과하는 방향과 서로 평행하고, 이들은 서로 점선으로 된 광경로에서 교차하고, 그 교차점이 바로 물체의 윗부분으로 발산광선의 방향을 역추적한 방향에서 수렴되어 허상이 생긴다. 바로선 확대된 허상이 이 두꺼운 렌즈의 초점 안에 놓여 있는 물체에 대한 상이다.

다음은 주점과 승점이 일치할 경우에 대한 결상과정을 소개하자. 앞의 경우와 마찬가지로 축과 평행하게 입사하는 광선은 주면(H_2가 놓여 있는)에서 초점 F_2를 통과하고, 승점 $N_1(H_1)$을 향해 입사하는 광선은 승점 $N_2(H_2)$에서 입사방향과 평행한 방향으로 진행하고 초점 F를 지나는 광선은 축과 평행하게 진행한다. 이들 광선이 서로 교차하는 곳에 상점이 있다. 이 경우에 대해서 그림 9.5에서 잘 보여주고 있다.

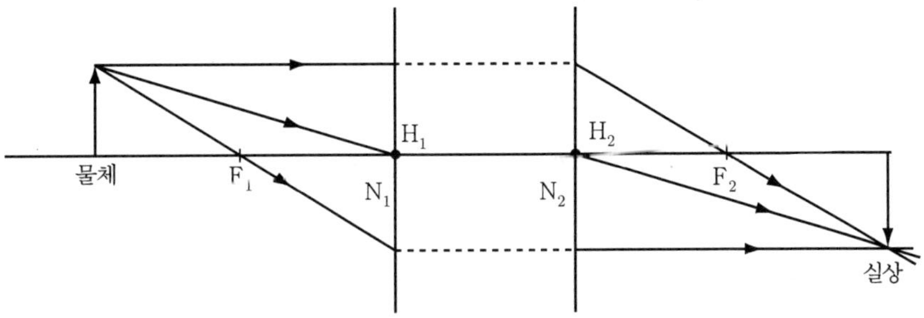

그림 9.5 승점과 주점이 일치하는 경우

두꺼운 발산렌즈계에서 결상과정은 그림 9.6에 나타내었다.

그림 9.6에서 입사광선 ①, ②, ③ 가운데 ③번 광선은 축과 평행하게 입사하고, ②번 광선은 N_2를 통과하도록 입사하고, ①번 광선은 F_2를 통과하는 방향으로 입사하면 허물체인 상 I 을 맺는다. 축과 평행하게 입사한 광선 ③은 초점 F_1을 통과하는 방향 ③′로 발산해 나가고, 초점 F_2를 향해 입사한 광선 ①은 축과 평행하게 ①′로 나간다.

①′광선과 ③′광선은 뒤로 서로 점선방향에서 나온 것과 같아 연상선이 서로 교차하고, 그 교차하는 곳이 바로 허물체의 화살머리 부분에 해당하며 상은 허상

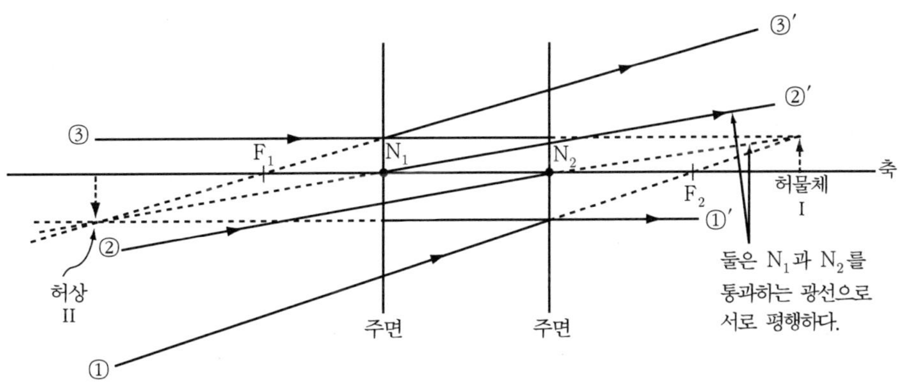

그림 9.6 두꺼운 발산렌즈계

II가 생긴다. 이때 허상 II의 머리에서 나온 광선은 N_1을 통과하는 방향으로 ② 번 광선과 평행한 방향으로 나간다.

또 다른 두꺼운 발산렌즈를 예를 들어보자. 그림 9.7에서 물체가 초점보다 먼 거리에 위치하고 있다고 가정하자. 이때 물체 머리부분 끝에서 축에 평행하게 입사하는 광선은 초점 F_2를 지나는 방향으로 나가고, 물체 머리부분 끝에서 입사하여 주점 H_1을 지나는 광선은 주점 H_2에서 입사방향과 평행한 방향으로 나가고, 물체 머리부분 끝에서 입사하는 광선의 방향이 초점 F_1 방향으로 향하면 제1주면(주점 H_1이 놓여 있는 면)에서 축과 평행하게 진행한다. 이 경우는 그림 9.7의 경우로 주점과 승점이 일치할 경우이다. 그림 9.7에 표시한대로 주점 H_1을 향해 입사한 광선은 주점 H_2에서 입사방향과 평행하게 나간다. 이들 진행방향은 서로 발산하는 방향이므로 이를 역추적하여 (그림 9.7에 점선으로 나타내었음) 서로 교차하는 곳이 상점의 위치이다.

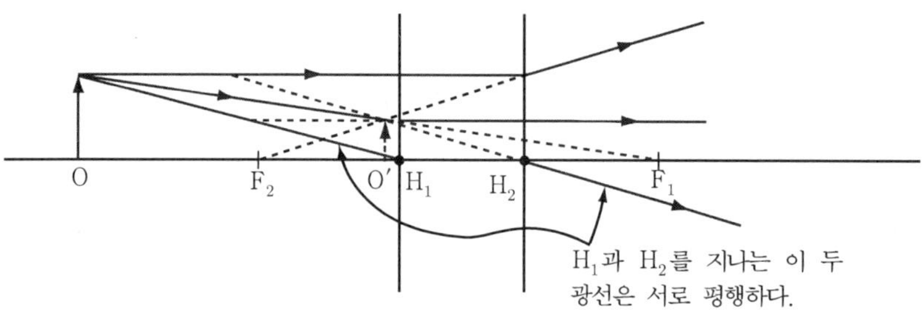

그림 9.7 두꺼운 발산렌즈

두꺼운 렌즈가 수렴계이나 H_2와 H_1가 서로 바뀌어 있는 계에서는 그림 9.8에서처럼 결상과정을 추적할 수 있고, 이 경우도 일반적인 규칙에 준해서 결상이 이루어진다. 축과 평행하게 입사하는 광선은 반드시 초점을 지나고 초점을 지나는 광선은 반드시 광학계를 지나 축과 평행하게 진행한다.

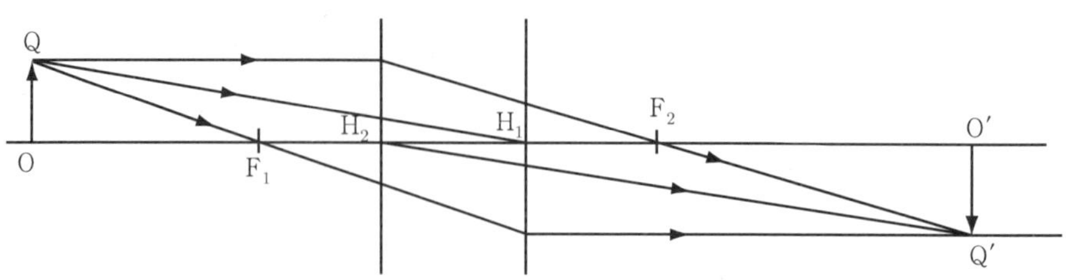

그림 9.8

H_2와 H_1이 서로 바뀌어 있는 계

9.2 두꺼운 렌즈에 의한 상맺힘

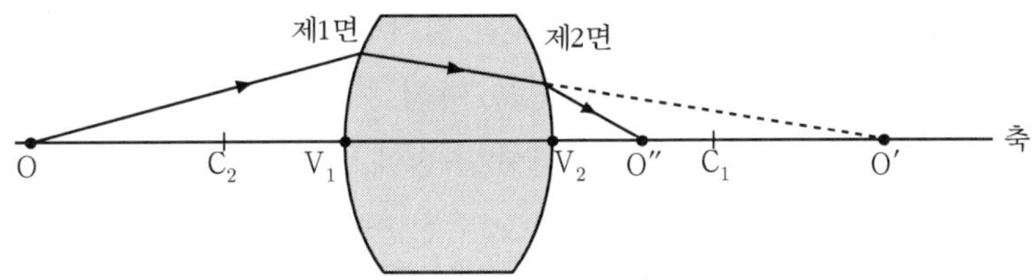

그림 9.9

주점이나 승점을 고려하지 않고 렌즈의 구면에 따른 굴절에 의한 상맺힘

그림 9.9에서 V_1은 제1면의 정점, V_2는 제2면의 정점이다. O는 물체점, O′는 제1면에 대한 상점, O″는 두꺼운 렌즈에 의한 마지막 상점이다.

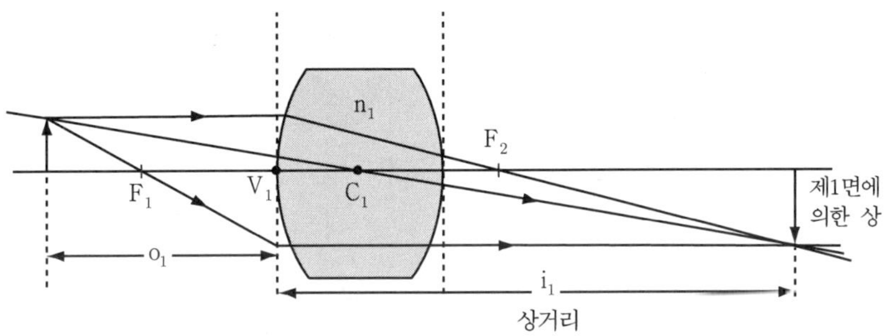

그림 9.10 두꺼운 렌즈 제1면에 의한 상맺힘

그림 9.10에서 o_1은 제1면에 대한 물체거리, i_1은 제1면에 대한 상거리이다.

제1면에 대한 렌즈공식은

$$\frac{n}{o_1}+\frac{n_1}{i_1}=\frac{n_1-n}{R_1} \tag{9.1}$$

이다. n은 물체계의 굴절률이고 n_1은 렌즈의 굴절률이다. 최종 상맺힘은 제1면에 의해 맺힘 상을 제2면에 대한 물체로 보고 같은 방법으로 상맺힘을 구하면 되고, 그렇게 해서 얻은 상이 주어진 두꺼운 렌즈에 의해 맺히는 최종상이 된다. 이와 같은 방법은 간편하지 않아 주점과 주점면을 이용하여 두꺼운 렌즈의 상맺힘을 얻도록 한다. 다음 절에서부터 두꺼운 렌즈에 의한 상맺힘을 알기 위해 주점에 대한 역할을 알아보도록 한다.

9.3 두꺼운 렌즈에 대한 주점과 굴절

두꺼운 렌즈에서 굴절은 실제로 입사광선이 제1면을 입사하면서 렌즈 매질에 의해 굴절하고, 그 굴절한 광선은 다시 제2면에서 굴절하여 광학계 밖으로 진행하게 된다. 그러나 작도의 편의상 초점에서 나온 빛은 렌즈를 통과한 후 축과 평행하게 진행하므로, 이를 전제로 주점면에서 입사방향과 교차하는 점에서 축과 평행하게 진행하는 방향을 설정하는 것이다. 이것을 그림 9.11과 그림 9.12에서 보여주고 있다.

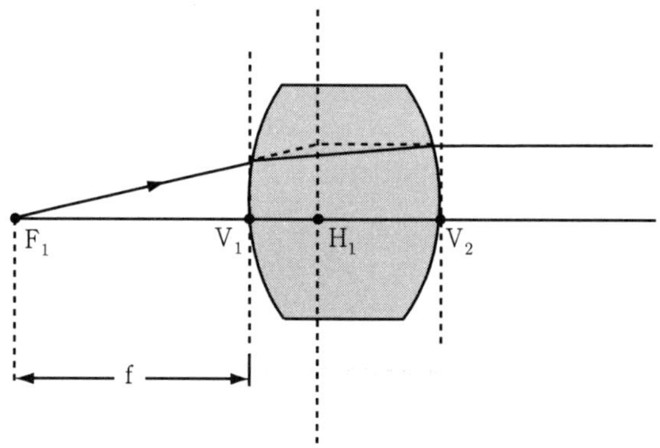

그림 9.11

f는 초점거리, H_1은 제1주면

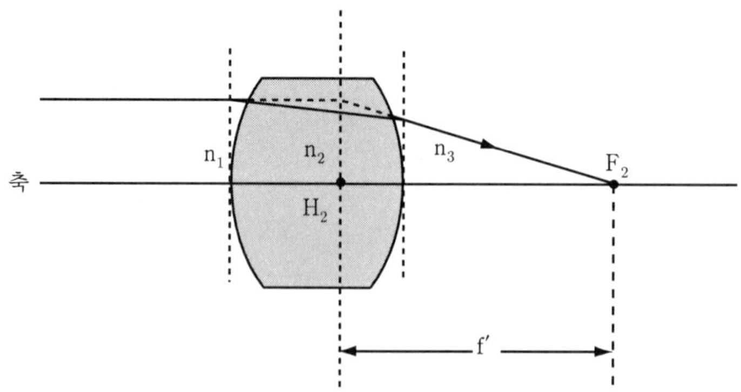

그림 9.12

그림 9.12에서 f′는 초점거리이다. 제1초점거리 f와 제2초점거리 f′의 비는 식 (9.2)로 주어진다.

$$\frac{n_3}{n} = \frac{f'}{f} \tag{9.2}$$

가장 간단한 두꺼운 렌즈계에서의 상작도법은 초점을 지나는 광선을 이용하는 것으로 그림 9.13과 같이 두 개의 광선, 즉 제1초점 F_1와 제2초점 F_2를 지나는 광선을 이용하는 것이다. 초점을 통과하는 광선은 항상 진행 또는 입사방향이 축과 평행하다는 것을 전제로 한 방법이다.

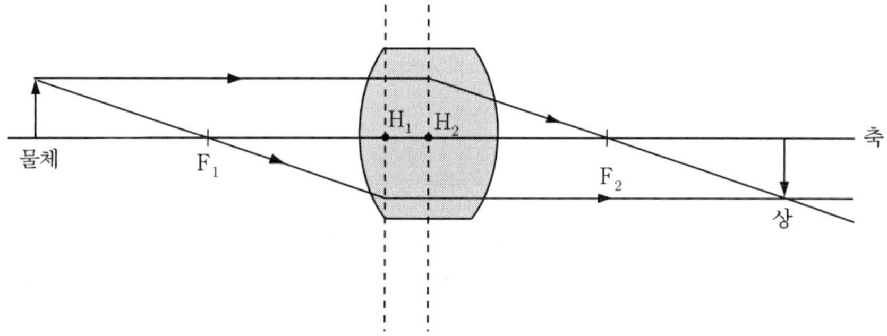

그림 9.13 평행광선을 이용한 두꺼운 수렴렌즈의 상작도

9.4 두꺼운 렌즈의 굴절력

두꺼운 렌즈의 경우 제1초점이 물체점이라면 이 경우 상은 무한 원에 있다. 거꾸로 제2초점은 물체가 무한 원에 있을 경우 상점에 해당한다. 이것은 렌즈계가 하나 또는 그 이상의 여러 개가 한꺼번에 모여 하나의 광학계를 이루는 경우에 대해서도 모두 적용된다. 특히 두꺼운 렌즈에 이것을 적용시키기 위해서는 새로운 정의가 필요하므로 다음에 두꺼운 렌즈계에서 필요로 하는 몇 가지 정의를 소개하기로 한다.

Example 9.1

두께가 6cm이고 굴절력이 각각 +10D인 경우 이 렌즈의 초점(1, 2)를 구하시오. 렌즈의 굴절률을 1.5라고 한다.

풀이 이 예제에서 주어지지 않은 물리량은 상의 위치와 물체의 위치이다. 초점을 구하기 위해서 먼저 물체가 무한 원에 놓여 있다고 가정한다면

$$\frac{1}{\infty}+\frac{1.5}{i}=+10.0\text{D}$$

에서 상거리는 +0.15m이다. 따라서 제1면의 상거리는 15cm이고, 두께가 6.0cm라고 했으므로 제1초점은 제1정점에서부터 9.0cm되는 곳에 있다. 따라서 제2면에 대한 초점은 제1면에 대한 초점에 물체가 놓여 있다고 하면 렌즈 공식에서 물체가 제2면의 오른쪽에 있으므로 물체거리의 부호는 (−)이다. 따라서

$$-\frac{1.5}{0.09}+\frac{1}{i}=+10.0\text{D}$$

상거리는 +0.0375m이다. 따라서 제2면에서 오른쪽 3.75cm 되는 곳에 이 두꺼운 렌즈의 제2초점이 있게 된다. 제1초점의 위치는 앞의 과정을 되짚어 뒤집어서 반복하면 되고 양쪽 곡면에 대한 굴절력이 동일하므로 제1초점도 제1면 정점에서 왼쪽으로 3.75cm 되는 곳에 있다.

먼저 두꺼운 렌즈의 참굴절력을 알아보자. 이것은 등가굴절력이라고도 하며, 이 물리량은 두꺼운 렌즈의 굴절력을 대신한다. 두꺼운 렌즈의 굴절력은 버전스를 이용하여 유도될 수 있는데 여기서 유도과정은 생략하고 결과만 소개하기로 한다. 두꺼운 렌즈의 굴절력을 P라고 하면, 1면의 굴절력 P_1과 2면의 굴절력 P_2 그리고 렌즈의 두께 t와 렌즈의 굴절률 n_2을 알면 다음의 관계식을 구할 수 있다.

$$P = P_1 + P_2 - \left(\frac{t}{n_2}\right)P_1P_2 \tag{9.3}$$

두꺼운 렌즈계에서 다음으로 중요한 물리량은 주면의 위치결정이다. 주면은 주점이 놓여 있는 면으로 정점에서 주점까지 거리를 알면 된다. 따라서 렌즈의 정점에서부터 주점까지 거리는

$$V_1H_1 = n_1\left(\frac{t}{n_2}\right)\left(\frac{P_2}{P}\right) \tag{9.4}$$

$$V_2H_2 = -n_3\left(\frac{t}{n_2}\right)\left(\frac{P_1}{P}\right) \tag{9.5}$$

이다.

예를 들면 다음 그림 9.14와 같은 두꺼운 렌즈가 있다. 이 렌즈의 굴절력과 주면의 위치를 결정해보자.

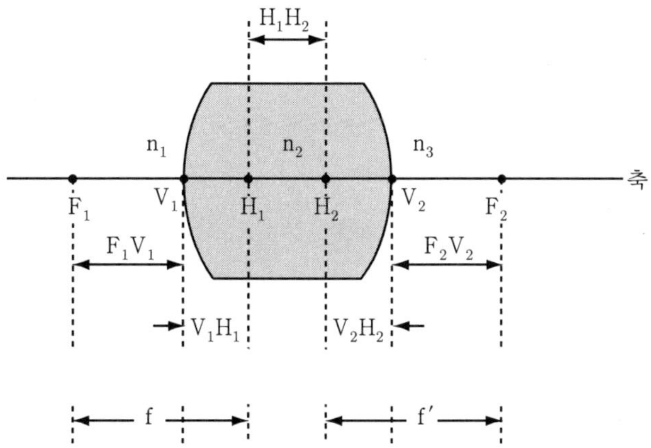

그림 9.14

먼저 이 렌즈의 기본값을 굴절이 $n_1 = 1.0$, $n_2 = 1.5$, $n_3 = 1.0$이고, 굴절력이 각각 1면과 2면이 $P_1 = +7.00D$, $P_2 = +13.00D$이라고 한다. 이 렌즈의 굴절력은 식 (9.3)을 이용하면

$$P = P_1 + P_2 - \left(\frac{t}{n_2}\right)P_1P_2$$

$$= 7.00D + 13.00 - \left(\frac{1.10}{1.56}\right)(7.00D)(13.00D)$$

$$= +14.17D$$

주점에서 정점까지 거리는 각각 다음과 같다.

$$V_1H_1 = n_1\left(\frac{t}{n_2}\right)\frac{P_2}{P} = (1.0)\left(\frac{0.10}{1.56}\right)\left(\frac{13.00}{14.17}\right) = 0.059m = +5.90cm$$

$$V_2H_2 = -n_3\left(\frac{t}{n_2}\right)\frac{P_1}{P} = -(1.0)\left(\frac{0.10}{1.56}\right)\left(\frac{7.0}{14.17}\right) = -0.032m = -3.20cm$$

다음 단계로 우리가 알아야 할 것은 주어진 렌즈의 초점의 위치이다.

초점의 위치는 정점에서 초점까지 거리를 알면 되는데 이것은 버전스를 이용하면 되고 제1면에 대한 것은

$$P_n = \frac{P_2}{1-\left(\frac{t}{n_2}\right)P_2} + P_1 \quad (9.6)$$

제2면에 대한 것은

$$P_v = \frac{P_1}{1-\left(\frac{t}{n_2}\right)P_1} + P_2 \quad (9.7)$$

이다. 이것을 이용하여 먼저 P_n과 P_v를 구하고 정점에서 초점까지의 거리 V_1F_1과 V_2F_2를 각각 계산하면 된다. 즉

$$P_v = \frac{P_1}{1-\left(\frac{t}{n_2}\right)P_1} + P_2 = \frac{7.00D}{1-\left(\frac{0.10}{1.56}\right)(7.00D)} + 13.00D = +25.70D$$

$$P_n = \frac{P_2}{1-\left(\frac{t_2}{n_2}\right)P_2} + P_1 = \frac{+13.00D}{1-\left(\frac{0.10}{1.56}\right)(13.00D)} + 7.00D = +85.00D$$

다음 정점에서 초점까지 거리는 제1면과 2면에 대한 것은 각각

$$V_1F_1 = -\frac{n_1}{P_n} \quad (9.8)$$

$$V_2F_2 = \frac{n_3}{P_n} \quad (9.9)$$

이다. 식 (9.8)과 식 (9.9)를 이용하면

$$V_1F_1 = -\frac{n_1}{P_n} = -\frac{1.00}{85.0} = -0.0118m = -1.18cm$$

$$V_2F_2 = \frac{n_3}{P_v} = \frac{1.00}{25.70} = +0.0389m = +3.89cm$$

끝으로 초점거리는

$$f = \frac{n_3}{P} = \frac{1.0}{14.17} = 0.070m \ ; \qquad f' = \frac{n_1}{P} = \frac{1.0}{14.17} = 0.070m$$

이다. 두꺼운 렌즈에서 다음으로 중요한 것은 광중심과 교점(승점)이다.

그림 9.15에서 N_1과 N_2는 제1면으로 입사한 광선이 두께가 t인 렌즈를 통과해서 제2면으로 출사할 경우 입사방향과 같은 방향으로 평행이동하여 출사하는 광선이 축과 교차하는 점을 광중심 O라고 하고, 입사방향과 출사방향의 연장선이 축과 교차하는 점 N_1과 N_2가 교점 또는 승점이다. 광중심의 위치는

$$V_1O = \frac{R_1 t}{R_1 - R_2} \tag{9.10}$$

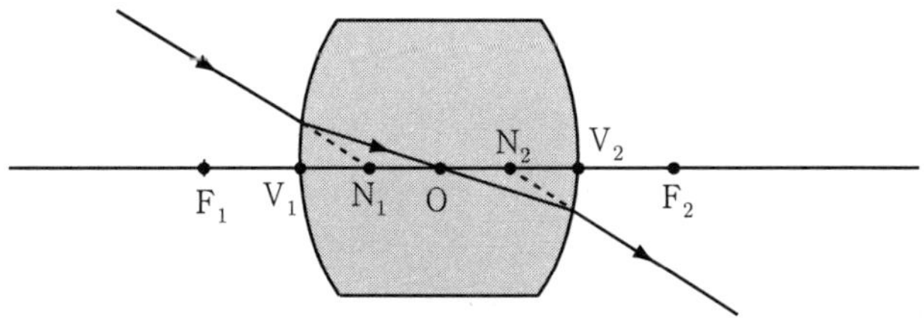

그림 9.15

이다. 여기서

$$\left.\begin{aligned} F_1N_1 &= f' \\ F_2N_2 &= f \end{aligned}\right\} \tag{9.11}$$

이다. 교점 N_1과 N_2는 그림 9.15에서 보여주는 것처럼 입사광선과 같은 방향으로 평행하게 굴절하는 광선이 축과 교차하는 점을 교점으로 정의한다.

만약 렌즈를 둘러싸고 있는 매질이 렌즈 앞과 뒤가 서로 같은 매질이 아니라면 승점과 주점의 위치가 일치하지 않는다. 그럴 경우에는 제1주점과 제1승점 사이의 거리가 또는 제2주점과 제2승점 사이의 거리가 제1초점거리와 제2초점거리의 합과 같다.

Example 9.2

곡률반경과 렌즈두께가 각각 $R_1 = 10\text{cm}$, $R_2 = 0$, $t = 5\text{cm}$인 렌즈의 경우 광중심의 위치를 구하시오.

풀이 식 (9.10)에서 $V_1O = \dfrac{(10)(5)}{+10-0} = +5\text{cm}$이므로 광중심을 렌즈 제2면인 평면

에 놓여 있다.

두 번째의 경우는 곡률반경이 $R_1=+10\text{cm}$와 $R_2=-10\text{cm}$인 볼록렌즈의 경우에 대해 광중심의 위치를 알아보자. 식 (9.10)에서

$V_1O=\frac{(+10)(5)}{+10+10}=+2.5\text{cm}$ 이므로 광중심은 렌즈두께가 5.0cm 이므로 렌즈의 중심에 놓여 있다.

Example 9.3 ◎

두 개의 수렴렌즈가 20cm 간격을 두고 놓여 있다. 물체가 첫 번째 렌즈에서 왼쪽으로 15cm 되는 곳에 놓여 있다. 상을 작도하고 상이 허상인지 실상인지 구하고 비율을 계산하시오. 단 렌즈의 초점거리는 각각 10cm 라고 한다.

풀이

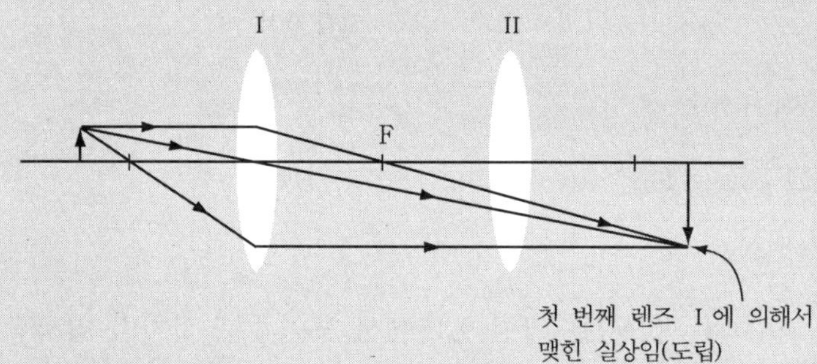

그림 9.16

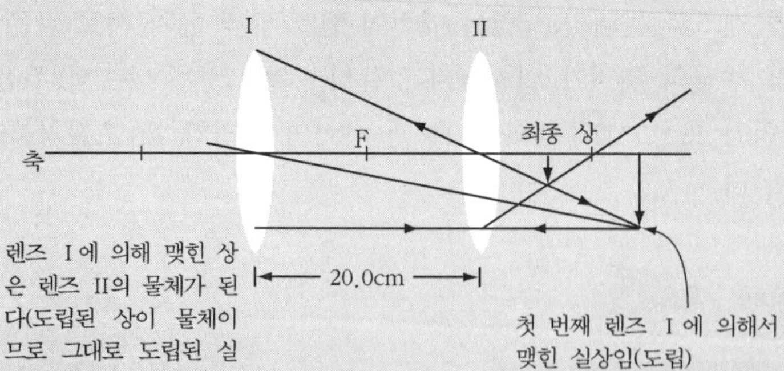

렌즈 I에 의해 맺힌 상은 렌즈 II의 물체가 된다(도립된 상이 물체이므로 그대로 도립된 실상이고 배율은 1이다. 즉 물체크기와 같은 상 크기가 된다).

그림 9.17

$$\frac{1}{s_{I}}+\frac{1}{i_{I}'}=\frac{1}{10}$$

$$\frac{1}{15}+\frac{1}{i_{I}'}=\frac{1}{10}$$

$$\frac{1}{10}-\frac{1}{15}=\frac{1}{i_{I}'}$$

$$\frac{1}{i_{I}'}=\frac{3}{30}-\frac{2}{30}=\frac{1}{30}$$

첫 번째 렌즈에 의한 상거리는 30cm이고 물체거리는 15cm이다.
첫 번째 렌즈에 의한 상배율은 −2이다.

두 번째 렌즈에 대한 물체거리는 첫 번째 렌즈에 의해 생긴 상이 두 번째 렌즈에 대해 물체가 되므로 물체거리는 −10cm가 된다. 따라서 렌즈만드는 이의 식에 의해

$$-\frac{1}{10}+\frac{1}{i_{II}'}=\frac{1}{10}$$

와 같이 쓸 수 있다. 여기서 -1_{II}은 두 번째 렌즈에 의해 생기는 상의 위치이다.

$$\frac{1}{i_{I}'}=\frac{2}{10}$$

$$\therefore -i_{II}'=+5\text{cm}$$

여기서 최종상은 두 번째 렌즈의 오른쪽 5cm 되는 곳에 생기고 배율은

$$m_{II}=-\frac{5}{-10}=+\frac{1}{2}$$

따라서 최종상은 두 번째 렌즈 오른쪽에 5.0cm되는 곳에 생기고 최종상의 배율은 본래 각각의 배율 m_{I}과 m_{II}의 곱과 같다. 따라서

$$\text{총배율은 } m_{I}m_{II}=\left(\frac{1}{2}\right)(-2)=-1$$

실물체와 같은 크기를 가지는 상이다.

9.5 두꺼운 렌즈 계산

공기매질에 놓여 있는 두께가 있는 렌즈의 경우 초점거리는

$$f' = \frac{1}{n-1} \frac{nR_1R_2}{(n-1)t + n(R_2 - R_1)} \tag{9.12}$$

여기서 R_1, R_2는 각각 렌즈 1면과 2면에 대한 곡률반경을 말하고, t는 렌즈의 두께 그리고 n은 렌즈의 굴절률이다.

여기서 f'은 주점 H'에서부터 초점 F'까지의 거리이며 동일 매질의 경우에는 f, 즉 주점 H에서 초점(제1면) F까지 거리를 $f' = f$이다.

그렇지만 앞에서 언급한 바와 같이 f와 f'과는 켤레(conjugate)관계가 아니라는 것을 잊지 말자. 두께가 0인 얇은 렌즈의 경우에 식 (9.12)는

$$f' = \frac{1}{n-1} \frac{R_1R_2}{R_2 - R_1} \tag{9.13}$$

으로 줄여진다. 얇은 렌즈라고 하는 경우 $t = 0$으로 생각하는 것은 수학적으로 정의된 것이지 실제로 얇은 렌즈라고 하더라도 렌즈의 두께는 있다. 그러나 가정해서

$$t \ll |R_2 - R_1|$$

인 경우에 해당되는 렌즈는 얇은 렌즈로 취급한다.

정점 1에서부터 주점 H까지 거리는

$$-\frac{R_1 t}{(n-1)t + n(R_2 - R_1)} \tag{9.14}$$

정점 2에서부터 주점 H'까지 거리는

$$-\frac{R_2 t}{(n-1)t + n(R_2 - R_1)} \tag{9.15}$$

따라서 HH'까지 거리는

$$t\left(1 - \frac{R_2 - R_1}{(n-1)t + n(R_2 - R_1)}\right) \tag{9.16}$$

얇은 렌즈의 경우는 식 (9.16)에서 $(n-1)d$는 무시할 만한 크기이므로 HH′까지 거리는 식 (9.17)과 같이 쓸 수 있다.

$$t\left(\frac{n-1}{n}\right) \tag{9.17}$$

정점1에서 주점 H까지 거리와 정점 2에서 주점 H′까지 거리는

$$V_1H_1 = -\frac{R_1}{R_2 - R_1}\frac{t}{n}, \qquad V_2H_2 = -\frac{R_2}{R_2 - R_1}\frac{t}{n} \tag{9.18}$$

양면이 곡면을 한 렌즈의 주점변경은 일정한 초점거리를 유지하고, 렌즈 두께와 굴절률 그리고 곡면의 휨을 조절하여 주면 (주점)의 위치를 이동시키는 효과를 얻을 수 있다. 두 곡면의 곡률이 서로 같고 곡률반경의 부호가 서로 다른 두꺼운 렌즈의 1면의 정점과 2면의 정점에서 주점 H와 H′까지 각각 같은 거리에 놓여 있는 대칭렌즈의 경우 $f' = R_1$과 같다.

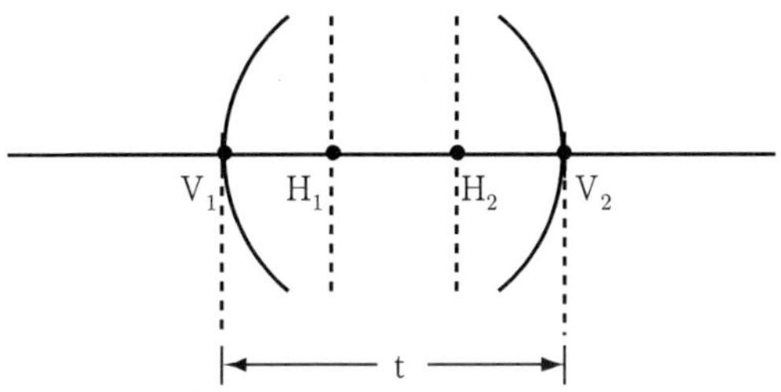

그림 9.18

또 좌우대칭인 두꺼운 렌즈의 경우 그 H와 H′ 사이의 거리는 그림 9.18의 경우일 때

$$t - V_1H_1 + V_2H_2 = H_1H_2 \tag{9.19}$$

와 같이 쓸 수 있다. 단, 렌즈계의 거리부호는 H점에서 V_1까지 거리 V_1H는 (+)이고, H′점에서 V_2까지 거리 V_2H'은 (−)이다. 여기서 기준점이 거리측정에서 V_1과 V_2이고 정점에서 오른쪽 방향으로 측정되는 거리는 (+)이고, 정점에서 왼쪽 방향은 (−)이다.

여기서는 앞에서 소개한 식 (9.16)을 이용하면 식 (9.17)이 되는 것을 알았다. 이때 식 (9.16)은 렌즈가 공기 중에 있는 경우이다.

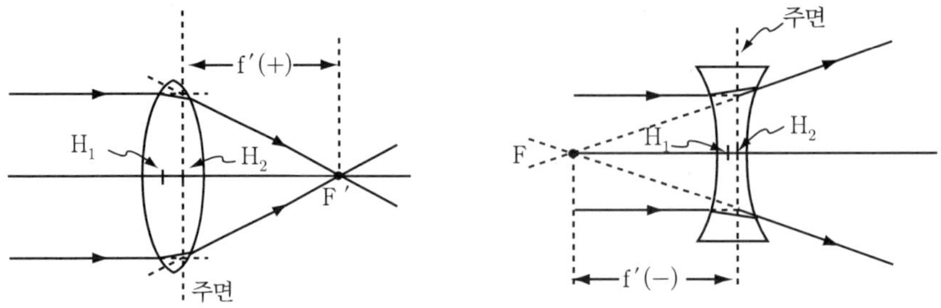

그림 9.19 얇은 렌즈의 주점위치와 초점거리

그런데 괄호( ) 안에 들어 있는 부호는 거리측정값에 대한 부호를 말한다. 예를 들어 축에서 위 방향으로 놓여 있는 크기는 (+)이고, 축에서 아래 방향으로 놓여 있는 크기는 (−) 양이다. 여기서

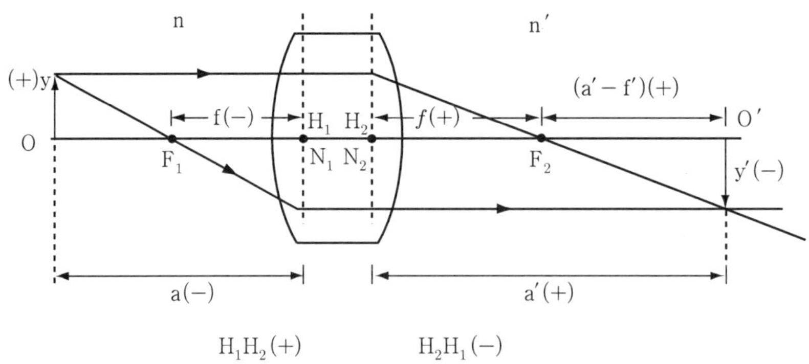

그림 9.20

H와 N점이 일치하는 두꺼운 렌즈

1면과 2면이 놓여 있는 매질이 동일할 경우

$$-\frac{1}{a}+\frac{1}{a'}=\frac{1}{f}=\frac{1}{f'} \tag{9.20}$$

여기서 부호를 a와 a′을 도입한 것은 얇은 렌즈의 경우와 구별하기 위해서이다. 그림 9.20에서 표시된 초점거리는 각각

$$f=\overline{H_1F_1},\ \ f'=\overline{H_2F_2}$$

이다. 만약에 두꺼운 렌즈가 예를 들어

$$a = +100\text{cm},\ a' = +50\text{cm}$$

이라고 하면 식 (9.20)에서

$$\frac{1}{100} + \frac{1}{50} = \frac{1}{f}$$

초점거리는 각각

$$f = 33.3\text{cm}$$

$$f' = 33.3\text{cm}$$

이다. 따라서 물체점 O에서 초점 F까지의 거리는

$$\overline{OF} = 64.67\text{cm}$$

상점 O′에서 초점 F_2까지 거리는

$$\overline{O'F_2} = 16.67\text{cm}$$

1면과 2면이 놓여 있는 매질이 동일하지 않을 경우

$$-\frac{n}{a} + \frac{n'}{a'} = \frac{n}{f} = \frac{n'}{f'} \tag{9.21}$$

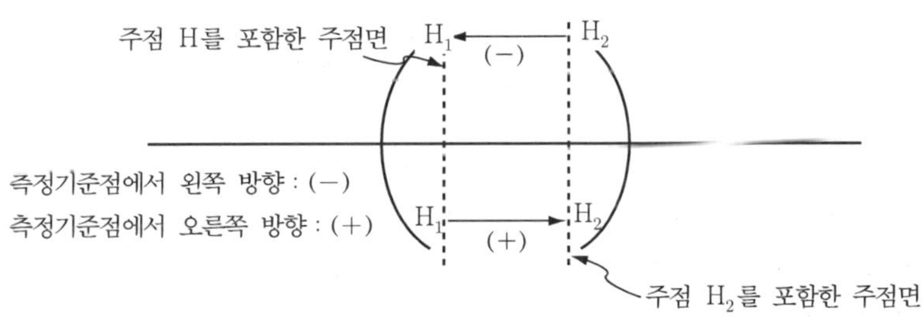

그림 9.21

두꺼운 렌즈계 측정기준점에서 측정방향에 따르는 부호설정

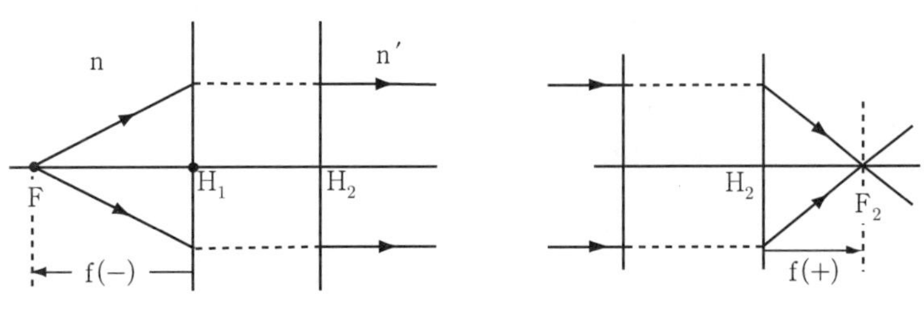

그림 9.22

두꺼운 렌즈의 초점거리는

$$\frac{1}{f} = (n_{렌즈} - 1)\left(\frac{1}{R_1} - \frac{1}{R_2} + \frac{(n_{렌즈} - 1)t}{n_{렌즈} R_1 R_2}\right) \tag{9.22}$$

여기서 $n_{렌즈}$는 렌즈의 굴절률이고, t는 렌즈의 두께(제1정점에서부터 제2정점까지 거리)이고 나머지 문자부호는 모두 일반적인 의미를 가지고 있다.

렌즈 제1면 정점에서부터 제1주점까지 거리는

$$h_1 = -\frac{f(n_{렌즈} - 1)t}{R_2\, n_{렌즈}} \tag{9.23}$$

만약 여기서 부호가 (−)이면 제2정점에서부터 왼쪽으로 제2주점이 있다.

Example 9.4

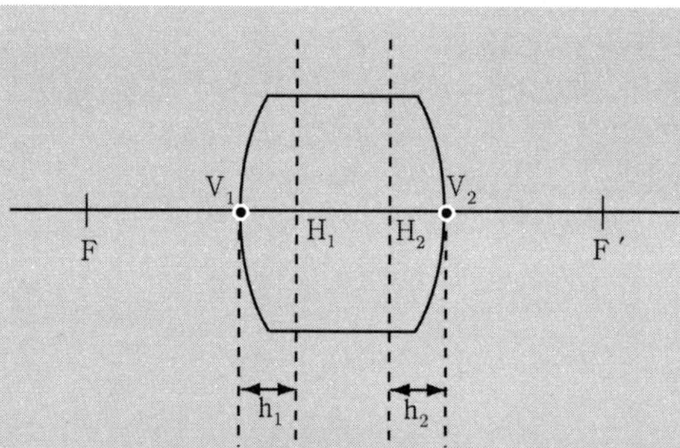

그림 9.23

만약에 물체가 렌즈의 제1정점 V_1에서부터 16.4cm되는 곳에 놓여 있다고 한다. 여기서 렌즈는 볼록렌즈이고 두께는 2.0cm이다. 제1면의 곡률반경은 5cm이고 제2면의 곡률반경은 20cm이다. 이 물체의 상은 어디에 맺히겠는가? 단, 렌즈의 굴절률은 1.5라고 하자.

풀이 유효초점거리, 즉 주점에서부터 초점까지의 거리는

$$\frac{1}{f} = (n_{렌즈} - 1)\left[\frac{1}{R_1} - \frac{1}{R_2} + \frac{(n_{렌즈} - 1)t}{n_{렌즈} R_1 R_2}\right]$$

주점에서부터 주평면까지 거리는 h_1과 h_2로 그림에 표시하였다. 따라서 렌즈 1면에서의 h_1과 렌즈 2면에서 h_2는

$$h_1 = -\frac{f(n_{렌즈} - 1)t}{R_2 n_{렌즈}}$$

$$h_2 = -\frac{f(n_{렌즈}-1)t}{R_1 n_{렌즈}}$$

따라서 공기 중에 놓여 있는 두꺼운 렌즈는 한 개의 유효초점거리와 두 개의 주점을 포함한 주평면의 위치로 정의될 수 있다.
문제에서 주어진 물리량을 유효초점거리 식에 대입하면

$$\frac{1}{f} = (1.5-1)\left(\frac{1}{5} - \frac{1}{-20} + \frac{(1.5-1)^2}{1.5(5)(-20)}\right) = +\frac{1}{8.2}$$

$$h_1 = -\frac{f(n_{렌즈}-1)t}{R_2 n_{렌즈}} = -\frac{8.2(1.5-1)2}{(-20)1.5} = +0.27\text{cm}$$

$$h_2 = -\frac{f(n_{렌즈}-1)t}{R_1 n_{렌즈}} = -\frac{8.2(1.5-1)2}{(5)1.5} = -1.1\text{cm}$$

렌즈 앞의 초점거리는 $f-h_1$이고, 렌즈 뒤쪽의 초점거리는 $f+h_2$이다.

∴ 앞쪽 초점거리는 $8.2+0.27=8.47\text{cm}$
뒤쪽 초점거리는 $8.2+1.1=9.3\text{cm}$

또 상거리는

$$\frac{1}{i} = \frac{1}{f} - \frac{1}{o}$$

$$= \frac{1}{8.2} - \frac{1}{\underbrace{16.4+0.27}}$$

물체가 렌즈 앞에 제1정점에서부터 16.4cm되는 곳에 놓여 있고, 정점 V_1에서 H_1까지의 거리는 0.27cm이므로 총 물체거리는 "16.4+0.27cm"이다.

따라서 위의 식에 의하면 상은 H_2로부터 16.4cm되는 곳에 놓여 있고 상은 거꾸로 선 실상이다.
물체계 초점에서 물체까지의 거리와 상계의 초점에서 상까지의 거리를 곱한 값은 초점거리의 제곱이다.

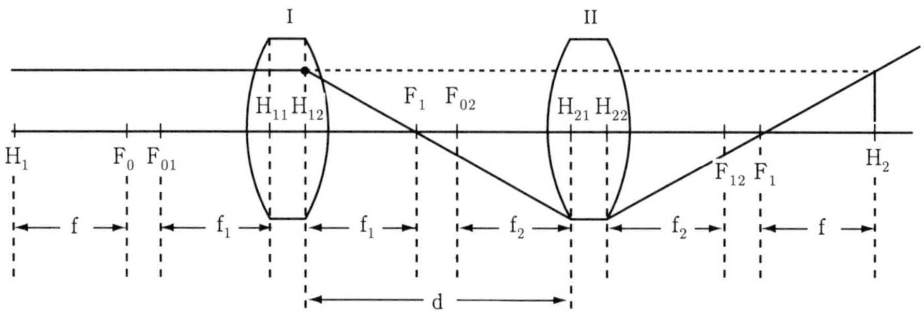

그림 9.24

두 렌즈의 초점거리가 각각 f_1과 f_2이고 서로 d만큼 떨어져 있는 경우(그림 9.24) 이 계의 초점거리는

$$\frac{1}{f} = \frac{1}{f_1} + \frac{1}{f_2} - \frac{d}{f_1 f_2} \tag{9.24}$$

주평면(principal plane) 위치는 각각

$$\overline{H_{11}H_1} = \frac{fd}{f_2}$$

$$\overline{H_{22}H_2} = \frac{-fd}{f_1} \tag{9.25}$$

9.6 근축광선에 대한 광선추적

광학계의 소자(element)는 광학계 구면의 곡률반경과 두께로 그의 특성을 결정지을 수 있다. 굴절계수와 구면의 곡률반경 두께가 광학계의 특성을 결정짓는 유일한 요소이다.

광선추적(system matrix)을 위한 방정식은

1. $n(\alpha + \theta) = n\left(\alpha + \frac{h}{R}\right)$

2. $n'\alpha' = n\alpha - h\left(\frac{n' - n}{R}\right)$

과 같고 이것을 행렬식으로 표식하면 다음과 같다.

$$3.\quad \begin{bmatrix} \alpha' \\ h \end{bmatrix} = \begin{bmatrix} 1 & -\dfrac{n'-n}{R} \\ 0 & 1 \end{bmatrix} \begin{bmatrix} \alpha \\ h \end{bmatrix}$$

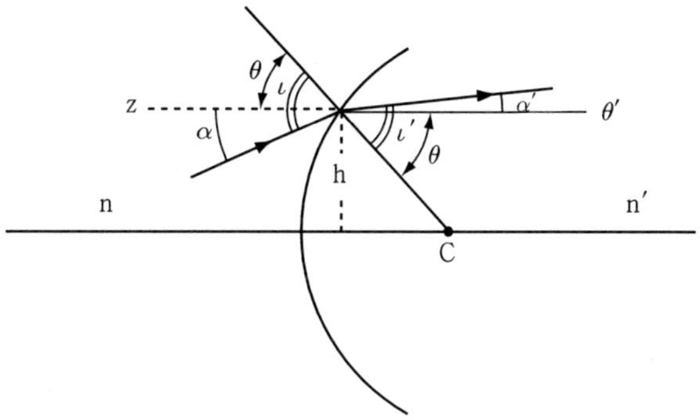

그림 9.25

예를 들어 그림 9.26과 같은 계의 경우 1, 2, 3, 4면이 있고 이 두 렌즈 사이에 공기가 차여져 있다고 하면 이 경우 광선추적을 하기 위해 필요한 데이터는 실무적 계산을 하기 위해서 표 9.1과 같이 만들어 실제 사용한다. 이것을 예로 들어 상세히 취급하기로 하자.

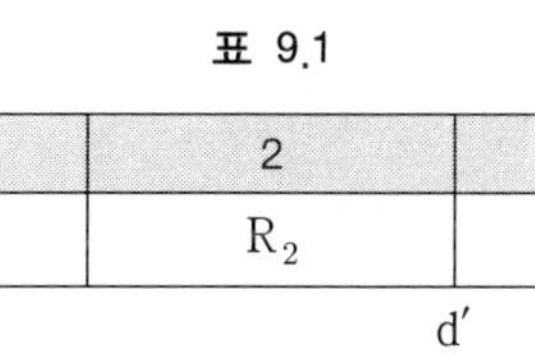

그림 9.26

표 9.1

매질경계면	1	2	3	4
곡률반경	R_1	R_2	R_3	R_4
두께	d		d′	d″
굴절률	n		n′	n″

표에서 d는 i면과 i+1면 사이의 간격을 말하고, n을 당해 매질에 대한 굴절률이다. 여기서는 n′은 두 렌즈 사이의 매질에 대한 굴절률이 된다. n과 n″은 첫 번째 렌즈와 두 번째 렌즈의 굴절률이다.

먼저 위에서 소개한 방정식 1, 2와 3에 대해 그 유도과정과 의미를 알아보기로 하자.

만약 광선이 i 면에서 i + 1 면을 통과한다면 어떤 일이 생길까?

$$h_{i+1} = h_i + t \tan \alpha_i \tag{9.26}$$

여기서, h는 해당 광선의 축상높이를 말하고(그림 9.25 참조), t는 렌즈 두께이다. 근축광선이므로 $\alpha \ll 1$ 이므로 $\tan\alpha \simeq \alpha$이다.

$$h_{i+1} = h_i + t\alpha_i \tag{9.27}$$

두 번째 면에 대해서도 α는 α이므로

$$\alpha_{i+1} = \alpha_i \tag{9.28}$$

식 (9.27)과 (9.28)은 이웃하는 두 면을 통과할 경우에 해당된다.

만약 입사각 ι로 입사한 광선이 주어진 입사면을 통과한다면 높이 h에서 입사각 ι은 변하지 않지만 ι인 입사각에서 입사면을 통과하면서 바로 유리의 굴절률 때문에 굴절하게 된다.

굴절각을 ι'이라고 한다면 스넬의 법칙에 따라

$$\sin\iota = n'\sin\iota' \tag{9.29}$$

이 되는데 근축광선이란 전제로 $\sin\iota \simeq \iota$과 $\sin\iota' \simeq \iota'$을 적용하면

$$n\iota = n'\iota' \tag{9.30}$$

로 줄여 쓸 수 있다.

또 그림 9.25에서

$$\iota = \alpha + \theta \tag{9.31}$$

$$\iota' = \alpha' + \theta \tag{9.32}$$

근축광선이므로

$$\theta = \frac{h}{R} \tag{9.33}$$

위의 식 (9.29)~(9.33)에서

$$n(\alpha + \theta) = n\left(\alpha + \frac{h}{R}\right) = n'(\alpha' + \theta) = n'\left(\alpha' + \frac{h}{R}\right) \tag{9.34}$$

$$n'\alpha' = n\alpha - h\left(\frac{n'-n}{R}\right) \tag{9.35}$$

식 (9.34)와 (9.35)는 매질경계면을 통과할 경우의 효과를 취급하고 있다.

식 (9.27) $h_{i+1} = h_i + t\alpha_i$에서

$$\tilde{\alpha} = n_i\alpha_i \tag{9.36}$$

로 놓으면

$$h_{i+1} = h_i + \frac{t}{n_i}\tilde{\alpha}_i \tag{9.37}$$

$\tilde{t} \equiv \dfrac{t}{n_i}$: 줄어든 두께 또는 환산두께(reduced thickness)이다.

$$h_{i+1} = h_i + \tilde{t}\ \tilde{\alpha}_i \tag{9.38}$$

따라서 식 (9.34)와 (9.35) 그리고 식 (9.28)과 (9.29)는 2×2 행렬로 바꾸어 쓸 수 있다. 식 (9.28)과 (9.38)은

$$\begin{pmatrix}\tilde{\alpha}_{i+1}\\ h_{i+1}\end{pmatrix} = \begin{pmatrix}n_i\ \alpha_{i+1}\\ h_{i+1}\end{pmatrix} = \begin{pmatrix}1 & 0\\ \tilde{t}_i & 1\end{pmatrix}\begin{pmatrix}\tilde{\alpha}_i\\ h_i\end{pmatrix} \tag{9.39a}$$

식 (9.26)과 (9.36)으로

$$\begin{pmatrix}\alpha_i'\\ h_i\end{pmatrix} = \begin{pmatrix}1 & -\dfrac{n'-n}{R}\\ 0 & 1\end{pmatrix}\begin{pmatrix}\tilde{\alpha}_i\\ h_i\end{pmatrix} \tag{9.39b}$$

요약하면 시 (9.39a)에시

$$(\mathfrak{I})_k \equiv \begin{pmatrix}1 & 0\\ t_k & 0\end{pmatrix} \tag{9.40a}$$

은 이동행렬이라고 하고 식 (9.36b)에서

$$(\mathfrak{R})_k \equiv \begin{pmatrix}1 & -\dfrac{n'-n}{R}\\ 0 & 1\end{pmatrix} \tag{9.40b}$$

은 굴절행렬이라고 한다.

예를 들어 다음과 같은 광학계에 대한 광선추적을 하기로 해보자. 먼저 그림 9.27에서처럼 세 개의 렌즈가 공기 중에 놓여 있고 이들 렌즈에 대한 정보는 표 9.2에 있는 것과 같다고 한다.

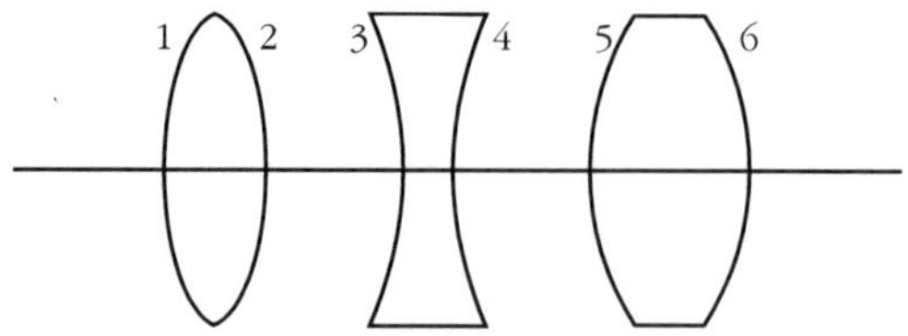

그림 9.27

표 9.2

(단위 : cm)

면	1	2	3	4	5	6
곡률변경	11.5	−127	−23.5	10.2	30.0	−15.0
굴절률	1.812	1.00	1.695	1.00	1.812	
간격	5.00	1.25	1.55	2.50	5.00	
구경	3.00		2.36		2.58	

이 경우 광경로는

$$\begin{pmatrix}\tilde{\alpha}_f \\ h_f\end{pmatrix} = \underbrace{(\mathfrak{R})_6(\mathfrak{I})_5 \cdots (\mathfrak{I})_2(\mathfrak{R})_2(\mathfrak{I})_1(\mathfrak{R})_1}_{\text{이 행렬곱을 시스템 행렬이라고 하고 }(\tilde{S})\text{를 표시한다.}}\begin{pmatrix}\tilde{\alpha}_i \\ h_i\end{pmatrix} \tag{9.41}$$

결국 $(\tilde{S})$는 2×2 행렬로

$$(\tilde{S}) = \begin{pmatrix} b & -a \\ -d & c \end{pmatrix} \tag{9.42}$$

압축되고 각각 행렬의 디터미넌트, 즉 $|\mathfrak{R}|$과 $|\mathfrak{I}|$는 1이다. 즉

$$|\mathfrak{R}| = 1$$

$$|\mathfrak{I}| = 1 \tag{9.43}$$

앞서 준 예의 첫 번째 렌즈의 시스템 행렬은

$$(\tilde{S}) = (\mathfrak{R})_2(\mathfrak{I})_1(\mathfrak{R})_1$$

$$(\mathfrak{I})_1 = \begin{pmatrix} 1 & -\dfrac{1.812 - 1.000}{11.5} \\ 0 & 1 \end{pmatrix} = \begin{pmatrix} 1 & -0.006 \\ 0 & 1 \end{pmatrix}$$

$$(\mathfrak{I})_1 = \begin{pmatrix} 1 & 0 \\ \dfrac{5.00}{1.812} & 1 \end{pmatrix} = \begin{pmatrix} 1 & 0 \\ 2.7594 & 1 \end{pmatrix}$$

$$(\Re)_2 = \begin{pmatrix} 1 & -\dfrac{1.000-1.812}{-127} \\ 0 & 1 \end{pmatrix} = \begin{pmatrix} 1 & -0.0064 \\ 0 & 1 \end{pmatrix}$$

$$(\tilde{S}) = \begin{pmatrix} 0.9824 & -0.0758 \\ 2.7594 & 0.8052 \end{pmatrix}$$

$$|\tilde{S}| = 1 \tag{9.44}$$

이라면 올바른 계산이 된 것이다. 이와 같은 방법으로 6면까지 계산을 하면 최종 광선의 위치를 추적할 수 있다. 여기서 모든 면까지 계산을 다 안했지만 나머지 계산은 학생들의 과제로 남겨두기로 한다.

9.7 두꺼운 렌즈와 복합렌즈계

광학계는 종종 두 개 또는 그 이상의 상맺힘계로 이루어져 있다. 렌즈 중앙부분이 두껍기 때문에 얇은 렌즈로 취급할 수가 없다. 그러나 문제를 간단히 하기 위해서 여러 종류의 렌즈로 이루어져 있는 광학계의 경우에는 종종 그 광학계를 구성하고 있는 개개의 렌즈에 대해 얇은 렌즈 가정을 적용하여 상맺힘을 검도한다. 두꺼운 렌즈계와 복합(multiple)렌즈계를 이루고 있는 개개의 렌즈에 얇은 렌즈공식을 사용하여 상맺힘을 알아보는 방법을 소개한다.

광학계를 구성하는 각각의 렌즈를 차례대로 추적하여 최종상의 위치를 구하는 방법이다. 먼저 버전스를 이용해서 상의 위치를 찾는 방법을 이용하자. 버전스는 앞에서 이미 설명하였다. 다시 간추리면

- 임사 버전스 : $\frac{n}{o}$(n : 물제계의 굴절률, o : 물체거리)
- 출사 버전스 : $\frac{n'}{i}$(n′ : 상계의 굴절률, i : 상거리)
  (또는 최종 버전스)

와 같고 개개의 소자의 굴절력은 다음과 같다.

$$\left.\begin{array}{l} \bullet\ \text{렌즈면의 굴절력} : P = \dfrac{n' - n}{R}\ (R : \text{곡면의 곡률반경}) \\ \bullet\ \text{얇은 렌즈의 굴절력} : P = (n' - n)\left(\dfrac{1}{R_1} - \dfrac{1}{R_2}\right) \end{array}\right\}$$

굴절력의 단위는 디옵터(Diopter)이다.

Example 9.5 ◎

렌즈 1면의 곡률반경이 5cm이고, 렌즈 2면의 굴절력은 +5D이고, 렌즈 두께가 15cm라고 하자. 이때 렌즈 앞 50cm되는 곳에 물체가 놓여 있다면 상의 위치는 이 계에서 어디에 있는지 구하시오.

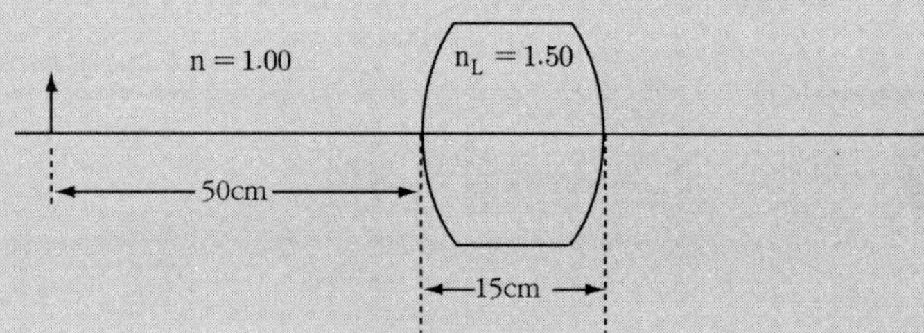

그림 9.28

풀이 제1면의 굴절력은

$$\frac{n'-n}{0.05m} = \frac{1.5-1.00}{0.05} = \frac{0.5}{0.05} = +10.0D$$

상의 위치는

$$\frac{n}{o} + \frac{n'}{i} = \frac{n'-n}{R}$$

를 이용하면

$$\frac{1}{0.5} + \frac{1.5}{i} = \frac{0.05}{0.05}$$

$$\frac{1.5}{i} = \frac{0.5}{0.05} - \frac{1}{0.5} = +8.0$$

버전스와 굴절력을 사용했으므로 여기서 상거리의 단위는 미터(m)이다. 따라서 상거리 i=18.75cm이다. 따라서 상거리에서 렌즈두께를 빼주면

18.75cm−15cm(렌즈두께)=3.75cm

이고, 이 3.75cm는 제2면에 대해서 물체거리가 되면 부호가 (−)이므로 제2면에 대한 물체거리는 −3.75cm가 된다. 그러므로 제2면에 대한 상은

$$-\frac{1.5}{0.0375} + \frac{n'}{i} = 5D$$

$$\frac{n'}{i} = 5D + \frac{1.5}{0.0375} = 45D$$

$$i = \frac{1}{45D} = 0.022m = +2.22cm$$

실제 상은 제2면의 정점에서부터 2.22cm되는 곳에 있다.

Example 9.6

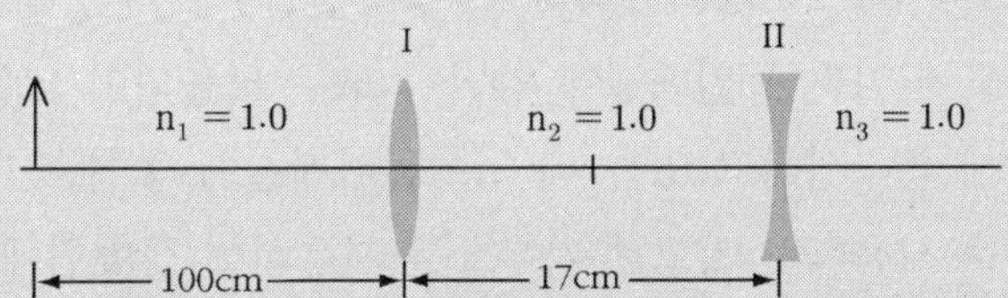

그림 9.29

얇은 볼록렌즈(I)와 오목렌즈(II)가 거리 17cm되게 떨어져 있다. 물체가 볼록렌즈 앞 100cm되는 곳에 놓여 있다고 한다. 이 계의 최종상의 위치를 구하시오. 볼록렌즈의 굴절력은 +15.00D이고 오목렌즈의 굴절력은 −3.00D이다.

풀이 I 렌즈의 굴절력이 +15.00D이고

II 렌즈의 굴절력은 −3.00D이다.

I 렌즈에 대한 상거리는 $1 + \frac{1}{i} = 15.0D$에서 $i = 7.14cm$이다.

II 렌즈에 대한 물체거리는 7.14cm − 17cm = 9.86cm이다.

물체가 렌즈의 왼쪽에 있으므로 물체거리는 +9.86cm이다. 따라서

$$+\frac{1}{0.0986} + \frac{1}{i} = -3.00$$

$$\frac{1}{i} = -3.0 - 10.14 = -13.14$$

$$\therefore\ i = -7.61cm$$

최종상은 오목렌즈(II) 제1면에서 왼쪽으로 7.6cm되는 곳에 있다.

9.8 두 개의 면으로 된 광학계에서 상맺힘

렌 즈

2개의 면으로 된 광학계를 통과하는 광선추적으로 렌즈에 의한 상맺힘을 알아보고자 한다. 먼저 단일렌즈 또는 여러 면으로 이루어진 복합렌즈계에 의한 상의 위치를 광선추적으로 결정하는데 필요한 물리량들에 대해 알아보기로 하자.

일반적으로 렌즈는 광학유리를 소재로 만들어지거나 또는 다른 광학물질로 제작되어 용도에 따라 동일매질에 양면이 모두 노출되어 있는 경우이다. 가장 보편적인 광학계를 구성하고 있는 렌즈는 공기매질에 놓여 있다. 먼저 실제대상 광학계를 수치를 사용하지 않고 문자부호를 사용하여 상맺힘에 필요한 물리량을 구하는 공식을 소개하기로 한다.

각 렌즈면 정점 사이의 두께가 얇으면 얇을수록 우리는 렌즈방정식의 유도과정 중의 복잡성을 단순화시킬 수 있는 장점이 있다. 렌즈의 특성을 결정하는 물리량으로는 다음과 같은 것이 있다. 부호를 사용하여 표시하면

- t : 렌즈두께(제1면 정점과 제2면 정점 사이의 거리)
- R_1, R_2 : 렌즈 1면과 2면의 곡률반경
- n : 렌즈 유리의 굴절계수

등이 있다.

주어진 렌즈에 의한 상의 위치를 구하는 공식을 알아보기로 하자.

먼저 입사광선을 평행광선으로 보면 물체거리는 ∞ 이고, 따라서 렌즈를 통과한 광선은 수렴렌즈의 경우 초점에 수렴한다. 따라서 제2렌즈면의 정점에서부터 초점 F′까지 거리가 바로 상거리가 된다.

$$i = \frac{1}{n-1}\frac{R_1[nR_1-(n-1)t]}{(n-1)t+n(R_2-R_1)} \tag{9.45}$$

따라서 식 (9.45)가 렌즈가 공기매질에 놓여 있는 경우에 대한 상거리이다.

그리고 앞에 9.5절에서 소개한 바와 같이 렌즈가 공기매질에 놓여 있는 경우 초점거리는 식 (9.12)로 구할 수 있다.

식 (9.12)를 다시 소개하면

$$f' = \frac{1}{n-1}\frac{nR_1R_2}{(n-1)t+n(R_2-R_1)} \tag{9.46}$$

식 (9.46)이 공기매질에 놓여 있는 렌즈의 초점거리이다.

똑같은 매질에 제1면과 제2면이 놓여 있기 때문에 $\bar{f}=-f'$이다. 제2면의 정점 V_2에서 H_2까지 거리는 $i=-f'$이므로

$$V_2H_2 = -\frac{R_2t}{(n-1)t+n(R_2-R_1)} \tag{9.47}$$

공기 중에 놓여 있는 렌즈의 상계에서 주점의 위치다. 거꾸로 계산하면 물체계의 주점의 위치도 계산할 수 있다. 결과로

$$V_1H_1 = -\frac{R_1t}{(n-1)t+n(R_2-R_1)} \tag{9.48}$$

식 (9.47)과 식 (9.48)에서 쉽게

$$\frac{V_1H_1}{V_2H_2} = \frac{R_1}{R_2} \tag{9.49}$$

을 얻을 수 있다.

2개의 주점 사이의 거리는

$$H_1H_2 = t - V_1H_1 + V_2H_2 \tag{9.50}$$

이며

$$H_1H_2 = t\left(1 - \frac{R_2-R_1}{(n-1)t+n(R_2-R_1)}\right) \tag{9.51}$$

공기매질에 놓여 있는 두께가 t인 두꺼운 렌즈의 주점과 주점 사이의 거리이다. 이상은 두꺼운 렌즈에 대한 식이다. 두꺼운 렌즈는 V_1과 V_2 사이의 두께 t, 즉 정점 V_1과 V_2 사이의 거리 t를 무시할 수 없는 경우를 말한다.

얇은 렌즈의 경우는 $(n-1)t$가 무시할 만큼 작은 경우로 초점거리는

$$f' = \frac{1}{n-1}\frac{R_1R_2}{R_1-R_1} \tag{9.52}$$

로 표시할 수 있다. 실제로는 $t=0$인 경우는 없지만 문제를 간단히 하기 위해서

흔히 t = 0으로 얇은 렌즈를 정의한다. t = 0인 렌즈를 생산하는 것은 불가능하다. 그러나 여러 개의 렌즈로 이루어져 있는 복합렌즈계에서 개개의 렌즈를 이용한 광선추적을 할 경우는 t = 0으로 취급하는 것이 가장 바람직하다.

$$V_1H_1 = -\frac{R_1}{R_2 - R_1}\frac{t}{n} \tag{9.53}$$

$$V_2H_2 = -\frac{R_2}{R_2 - R_1}\frac{t}{n} \tag{9.54}$$

$$H_1H_2 = t\frac{n-1}{n} \tag{9.55}$$

식 (9.53)~(9.55)는 주점 사이의 거리와 주점의 위치를 구할 수 있는 식이다. V_1H_1, V_2H_2, H_1H_2이 모두 영이면 모든 정점과 주점들이 한 점에 놓여 있게 되고 이런 경우에는 아주 무한히 얇은 렌즈를 의미한다.

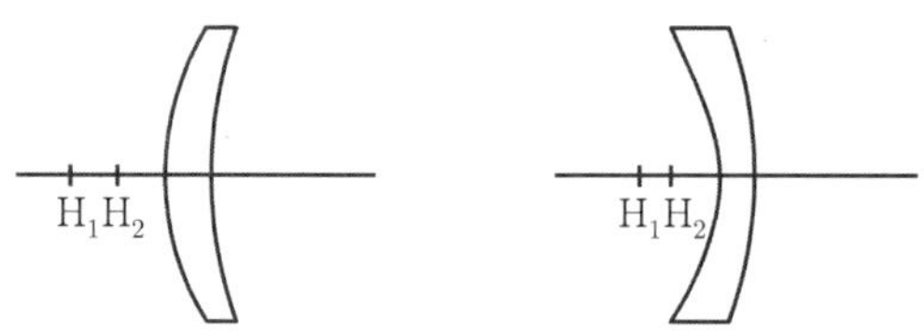

그림 9.30

만약 렌즈가 공기매질 속에 놓여 있다면 렌즈를 뒤집어 놓거나 광경로를 뒤집는다고 해도 근축광선에 대한 효과는 전혀 달라지지 않고 오직 F_1과 F_2, 그리고 H_1과 H_2만 서로 바꾸어지면 된다.

식 (9.46)과 (9.53)과 (9.54), (9.55)로부터 렌즈의 여러 가지 형태의 특성을 결정지을 수 있다. 굴절률이 1.5인 크라운 유리를 렌즈소재로 택하면 식 (9.55)에 의해서 $H_1H_2 = \frac{t}{3!}$이다.

- 대칭양면렌즈의 경우는 주점이 좌우 양정점에 대칭으로 놓여 있고 얇은 렌즈의 경우 n = 1.5인 렌즈에 대해서 식 (9.52)를 이용하면

  $$f' = R_1$$

  이 된다.
- 평볼록 또는 평오목렌즈의 경우는 주점이 오목 또는 볼록렌즈면의 곡면정점

에 놓여 있어 $V_1H_1 = 0$ 또는 $V_2H_2 = 0$이 되는 렌즈이다. 이와 같은 렌즈의 초점거리는 렌즈두께와는 상관없이 결정될 수 있다. 렌즈굴절률 $n = 1.5$의 경우 $R_2 = \infty$ 라면 $f' = 2R_1$이다.

- 동일 곡률반경을 가진 미니스키스렌즈의 경우는 $R_2 = R_1$이므로 $R_2 - R_1 = 0$인 경우로 $n = 1.5$이면 $f' = 6R_1{}^2/t$이고, $V_1H_1 = V_2H_2 = -2R_1$, $f' > 0$이다.
- 공동곡률중심 렌즈는 그림 9.31에서 보여주듯이 양면의 곡률중심이 동일한 경우이다.

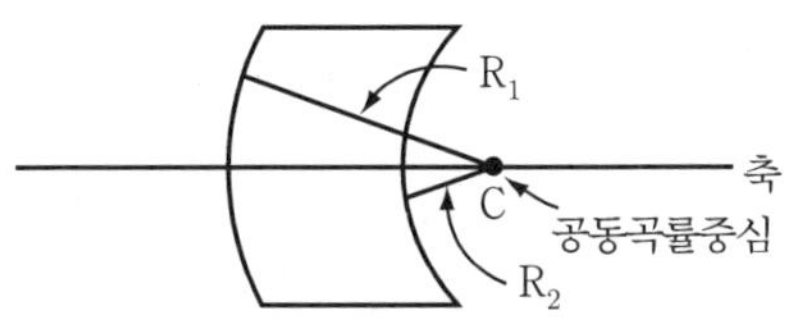

그림 9.31 공동곡률중심 렌즈

1면의 곡률중심과 2면의 곡률중심이 동일하게 C점에 놓여 있는 렌즈이다.

이 경우 렌즈두께는

$$t = R_1 - R_2$$

이고 t의 값은 양의 값을 갖는다. 주점 H_1과 H_2 사이의 거리는 영으로 $H_1H_2 = 0$이다. 이 렌즈는 실제로 두께가 있지만 두께가 없는 렌즈로 작용한다. 더욱이 주점 H_1과 H_2가 모두 곡률중심 C에 위치한다. 식 (9.52)에서 $n = 1.5$인 경우 초점거리는

$$f' = \frac{2R_1R_2}{R_2 - R_2} \tag{9.56}$$

으로 결정할 수 있다.

Example 9.7

유리로 된 공의 지름이 40mm이고 굴절률이 1.5라고 한다. 이 유리공의 초점거리는 얼마인가?

풀이 각 면의 곡률반경은 20mm이다. 제1면은 (+)20mm이다. 제2면은 오목구면이므로 (−)20mm이다. 초점거리는 식 (9.46)에서

$$f' = \frac{1}{1.5-1}\frac{1.5(-20)(20)}{(1.5-1)40+1.5(-40)}$$

$$= 30\text{mm}$$

문제에서 구하고자 하는 초점거리는 30mm이다.

Example 9.8 ◎

볼록렌즈 초점거리가 150mm이다. 곡률반경의 비는 $\frac{R_1}{R_2} = -\frac{1}{6}$ 이고, 렌즈 제1면과 제2면 정점 사이의 거리, 즉 렌즈두께가 10mm라고 한다. 렌즈유리 굴절률이 1.519라고 하면 양면의 곡률반경은 각각 얼마인가 계산하시오.

풀이

$$\frac{R_1}{R_2} = -\frac{1}{6}$$

이라고 문제에서 주었으므로

$R_1 = X$ 이면 $R_2 = -6X$ 이다.

문제에서 주어진 값은

- 두께 : 10mm ⇒ t
- 렌즈굴절률 : 1.519 ⇒ n
- 초점거리 : 150mm ⇒ f

이다. 여기서 초점거리로 식 (9.46)에다 $R_1 = X$ 와 $R_2 = -6X$ 를 대입하면

$$f = \frac{1}{n-1}\frac{n6X^2}{(n-1)t+n(-6X-X)}$$

이 식을 간단히 하면 X에 대한 2차방정식의 형태로 바꿀 수 있다. 즉

$$6nX^2 + fn(n-1)7X - f(n-1)^2t = 0$$

문제에서 주어진 f와 n, 그리고 t를 대입하여 2차방정식의 근을 구하여 X 값을 구할 수 있다.

$$X = \frac{-fn7(n-1) \pm \sqrt{f^2n^27^2(n-1)^2 - 4 \cdot n6 \cdot f(n-1)^2d}}{2n6}$$

이 경우 두 개의 X값에서 89.87mm가 주어진 문제에 해당되는 해이므로 $R_1 = 89.87$mm로 택하고 $R_2 = -6R_1$이므로

$\therefore R_2 = -539.22$mm

를 얻게 된다. 따라서 문제에서 주어진 값을 이용하면

$$\frac{R_1}{R_2}=-\frac{1}{6}$$

을 만족하는 곡률반경 R_1과 R_2는 각각

$$R_1 = 89.87\text{mm}$$

$$R_2 = -539.22\text{mm}$$

다음으로 정점에서 주점까지의 거리는 앞에서 식 (9.47)과 식 (9.48)을 이용하면 된다.

$$V_2H_2 = -\frac{R_2 t}{(n-1)t+n(R_2-R_1)} \quad (9.47)$$

$$V_1H_1 = -\frac{R_1 t}{(n-1)t+n(R_2-R_1)} \quad (9.48)$$

위에서 구한 값

$$R_1 = 89.87\text{cm}$$

$$R_2 = -539.22\text{mm}$$

$$t = 10\text{mm}$$

를 각각 식 (9.48)과 (9.47)에 대입하면

$$V_1H_1 = 0.94\text{mm}$$

$$V_2H_2 = 5.67\text{mm}$$

을 얻는다.

각 면에 대한 주점과 정점 사이의 거리의 비도 각 면의 곡률반경의 비와 같다. $V_1H_1/V_2H_2 = 1/6$이다. 렌즈의 두께가 10mm이므로 주점 사이의 거리는 3.39mm이다.

Example 9.9

물체가 초점 안에 있을 경우인데 그림 9.32와 같이 상은 허상으로 물체계에 직립된, 즉 바로선 상으로 나타난다. 예로 초점거리가 60cm이고 물체가 렌즈 앞 40cm되는 곳에 놓여 있다고 하면 상은 −120cm되는 곳에 생기는 것을 증명하시오.

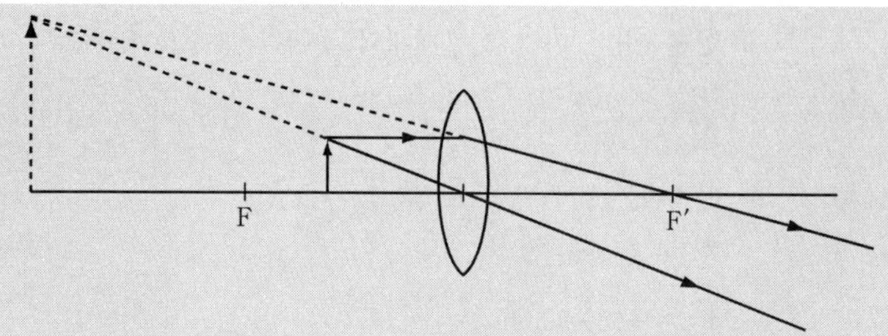

그림 9.32

풀이 문제 예에서 물체거리가 40cm이고 초점거리는 60cm라고 하면 렌즈만드는 이의 식

$$\frac{1}{o}+\frac{1}{i}=\frac{1}{f}$$

에 물체거리 o = 40cm와 초점거리 f = 60cm를 각각 대입하여 풀면 상거리 i =− 120cm를 얻는다. 상거리의 부호가 (−)라는 것은 상이 물체계에 있다는 것이고 허상이란 것을 의미한다.

Example 9.10

얇은 렌즈가 $R_1 = 45.4\text{mm}$

$R_2 = -272.5\text{mm}$

$n = 1.519$

와 같은 값을 가지고 있다. 두께가 10mm인 두꺼운 렌즈로 이 얇은 렌즈와 같은 초점거리를 가지는 렌즈를 만들려면 곡률반경을 얼마나 보정하여야 되겠는가 계산하시오.

풀이 얇은 렌즈에 대한 초점거리는 식 (9.46)에서 t = 0이므로

$$f' = \frac{1}{n-1}\,\frac{R_2R_1}{R_2-R_1}$$

이 되고 문제에서 준 값을 대입하면

$$f' = \frac{1}{1.519-1}\,\frac{45.4\times(-272.5)}{-272.5-45.4}$$

$$= 75.10\text{mm}$$

앞의 얇은 렌즈와 같은 R_1과 R_2 그리고 n을 두께가 10mm인 렌즈를 가정하자. 두꺼운 렌즈 f′식을 얇은 렌즈와 차별하기 위해 아래첨자 d를 사용

하여 f_d'로 표시하기로 한다. 그러면 식 (9.46)은

$$f_d' = \frac{1}{n-1}\frac{nR_2R_1}{(n-1)t+n(R_2-R_1)}$$

$$= 1.93 \times \frac{1.51945.4 \times (-272.5)}{0.519.10 + 1.519(-217.5 - 45.4)}$$

$$= 74.30\text{mm}$$

곡률반경보정은 아래와 같은 방법으로 얻을 수 있다.

$$\frac{f_d'}{f'} = \frac{74.30}{75.10} = 0.989$$

$$\therefore f_d' = 0.989 f'$$

두꺼운 렌즈가 얇은 렌즈의 곡률반경보다 적은 곡률반경으로 위의 값은

$$R_1 = 44.94\text{mm}, \quad R_2 = -269.50\text{mm}$$

으로 휘어지면 오차 0.05mm 범위 안에서 같은 초점거리를 가진 렌즈로 만들어질 수 있다.

Example 9.11 ◎

각 렌즈면의 곡률중심이 한 곳에 위치한 경우에 초점거리를 구하여 곡률을 보정하는 방법은?

풀이 렌즈면이 곡률중심이 모두 한 곳에 모이는 렌즈의 경우에는 $t = R_1 - R_2$ (t 값이 양(+)의 값을 갖는다). 이 경우는 양면이 주점이 모두 곡률중심에 모이므로 $H_1H_2 = 0$이고, 이 경우는 두께가 0인 렌즈와 똑같은 렌즈 역할을 한다. 만약 $n = 1.5$인 경우에는 식

$$f' = \frac{1}{n-1}\frac{R_2R_1}{R_2-R_1}$$

에서

$$f' = \frac{2R_2R_1}{(R_2-R_1)}$$

이다. 앞에서와 같은 방법으로 곡률반경보정을 할 수 있다.

초점거리가 무한 원을 가진 렌즈

이 경우는 초점이 없는 경우에 해당하는데(afocal렌즈), $f'=\infty$에 대해서 $n=1.5$인 경우는 $t=2(R_1-R_2)$이다. 즉, 식 (9.46)에 우변 두 번째 항의 분모가 0이 되는 조건이다. 즉 $(n-1)t+n(R_2-R_1)=0$을 만족시키면 된다.

Example 9.12

렌즈가 유리공 모양을 하고 있다. 유리공의 지름이 40mm이고 굴절률이 1.5이다. 초점거리와 초점 F′의 위치를 구하시오.

풀이

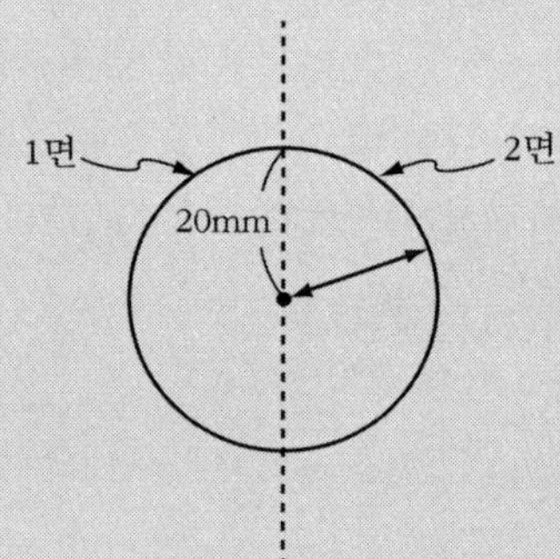

그림 9.33

유리공의 반지름은 20mm이고 유리공 제1면의 곡률반경 $R_1=20\text{mm}$이고, $R_2=-20\text{mm}$이다. 두꺼운 렌즈 초점거리

$$f'=\frac{1}{n-1}\frac{nR_1R_2}{(n-1)t+n(R_2-R_1)} \tag{1}$$

문제에서 주어진 값을 식 (1)에 대입하면

$$f'=\frac{1}{0.5}\frac{1.5(-400)}{(0.5)\,40+1.5(-40)}$$

$$=30\text{mm}$$

그러므로 초점거리는 30mm이다.

따라서 초점 F′의 위치는 제2정점에서 뒤쪽으로 10mm되는 곳에 위치한다.

또 주점과 주점 사이의 거리 H_1H_2는 9.5절의 식 (9.19)에서

$$H_1H_2=t-V_1H_1+V_2H_2 \tag{2}$$

이고 이 경우 주점과 곡률중심이 모두 일치하는 경우이므로 $H_1H_2=0$이어야만 한다.

식 (9.50)을 이용하면 마찬가지로

$$H_1H_2 = 0$$

이 된다.

$$H_1H_2 = t\left(1 - \frac{R_2 - R_1}{(n-1)t + n(R_2 - R_1)}\right) \qquad (3)$$

즉 식 (3)이 식 (9.50)이므로 위에서 주어진 값을 대입하면
식 (3)의 오른쪽 변의 ( ) 안은 영이 된다.

$$\therefore H_1H_2 = 0$$

주점이 모두 유리공 렌즈 중심에 놓여 있다.
이 경우가 바로 앞에서 소개한 예제에서 말하는 렌즈가 공동중심을 가지는 경우이다.

Example 9.13 ◎

볼록렌즈가 초점거리가 150mm이고 $\frac{R_1}{R_2} = -\frac{1}{6}$ 이다. 두께가 10mm이고 굴절률이 1.519 이면 곡률반경 R_1과 R_2의 값은 $R_1 = 89.87m$, $R_2 = 539.22$이다. 만약 이 경우 굴절률이 1.520인 유리로 초점거리와 곡률반경을 같게 만들기 위해서 두께를 얼마로 조절하면 되는가 계산하시오.

풀이

$$f' = \frac{1}{n-1}\frac{nR_1R_2}{(n-1)t + n(R_2 - R_1)}$$

위 식에다 문제에서 주어진 물리량을 대입하여

$$150 = \frac{1}{1.520 - 1}\frac{1.520(89.87)(-539.22)}{(1.520-1)t + 1.520(-539.22 - 89.87)}$$

t에 대해 정돈해서 풀면

$$78t = -141651.4 + 143432.5$$

$$t = 22.8mm$$

렌즈두께를 약 23mm로 하면 굴절률 1.519를 사용했을 때와 곡률반경과 초점거리가 같은 렌즈가 될 수 있다.

다중중첩계

앞에서 단일계에 대해서 초점거리 f'와 V_1H_1과 V_2H_2를 구할 수 있는 것을 예를 들어 알아보았다. 단일계가 여러 개로 이루어져 있는 것을 복합렌즈계라고 한다. 예를 들면 대물렌즈와 같은 경우이다. 이렇게 여러 개 단일렌즈계가 모여서

이루어진 다중중첩계의 경우는 하나하나의 렌즈계에 대한 광학데이터가 알려져 있으면 이들이 함께 합해져서 이루어낼 수 있는 광학계의 효과도 계산할 수 있다. 그 중에서도 중요한 계의 특성 중 초점거리와 주점의 위치와 같은 상맺힘에 중추적 역할을 하는 것들이 있다.

여러 면을 동시에 거쳐 이루어지는 상맺힘에 대한 광선추적은 결국은 단일렌즈면에 대한 광선추적과 같은 방법으로 계산하면 된다. 단 상의 추적을 위해 기준점은 단일렌즈계에서는 렌즈면의 정점에 있으나, 이 경우는 주어진 계의 주점이 상맺힘에 대한 광선추적에 기준점이 된다.

여기서는 두 개 이상의 렌즈계로 이루어진 광학계에 대한 초점거리와 주점의 위치를 구하는 방법을 간단히 소개하기로 한다.

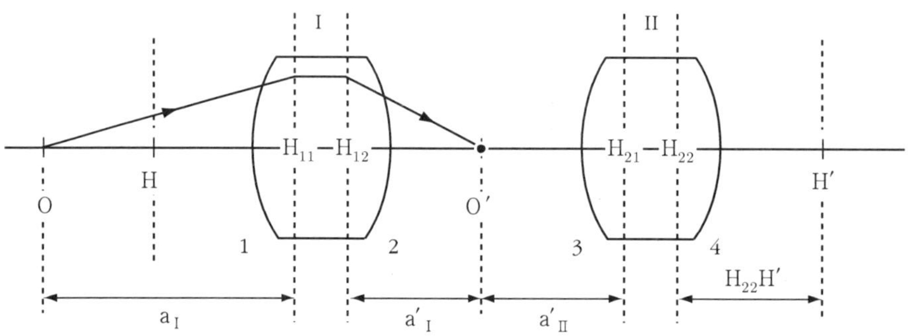

그림 9.34

그림 9.34에서 H_{11}과 H_{12}는 I 렌즈의 주점이고, H_{21}과 H_{22}는 II 렌즈의 주점이다. H와 H′은 I과 II렌즈를 이루어진 복합렌즈계의 주점이다.

O 점을 물체점으로 하면 O′이 I 렌즈에 의한 상이다.

이와 같이 복합렌즈계에서 중요한 양은 H_{11}에서 H 사이의 거리는 (−)부호의 거리이고, H_{22}에서 H′까지의 거리는 (+)부호의 거리이다. 또 H_{12}에서 H_{21}까지의 거리도 (+)부호의 거리이며, 첫 번째 I 렌즈에 의한 물체거리는 H_{11}에서 O까지의 거리이다. I 렌즈의 물체거리를 a_I로 표시하고 I 렌즈의 상거리는 a_I'로 표시하자. 그러면 H_{12}와 H_{21} 사이의 거리를 B로 표시하면 B는 H_{12}에서 H_{21}을 향해 측정하므로 (+)의 거리이다. 마찬가지로 H_{22}에서 H′까지의 거리도 (+)의 거리이다.

광학계를 구성하고 있는 렌즈면을 1, 2, ……, κ를 표시하고 단일계 각각에 대해 I, II, ……, K(그림 9.34 참조). 그림 9.34에서 두 개의 렌즈계를 소개했다.

렌즈와 렌즈 사이의 거리는 주점 H_{12}와 H_{21} 사이의 거리로 표시한다. 즉 상계에서 주점 H_{12}와 다음 계의 물체계의 주점 H_{21} 사이의 거리이다.

이상의 약속을 이용하여 일반적으로 다중중첩계를 표시할 경우 K번째 렌즈에 대해서 주점 사이의 거리는

$$B'_K = H'_K H_{K+1} \tag{9.57}$$

초점 사이의 거리는

$$T'_K = F_K' \overline{F}_{K+1} \tag{9.58}$$

이다. 식 (9.57)과 식 (9.58)에서 K는 각 렌즈에 붙인 번호로 그림 9.34에서는 Ⅰ, Ⅱ로 표시되었다. 여기서 주의할 것은 B와 T'가 (−) 값을 가질 수도 있다. 만약 다중중첩계를 이루는 개개의 렌즈효과를 무시하고 복합계 전체를 하나의 렌즈계로 취급할 경우는 $H_K H'_K = 0$으로 놓고 계산하면 된다.

만약 물체가 첫 번째계 앞에 a_{I}에 위치해 있다고 주어지면 그 물체에 대한 상거리는 우리가 잘 알고 있는 렌즈만드는 이의 공식에 의해서 첫 번째 생긴 상은 대부분 허상이다. 어쨌든 첫 번째 렌즈계에 의해 얻어진 상은 다음 렌즈계에 대하여 물체가 된다. 이런 방법으로 K개의 렌즈로 이루어지는 계의 경우는 연속적으로 계산할 수 있다.

일반적으로 물체거리는

$$a_{K+1} = a'_K - B'_K \tag{9.59}$$

와 같은 식으로 구할 수 있다. 여기서 T'은 주어진 계의 초점과 초점 사이의 거리이고, b와 b'은 각각 초점에서부터 물체와 상까지의 거리를 대신한다. 결국은 중첩계에 의해 마지막으로 맺힌 상에 대한 상거리를 계산할 수 있다. 최종 상에 대한 배율은 각각 단일계에 의해 맺힌 상배율의 곱과 같다. 처음에 계산을 $a_{\mathrm{I}} = \infty$에서 시작하면 $a'_K = H'_K F'$가 된다. 초점거리는 상배율의 곱으로 계산할 수 있다.

$$\frac{a'}{a} = \frac{a'_{\mathrm{I}}}{a_{\mathrm{I}}}\frac{a'_{\mathrm{II}}}{a_{\mathrm{II}}}\frac{a'_{\mathrm{III}}}{a_{\mathrm{III}}}\frac{a'_{\mathrm{IV}}}{a_{\mathrm{IV}}}\frac{a'_{\mathrm{V}}}{a_{\mathrm{V}}}\cdots\frac{a'_K}{a_K} \tag{9.60}$$

여기서 $a \to \infty$이고 $a_{\mathrm{I}} \to \infty$이면 $\frac{a}{a'_{\mathrm{I}}} = 1$, $a'_{\mathrm{I}} = f'_{\mathrm{I}}$이다.

즉,

$$f' = f'_{\mathrm{I}} \frac{a'_{\mathrm{II}} \cdots\cdots\cdots\cdots a'_K}{a_{\mathrm{II}} \cdots\cdots\cdots\cdots a_K} \qquad (9.61)$$

이 되면 식 (9.61)은 다중중첩계의 초점거리를 나타낸다. 여기서 주점의 위치를 계산할 수 있다.

$$\begin{aligned} H'_K H' &= a'_K - f' \\ H_{\mathrm{I}} H &= a_{\mathrm{I}} - \bar{f} \end{aligned} \qquad (9.62)$$

주점의 위치를 식 (9.62)로 다중중첩계에 대해서 계산할 수 있다. 주점의 위치는 첫 번째계의 물체점과 마지막 계의 상점과 깊은 관계를 맺고 있다.

만약 거꾸로 계산한다면 a_{I} 을 얻기 위해서는 $a_K' \to \infty$ 로부터 시작하면 된다. 특히 실제 상황에서 많이 접하는 이중중첩계에서 우리는 B_{I}'을 B로 표시하자. 또 각 계의 초점거리가 알려져 있다고 하면

$$a'_{\mathrm{II}} = \frac{f'_{\mathrm{I}} - B}{f'_{\mathrm{I}} + f'_{\mathrm{II}} - B} \qquad (9.63)$$

으로 식 (9.62)와 (9.63)에서

$$f' = \frac{f'_{\mathrm{I}}\, f'_{\mathrm{II}}}{f'_{\mathrm{I}} + f'_{\mathrm{II}} - B} \qquad (9.64)$$

: 이중중첩계의 초점거리

$$f' = \frac{f'_{\mathrm{I}}\, f'_{\mathrm{II}}}{T} \qquad (9.65)$$

를 얻는다. 식 (9.64)로부터 주점의 위치는

$$H_{\mathrm{II}} H = B \frac{f'}{f'_{\mathrm{II}}} \quad H_{\mathrm{I}} H' = -B \frac{f'}{f'_{\mathrm{I}}} \quad \text{: 주점의 위치} \qquad (9.66)$$

로 얻을 수 있고 초점의 위치는

$$\bar{F}_{\mathrm{I}} \bar{F} = -\frac{f'^2_{\mathrm{I}}}{T} \quad F'_{\mathrm{II}} F' = \frac{f'^2_{\mathrm{II}}}{T} \qquad (9.67)$$

에서 얻을 수 있다. 식 (9.64)와 식 (9.65)의 역수는 이중중첩계에 굴절률을 알 수 있다. 렌즈와 렌즈 사이의 거리가 없다면

$$\frac{1}{f'} = \frac{1}{f'_{I}} + \frac{1}{f'_{II}} + \frac{1}{f'_{III}} + \cdots : \quad (9.68)$$

주점 사이의 거리를 무시할 만큼 적다고 할 경우의 다중중첩계의 굴절률은 개개의 렌즈의 굴절률을 더하면 된다. 하나의 광학계를 이루는 몇 개의 렌즈가 서로 간격이 없이 줄줄이 이어져 놓여 있는 경우에 적용할 수 있는 초점거리에 대한 식이다.

Example 9.14

두 개의 얇은 렌즈로 이루어진 광학계가 있다. 각 렌즈의 초점거리를 100mm와 50mm라고 하자. 이때 두 렌즈 사이의 거리가 200mm인 경우를 생각하자. 이 렌즈에 대한 주점 사이의 거리와 초점거리를 계산하시오.

풀이 앞에서 소개한 공식을 이용하여 문제에서 구하고자 하는 값을 구하는 방법을 보여주고자 한다. 위에서 주어진 거리는 식 (9.64)에서 B에 해당한다. B = 200mm인 경우를 계산하면 식 (9.64)

$$f' = \frac{f'_{I}\, f'_{II}}{f'_{I} + f'_{II} - B}$$

를 이용하면

$$f' = \frac{100 \cdot 50}{100 + 50 - 200} = \frac{5000}{-50} = -100\text{mm}$$

주점 사이의 거리는 식 (9.66)에서

$$H_{I}H = B \cdot \frac{f'}{f'_{II}}$$

$$H'_{II}H' = -B \cdot \frac{f'}{f'_{II}}$$

이므로 각각의 경우에 대해

$$H_{I}H = -400\text{mm}$$

$$H'_{II}H' = 200\text{mm}$$

임을 알 수 있다.

여러 개의 렌즈로 이루어진 계에 대한 상의 크기와 배율

여러 개의 복합렌즈 또는 겹렌즈계에 의한 상의 배율은 각 렌즈에 의해서 생긴 상의 배율의 곱으로 표시된다. 수직방향의 배율은 Lateral magnification이라고 하고 첫 자를 따서 L과 M을 이용하여 LM으로 표시하면 각 소자의 순서를 번호 Ⅰ, Ⅱ, Ⅲ … 등의 수로 나타낸다면

$$LM_{system} = (LM)_{I}\,(LM)_{II} \cdots (LM)_{N} \tag{9.69}$$

LM은 다음과 같이 정의할 수 있다.

① 물체의 크기와 상의 크기의 비
② 물체와 상이 놓여 있는 계의 굴절률을 각각 n과 n′이라면

$$LM = \frac{ni}{n'o} \tag{9.70}$$

상의 배위는 배율의 부호가 (−)인 경우는 도립상을 말하고 (+)인 경우는 직립상을 의미한다.

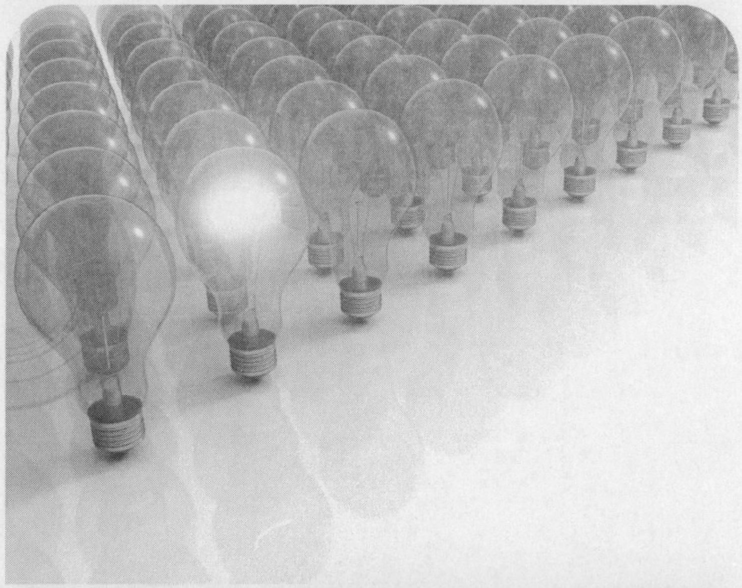

Chapter 10 광선추적

10.1 얇은 렌즈

볼록렌즈

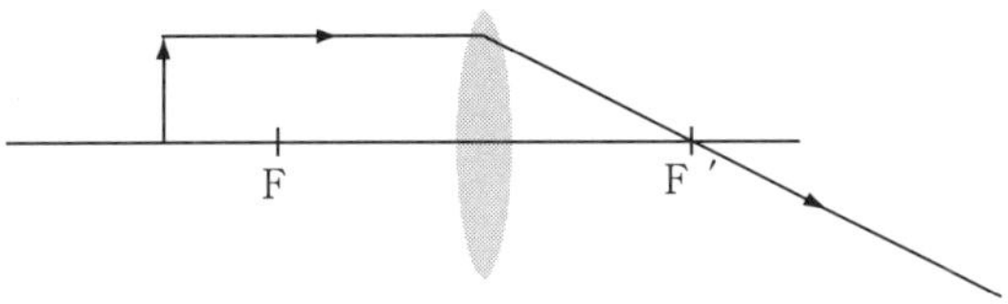

그림 10.1

축과 평행하게 입사하는 광선은 렌즈를 통과한 후 초점을 지나는 방향으로 굴절한다(그림 10.1).

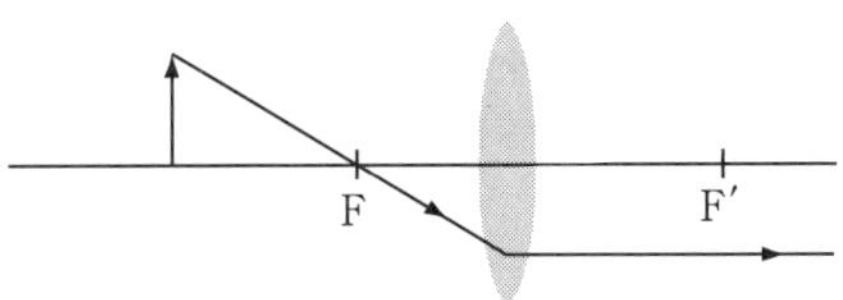

그림 10.2

초점을 지나는 방향으로 입사한 광선은 렌즈를 통과한 후 축과 평행하게 진행한다(그림 10.2).

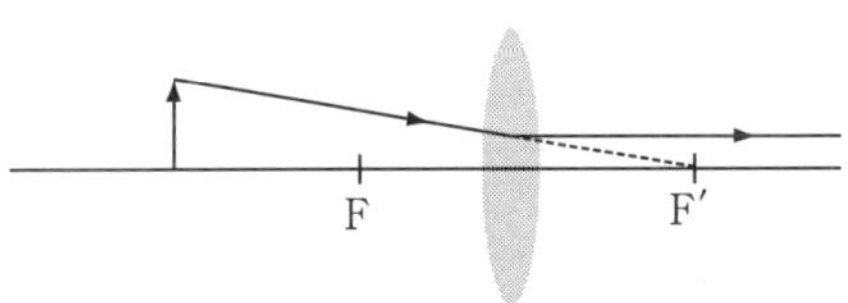

그림 10.3

초점 F 방향으로 입사하는 광선은 렌즈를 통과한 후 축과 평행하게 진행한다(그림 10.3).

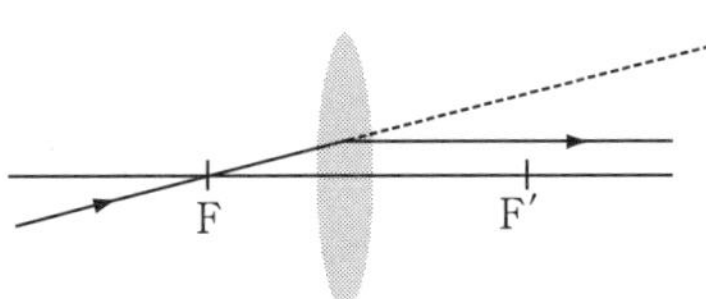

그림 10.4

초점 F를 향해서 입사한 광선은 렌즈를 통과해서 축과 평행하게 진행한다(그림 10.4).

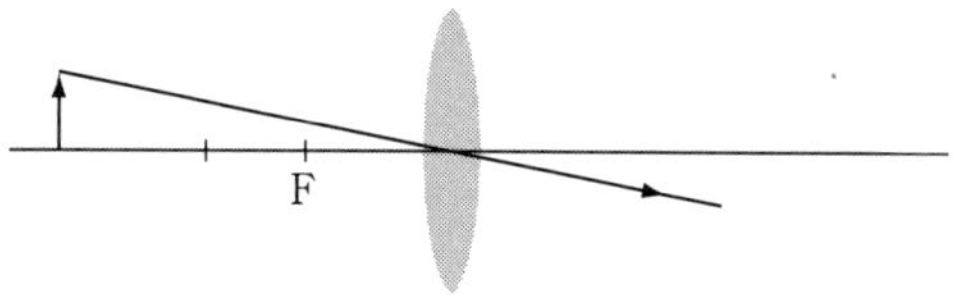

그림 10.5

렌즈 중심을 지나는 경우는 경로변화를 안한다. 여기서 중심은 광중심이다(그림 10.5).

오목렌즈

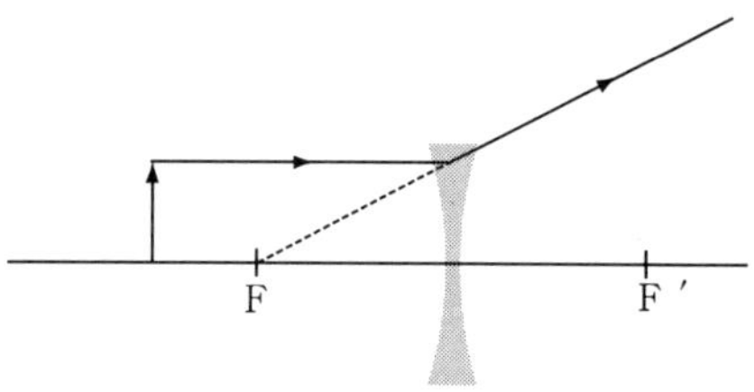

그림 10.6

축과 평행하게 입사하는 광선은 초점 F를 지나는 방향으로 발산 진행한다(그림 10.6).

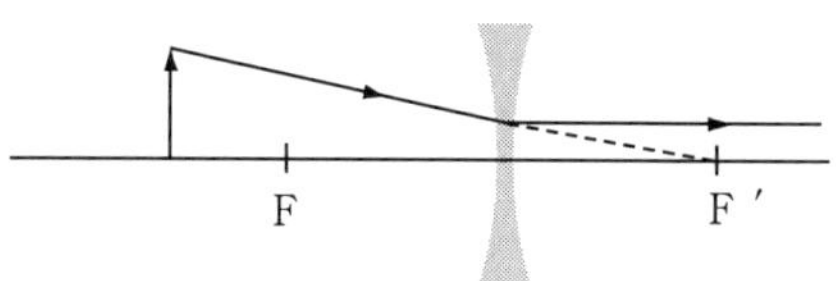

그림 10.7

초점 F′을 향해 입사하는 광선은 렌즈를 지나 축과 평행하게 진행한다(그림 10.7).

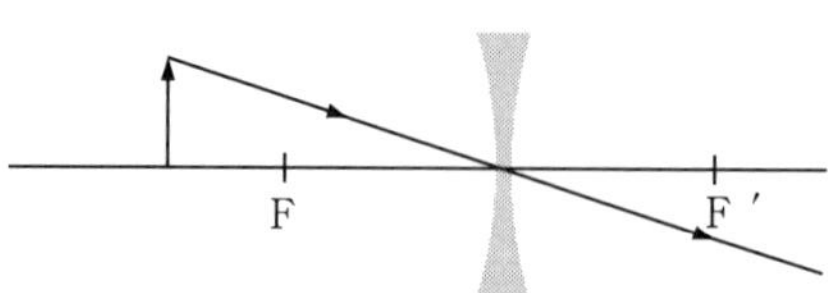

그림 10.8

렌즈 중심을 통과하는 광선은 굴절로 인한 방향 변화를 경험하지 않고 그대로 직진한다(그림 10.8).

10.2 굴절경계면이 구면

물체가 초점보다 먼 위치에 놓여 있는 경우($n < n'$)

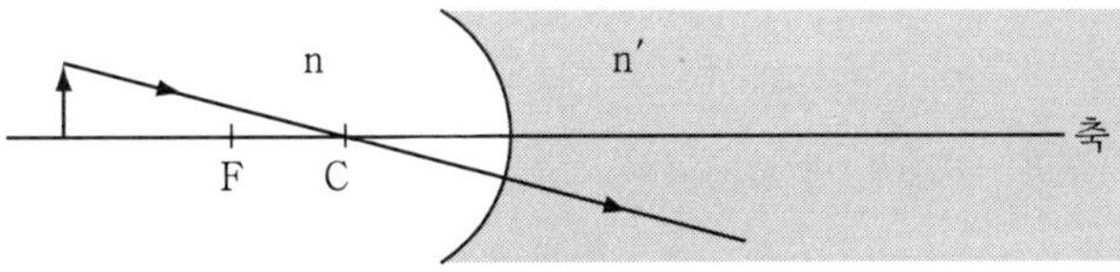

그림 10.9

곡률중심을 지나서 입사하는 광선은 굴절경계면에서 경로변화를 안한다(그림 10.9).

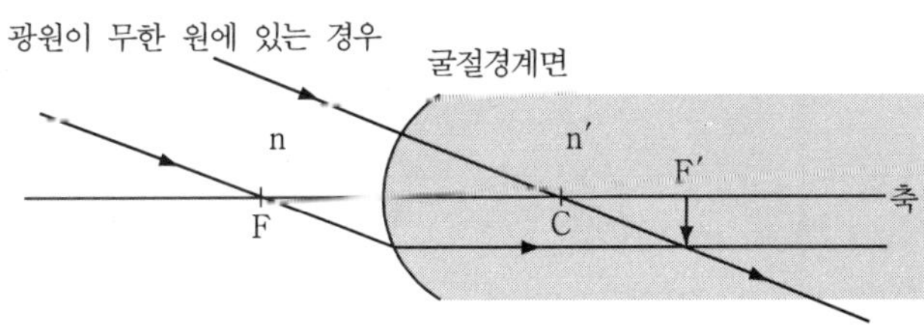

그림 10.10

평행광선, 즉 광원이 ∞에 있을 경우는 상은 초점 F′에 실상으로 맺힌다. 곡률중심을 통과하는 광선은 경로변화가 없고, 얇은 렌즈의 경우와 마찬가지로 초점을 지나는 광선은 굴절경계면을 지난 후 축과 평행하게 진행한다(그림 10.10).

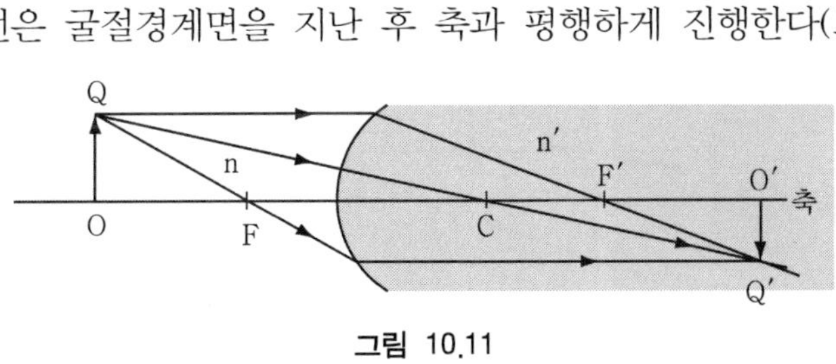

그림 10.11

축과 평행하게 입사하는 광선은 굴절경계면에서 초점 F′를 지나는 방향으로 진행한다. 초점을 지나 입사하는 광선은 굴절경계면에서 축과 평행한 방향으로 진행한다(그림 10.11). 물체 QO의 상 Q′O′은 실상이다.

물체가 초점에 또는 초점 안에 놓여 있는 경우(n < n′)

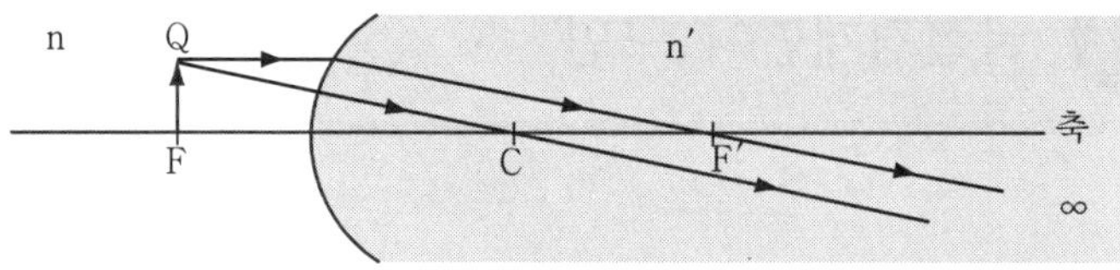

그림 10.12

물체가 초점에 위치해 있는 경우는 곡률중심을 지나는 광선과 Q점에서 나온 광선이 축과 평행하게 입사하는 경우 굴절경계면에서 초점 F′을 지나게 되는데 이 경우는 이 두 광선이 서로 평행하게 진행하면 무한원에서 실상을 맺는다(그림 10.12).

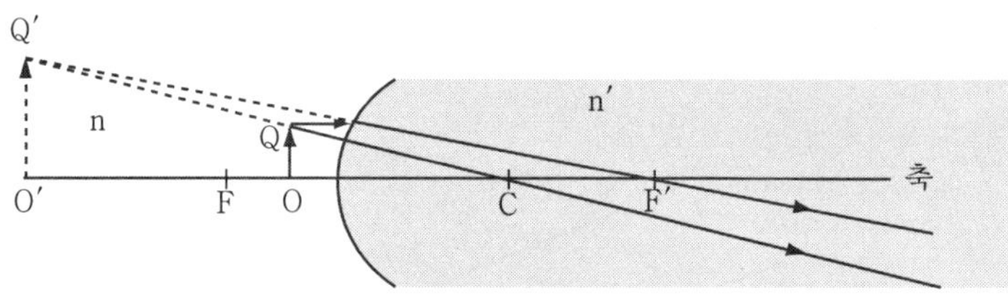

그림 10.13

물체 OQ가 초점 안에 놓여 있는 경우로 Q점에서 나온 광선이 축과 평행하게 진행하면 굴절경계면에서 초점 F′를 지나게 되고, Q점에서 곡률중심 방향으로 입사하는 광선은 그대로 경로변화없이 진행한다. 이때 F′을 지난 광선과 C를 지난 광선은 서로 발산하고 이 발산방향을 역으로 추적하면 상 O′Q′으로 수렴하며 똑바로선 허상을 만든다(그림 10.13).

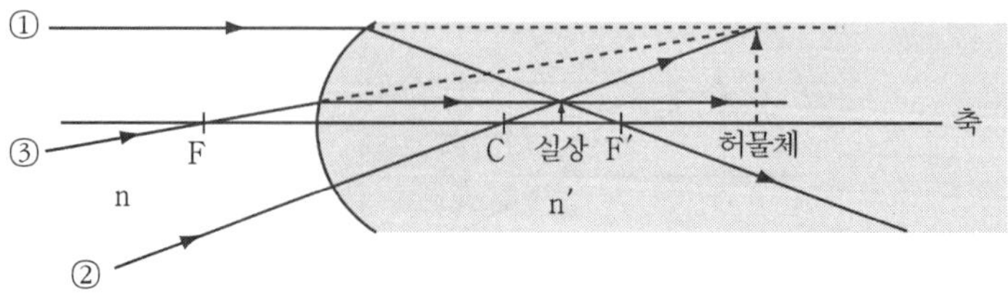

그림 10.14

그림 10.14는 광선이 축과 빗겨서 사선으로 들어오는 경우이다. 축과 평행하게 입사하는 광선은 초점 F′를 지나는 방향으로 진행하고, 곡률중심 C를 향해 입사하는 광선은 경로변화가 없이 그대로 직진한다. 축과 평행하게 입사한 ①번 광선을 역추적하면 점선방향으로 표시되는데 이 점선과 ②번 광선이 서로 교차하게 되는 점이 바로 허물체의 위치가 되고, ③번 광선이 초점 F를 지나는 방향으로 입사하게 되면 굴절경계면에서 축과 평행하게 진행한다. 그러면 ①, ②, ③번 광선이 서로 교차하는 곳이 허물체에 대한 실상이 생기는 곳으로 똑바로선 실상이다.

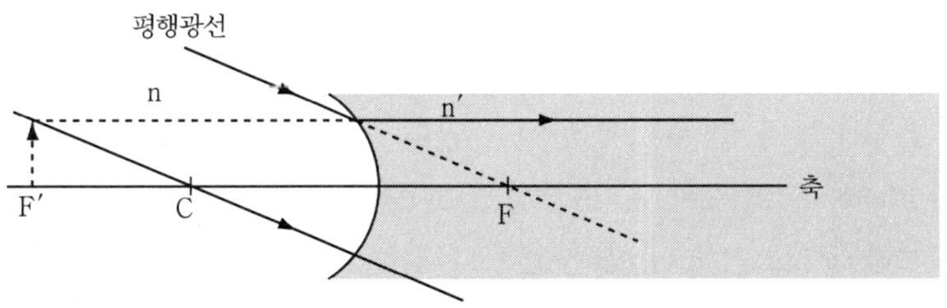

그림 10.15

그림 10.15의 경우는 평행광선이 축과 빗겨서 입사한다. 이 경우 초점 F방향으로 입사하는 광선은 오목굴절경계면을 통과한 후 축과 평행하게 진행한다. 곡률중심을 향해 입사하는 광선은 어느 경우든 직진하므로 축과 평행하게 진행하는 광선을 역추적하여 곡률중심을 지나는 광선과 교차하는 점에서 허상이 생기는데 허상의 위치는 곧 초점 F′의 위치이다.

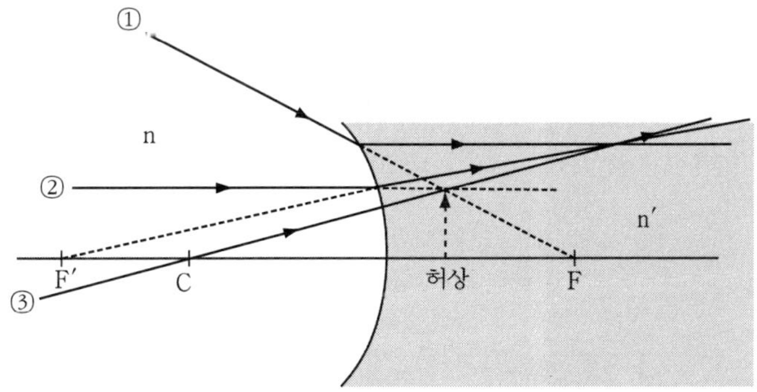

그림 10.16

그림 10.16처럼 임의의 방향에서 입사하는 광선의 경우 ①번 광선은 초점방향으로, ②번 광선은 축과 평행하게, ③번 광선은 곡률중심을 지나는 광선이다.

이 경우 점선으로 표시된 입사광선 방향이 ③번 광선과 교차하는 곳이 상의 위치로 허상이다.

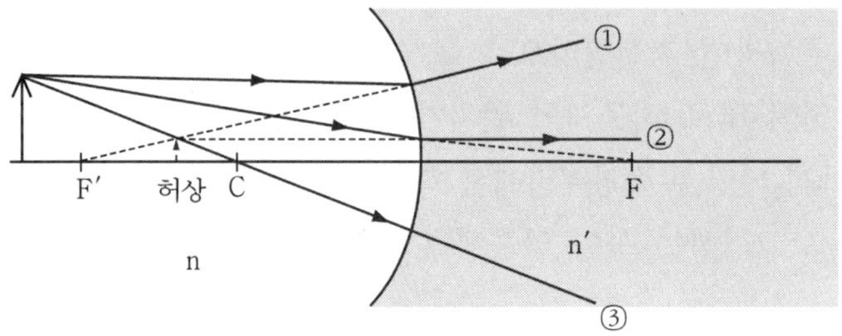

그림 10.17

초점 F보다 먼 위치에 물체가 있을 경우로 상은 초점 F와 곡률중심 C 사이에 허상(축소된)이 생긴다. 여기서 ①번 광선은 축과 평행하게 입사한 광선으로 굴절경계면에서 초점 F′방향(점선)으로 진행하고, ②번은 F방향으로 입사하는 광선으로 경계면에서 축과 평행하게 진행한다. ③번 광선과 점선으로 표시된 역추적 방향과 교차하는 곳에 축소된 허상이 생긴다(그림 10.17).

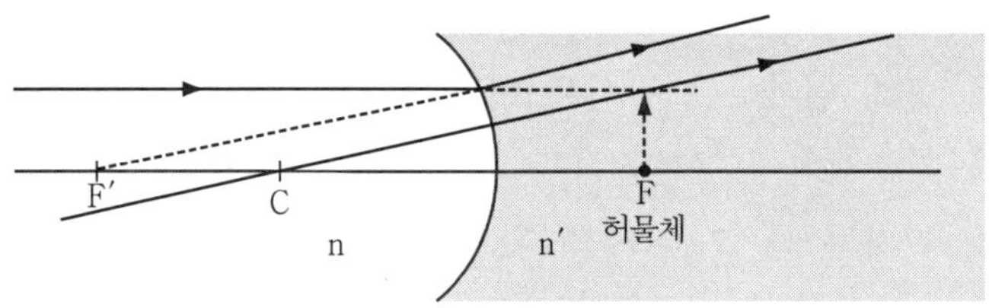

그림 10.18

그림 10.18처럼 곡률중심을 지나는 광선과 굴절경계면에 굴절된 광선의 방향이 서로 평행할 경우에는 무한 원에 실상이 생긴다.

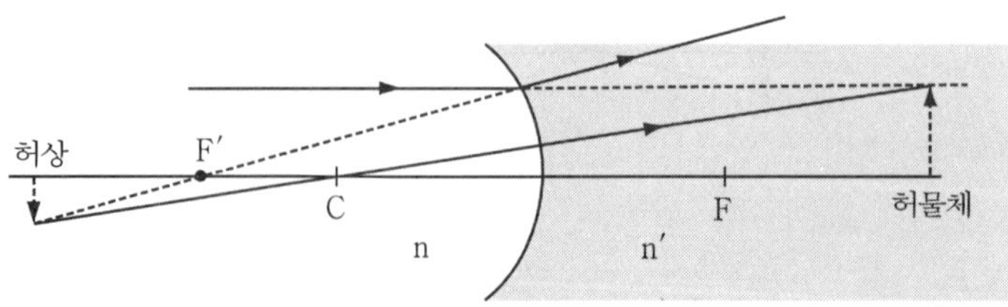

그림 10.19

허물체에 대한 상은 거꾸로선 허상이 된다(그림 10.19).

10.3 얇은 수렴렌즈

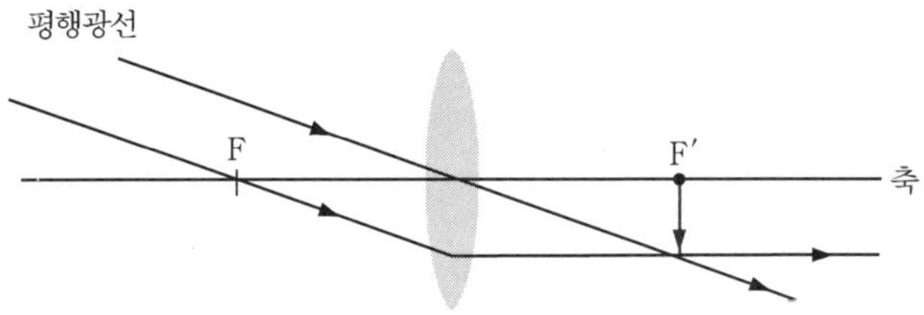

그림 10.20

초점을 지나는 광선은 렌즈를 통과한 후 축과 평행하게 진행한다. 렌즈 중심을 지나는 광선은 렌즈를 통과한 후 경로의 방향변화없이 직진한다(그림 10.20).

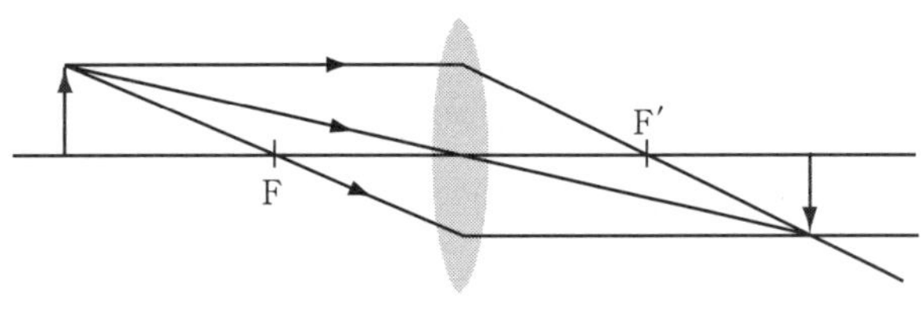

그림 10.21

물체가 초점에서 멀리 떨어져 있는 경우는 거꾸로선 실상을 맺는다(그림 10.21).

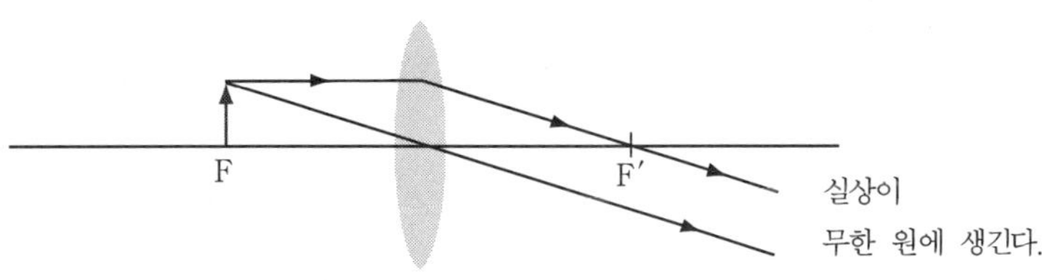

그림 10.22

축과 평행하게 입사한 광선은 렌즈를 통과한 후 초점 F′을 통과한다(그림 10.22).

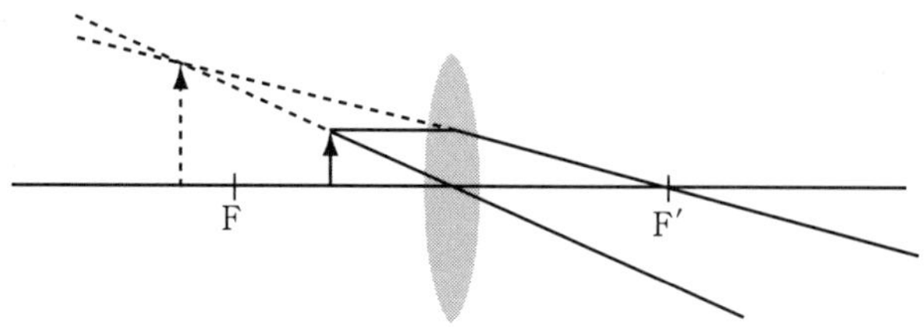

그림 10.23

초점 안에 놓여 있는 물체는 바로선 허상으로 확대된 상을 말한다. 확대경의 경우 이에 해당한다(그림 10.23).

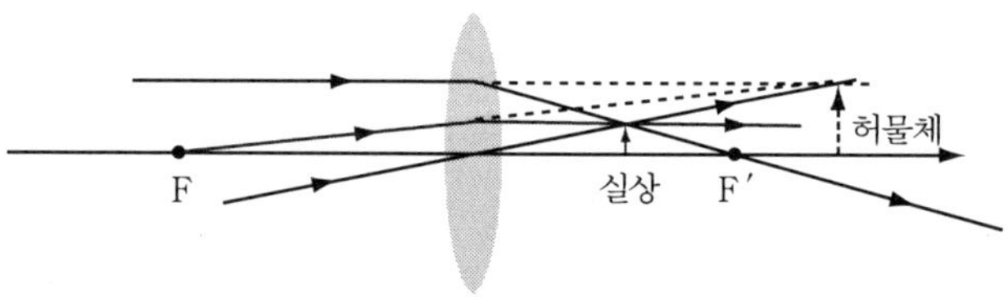

그림 10.24

축과 평행하게 들어온 광선은 렌즈를 통과한 후 초점 F′을 지나는 방향으로 진행한다. 초점 F를 통과하는 방향으로 입사한 광선은 렌즈를 통과한 후 축과 평행하게 진행해 나간다. 렌즈 중심을 통과하는 입사광선은 그대로 같은 방향으로 진행해 나간다. 이 경우 허물체에 의해서 축소된 실상이 생긴다(그림 10.24).

10.4 얇은 발산렌즈

발산렌즈의 광선추적법은 다음과 같이 요약할 수 있다.

① 렌즈 중심을 지나는 광선은 그대로 직진한다.

② 초점을 향해 입사하는 광선은 렌즈를 통과한 후 축과 평행하게 진행한다.

③ 발산렌즈의 경우 렌즈를 통과해 발산되는 광선은 반드시 역추적하여 서로 수렴되는 곳에 상(허상)이 맺힌다.

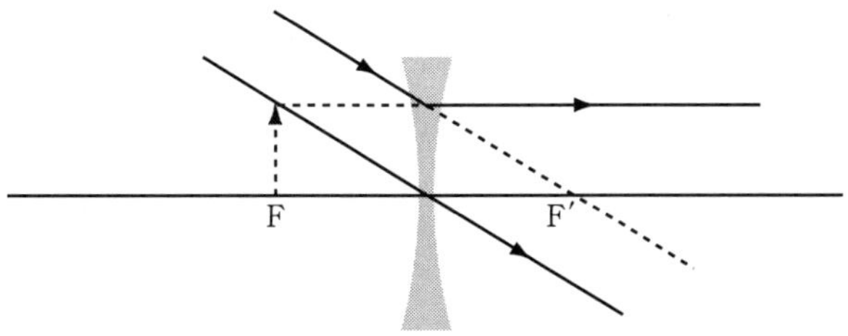

그림 10.25

평행광선은 물체가 무한 원에 있다는 것을 의미한다. 발산렌즈의 경우는 평행광선으로 입사하는 경우 허상이 초점 F에 생긴다(그림 10.25).

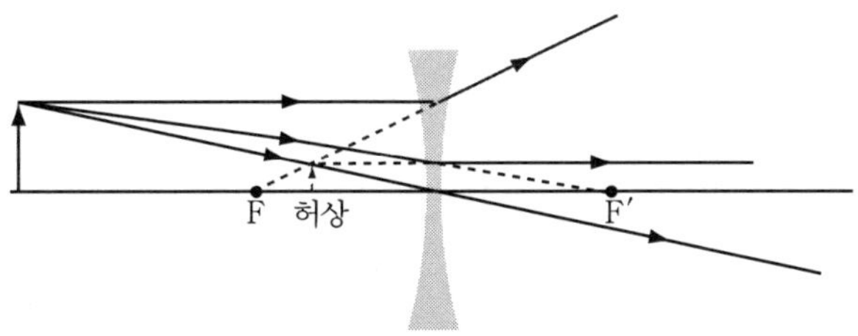

그림 10.26

초점에서 먼 곳에 물체가 있을 경우는 초점 F 안에 축소된 허상이 생긴다(그림 10.26).

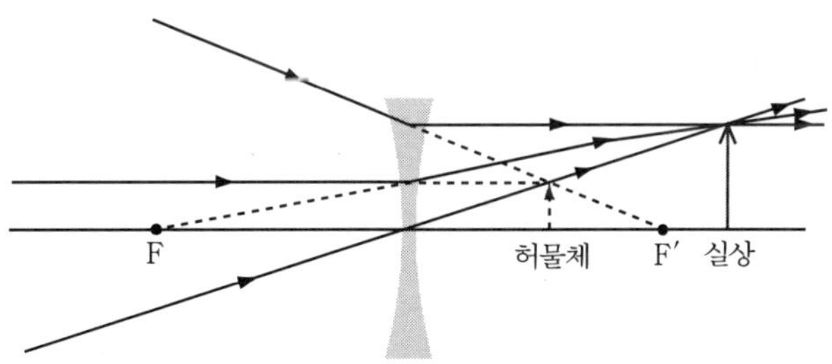

그림 10.27

임의의 방향을 입사하는 경우에는 제2초점 F′ 밖에 바로선 실상이 생긴다(그림 10.27).

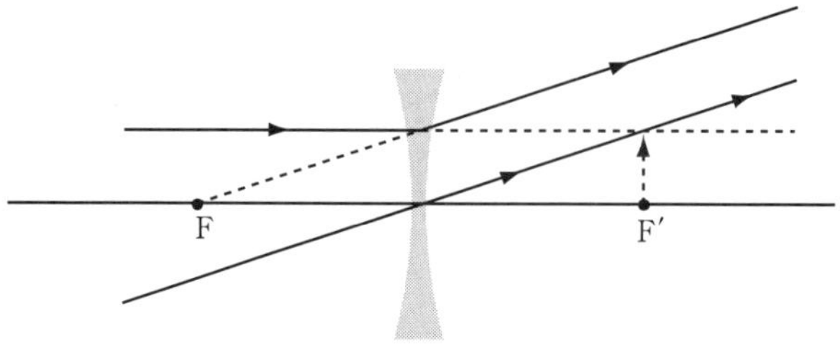

그림 10.28

F′에 허물체가 놓여 있는 경우이다. 상은 실상으로 무한 원에 맺힌다(그림 10.28).

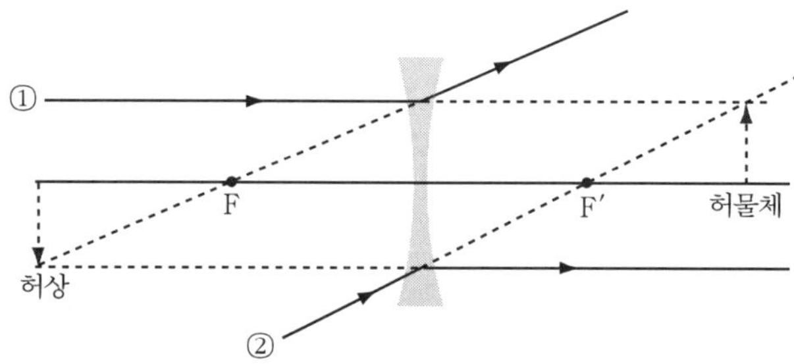

그림 10.29

허물체에 대한 허상이다(그림 10.29).

①번 광선은 축과 평행하게 입사하고, 렌즈를 통과한 후 F방향으로 발산한다.

②번 광선은 초점 F′을 향해 입사하는 광선이며, 렌즈를 통과한 후 축과 평행하게 진행한다.

이 때 ①번 광선과 ②번 광선의 역추적한 점선으로 된 광선이 서로 교차하는 점이 상이 맺히는 위치이고 허상이다.

10.5 구면거울

볼록거울

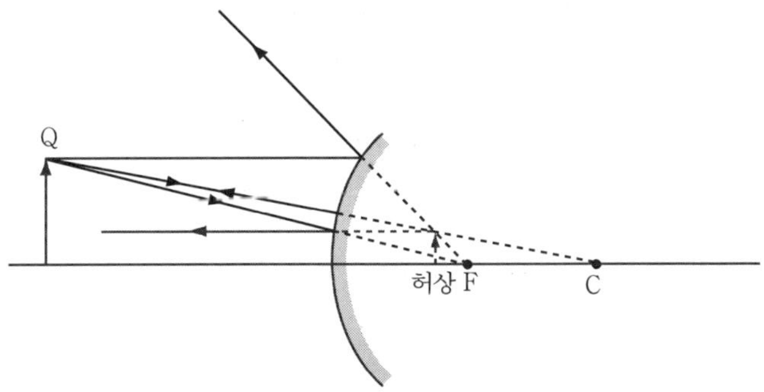

그림 10.30

그림 10.30의 점 Q에서 축과 평행하게 입사하는 광선은 거울에서 반사되는 방향을 역추적해서 초점 F를 지나는 방향으로 반사한다.

Q점에서 곡률중심을 향해서 입사하는 광선은 입사경로와 같은 경로로 반사한다. 거울의 초점을 향해서 입사하는 광선은 축과 평행하게 반사한다(그림 10.30).

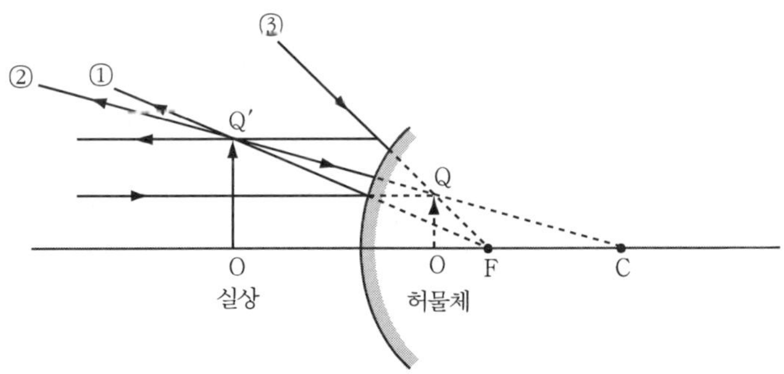

그림 10.31

허물체가 거울의 초점 안에 있을 경우 ①번 광선을 축과 평행하게 입사하는 광선이 초점 F에서 광선이 나오는 것과 같은 방향으로 반사한 광선이다. ②번 광선은 곡률중심 C에서 나오는 광선방향인데 Q′, Q, C를 연결하는 직선이다. 곡률중심을 향하는 입사광선은 입사경로와 같은 경로를 따라 반사한다(②번 광선).

③번 광선은 F를 향해 입사하는 광선이므로 입사 후 거울표면에서 축과 평행하게 반사한다(그림 10.31).

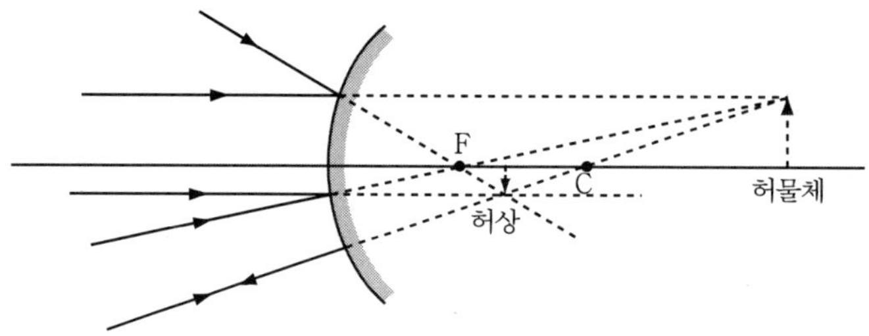

그림 10.32

허물체가 초점 밖에 위치해 있는 경우로 거꾸로 선 축소된 허상이 생긴다(그림 10.32).

오목거울

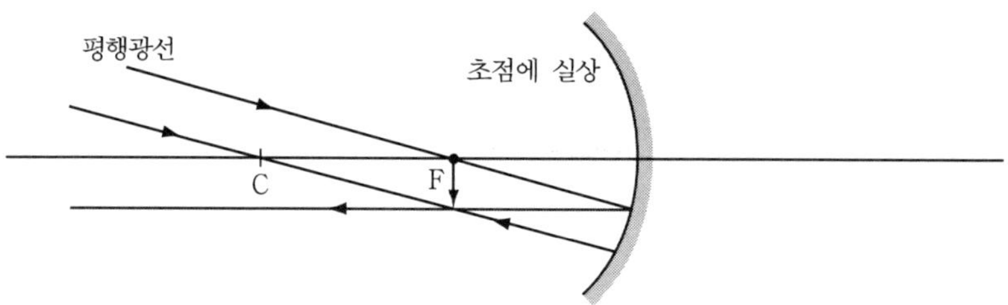

그림 10.33

초점을 지나 입사하는 광선은 축에 평행한 방향으로 반사한다. 곡률중심 C를 지나 다른 광선과 평행하게 입사하는 광선은 입사방향과 같은 방향으로 반사한다. 이 두 광선이 서로 교차하는 점이 상점으로 초점 F와 일직선상에 놓인다. 초점에 실상이 생긴다(그림 10.33).

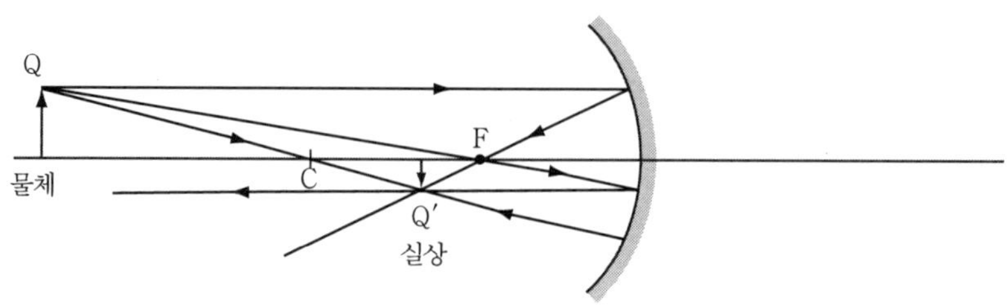

그림 10.34

그림 10.34에서 물체점 Q에서 축과 평행하게 입사하는 광선은 초점을 지나게 반사하고 초점을 향해 입사하는 광선은 축과 평행한 방향으로 반사한다.

또 곡률중심을 향해 물체점 Q에서 입사하는 광선은 입사방향과 같은 방향으로 되반사한다. 이들 세 광선이 교차하는 점이 물체점 Q에 대한 상점 Q′이다.

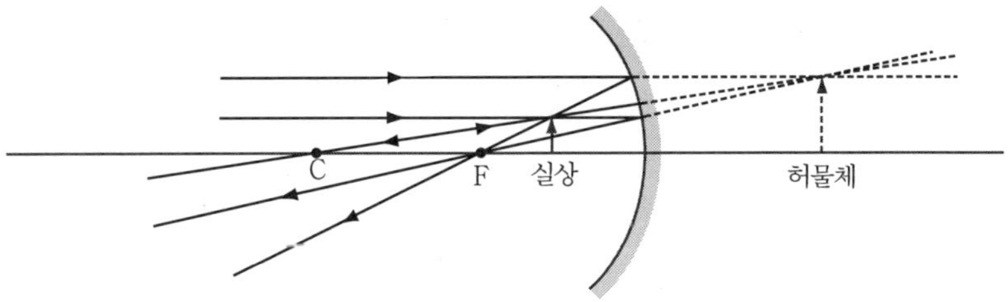

그림 10.35

축과 평행하게 입사하는 광선은 초점 F를 지나는 방향으로 반사되고 곡률중심을 지나게 입사하는 광선은 입사경로와 같은 경로를 따라 반사한다. 이들의 교차점을 지나 축과 평행하게 입사하는 광선은 역시 마찬가지로 초점 F를 지나는 방향으로 반사한다. 이들 광선을 그림에서처럼 역추적하면(점선으로 표시한 선) 이 역추적선의 교차점이 실상을 맺는 광선에 대한 허물체점이다(그림 10.35).

10.6 겹렌즈

먼저 렌즈 L_1에 의해서 초점 F_1 안에 놓여 있는 물체의 상을 작도한다. 이 경우는 무한 원에 허상이 생기는데 이 허상은 렌즈 L_2에 대해서는 물체가 된다. 따라서 홑렌즈 L_2에 대한 허상을 물체로 한 광선추적만 하면 렌즈 L_1과 L_2로 구성된 겹렌즈에 의해 생기는 최종상을 결정할 수 있다. 그림에서와 같이 최종상은 거꾸로 선 실상이 된다.

볼록렌즈 L_1과 L_2로 구성된 겹렌즈

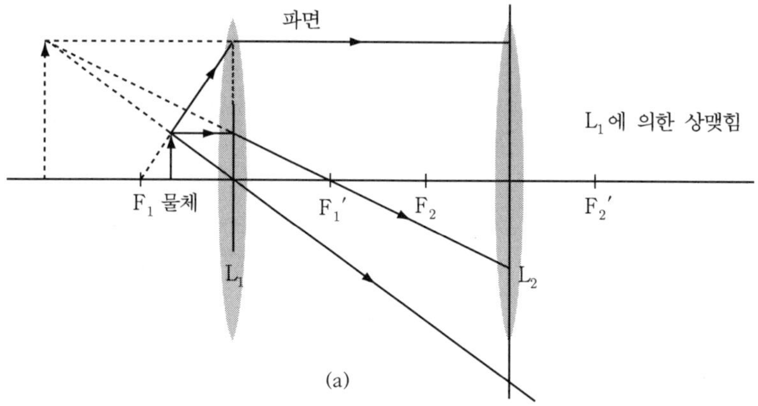

(a)

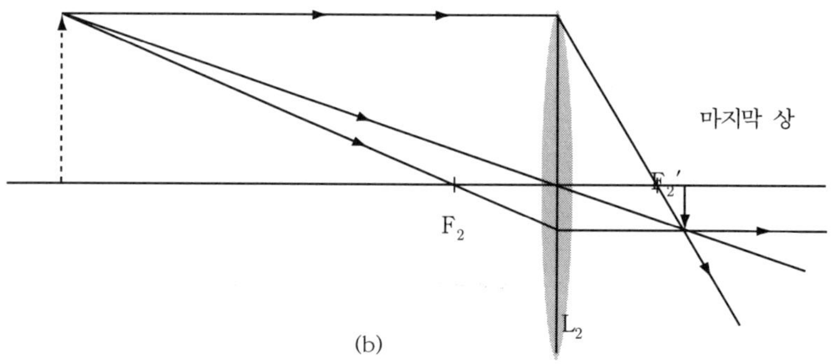

(b)

그림 10.36 두 개의 볼록렌즈가 이루는 광학계에 의한 상맺힘 작도

그림 10.36(a)에서 상 OQ′은 첫 번째 렌즈 L_1에 의해서 L_1의 초점 안에 놓여 있는 물체의 상이고, 이것은 두 번째 렌즈 L_2에 대해서는 물체가 된다.

그림 10.36(b)는 단순히 두 번째 렌즈 L_2의 초점 F_2보다 멀리 위치한 물체에 대한 작도를 하면 된다. 따라서 마지막 L_1과 L_2 두 렌즈로 이루어진 계에 의해 생긴 마지막 상은 그림 10.36(b)에서 보여주듯이 축소된 거꾸로 선 실상이다.

10.7 거울과 렌즈로 된 광학계에 의한 광선추적

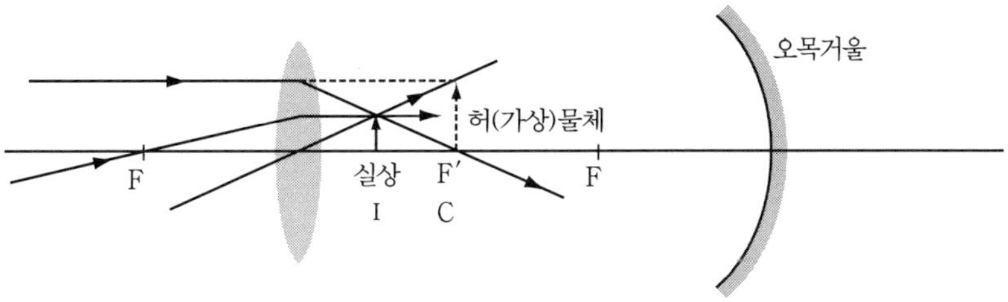

그림 10.37

먼저 거울과 렌즈로 이루어진 광학계에서 허물체가 거울의 곡률중심이자 렌즈의 초점에 바로 서 있는 경우를 생각해보자. 먼저 입사광선이 렌즈를 통해 입사하는 상을 작도하면 위의 그림에서 실상의 위치에 바로선 상을 맺게 된다(그림 10.37).

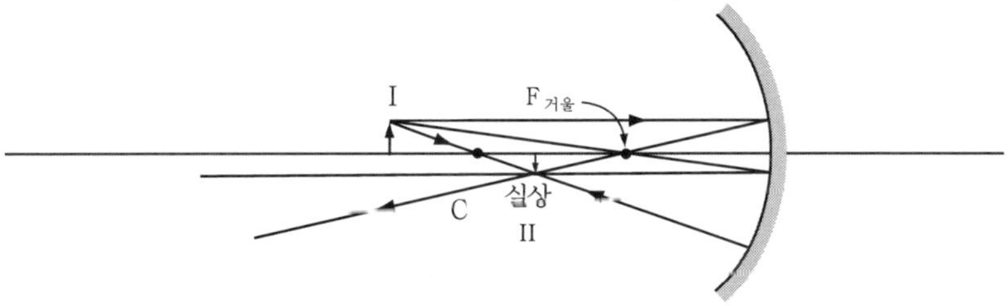

그림 10.38

다음으로 거울에 대해서는 렌즈에 의해 생긴 실상 I 은 다시 거울에 대해서는 물체가 되고, 정상적인 오목거울에 대한 작도법에 따라 작도를 하면 II 번에 실상을 맺게 된다. 곧 이 실상 II가 다시 거울에 의해 빌산되어 나오는 광선으로서 거울 앞에 놓여 있는 렌즈로 향하게 된다(그림 10.38).

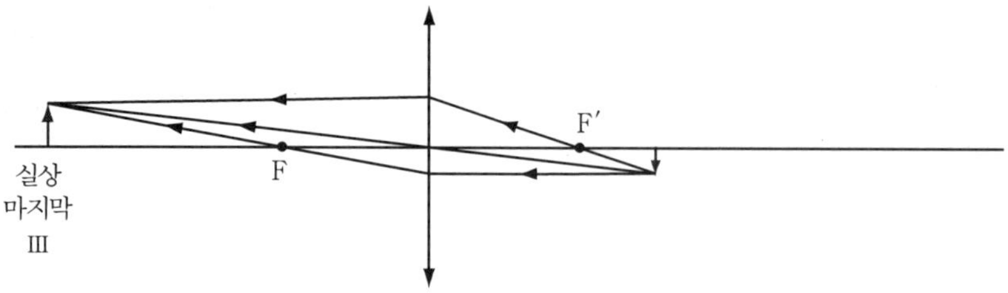

그림 10.39

그러면 이 실상 II는 이 페이지를 위아래를 뒤집어 놓는 경우에 해당되는 작도로(바로선 물체가 렌즈의 앞면에 놓여 있는 상황) 마지막 상은 III번 상으로 바로선 실상이 된다(그림 10.39).

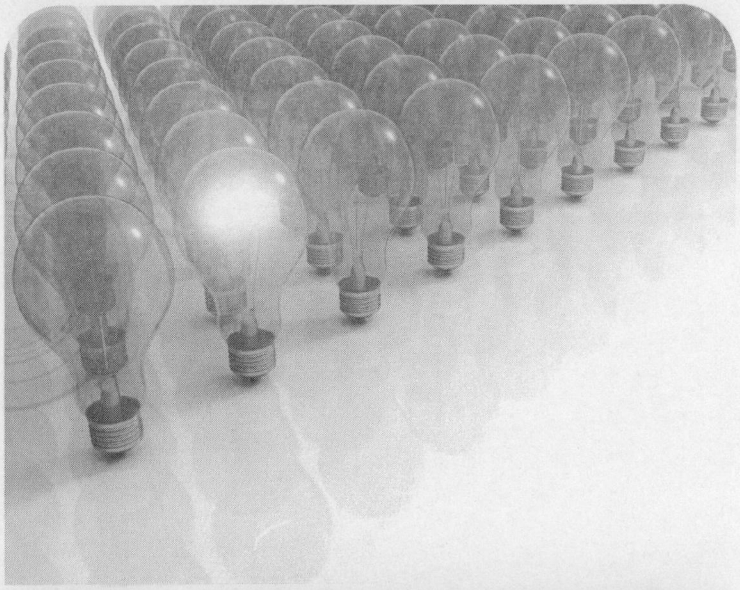

Chapter 11 수 차

수차개요

본래 모든 이상적인 광학계에서 물체계에 놓여 있는 물체점은 주어진 광학계를 통해 상계의 상점으로 변환되는 사상(mapping)과정을 거쳐 점은 점으로 직선은 직선으로 그대로 변환되어야 한다. 이와 같은 변환을 전문적인 수학용어로 공선변환(colinear transformation)이라고 한다.

간단히 말해서 공선변환이 되지 않으면 수차가 발생하는 것이다. 단, 상의 배위가 정립인 경우나 도립이 되거나 또는 왼쪽이 오른쪽으로 바뀌는 반전효과나 축소되거나 확대되는 것이 상계로 변환되는 과정에서 일어나는 것은 상의 질이나 명확도에 아무런 저해요소가 되지 않는다. 또 상면의 밝기가 어두워지고 밝아지는 것 역시 수차와는 무관한 것이다.

따라서 위에서 언급한 것과 같은 현상은 수차로 인해 생기는 것이 아니다. 보다 쉬운 말로 하면 수차라는 것은 광학기기나 광학계가 잘못 만들어져서 상의 질이나 모양에 결손이 생기는 것을 말하는 것이 아니라는 것이다. 광학기기를 설계하는데 광선추적에 필요한 수학적 도구가 모두 근축광선에 대해 만들어진 것이다.

그러나 실제로 주어진 광학계를 통해 입사하는 광선들은 반드시 근축광선영역에서 들어오는 것이 아니기 때문에 그로 인해 상면에 생길 수 있는 상의 변형 또는 왜곡현상 등을 통틀어 수차라고 한다. 수차는 단색수차와 색수차로 구분하며 그 외에도 다른 용어로 고도수차(higher order aberration)와 저도수차(lower order aberration)로 구분하기도 한다.

저도수차는 빛을 광선으로 취급하는데서 발생하는 수차를 말하며, 단색수차로 잘 알려진 자이델(Seidel) 수차가 여기에 속한다. 자이델 수차는 5수차로 되어 있다. 자이델 5수차에 속하는 수차는 구면수차, 코마, 비점수차, 상면 만곡수차, 왜곡(distortion) 등이 있다. 반면에 고도수차는 빛을 빛다발(beam)로 생각하여 상맺힘을 유도할 경우 주어진 광학계에서 발생하는 수차이다.

일반적으로 수차이론에서 취급하는 것은 수차를 발생원인과 증상에 따라 구분하고 그들 수차의 정도를 계산하는 방법과 수차의 발생예측과 보정방법 등을 취급하고 있다. 수차의 발생은 기하학적 파면에서는 출사동의 정점과 파면의 곡률중심이 수차가 없는 이상적인 상점에 위치하여야 하는데 그렇지 못하면 수차가 발생한다.

앞서 소개한 바와 같이 수차를 이론적으로 취급하는데 있어서 크게 두 가지로 나누어 공부하는데 먼저 빛을 단색광으로 취급하는 경우가 있고, 다색광으로 취급하는 경우가 있다. 전자를 단색수차라고 하면 후자는 굳이 이름을 다색수차(polychromatic aberration)라고 할 수 있지만 보다 보편적으로 그냥 색수차라는 용어를 사용한다.

단색수차는 단색광에 의해서만 생기는 것은 아니고 다색광, 즉 백색광에 의해서도 생길 수 있다. 우리가 흔히 색수차라고 말하는 것은 백색광에 의해 생기는 수차를 의미하는 것이라고 생각하면 된다. 색수차의 발생은 빛의 성질인 분산에 의해 생기는 것이다. 물질 내에서 색분산의 정도는 파장에 따라 굴절률이 다르기 때문에 생기는 현상이다. 굴절률이 다르다는 것은 동일 매질 내에서도 빛의 분산이 발생할 수 있다는 것을 의미한다.

수차이론을 개발하는데 먼저 가장 중요하게 염두에 두어야 하는 것은 모든 광학계를 구성하고 있는 모든 면이 회전 대칭면이라는 전제 아래서 이루어진다. 즉 광학계를 이루고 있는 모든 면(곡면)의 중심(곡률중심)은 일직선상에 있거나 공동중심을 가지고 있다고 하는 가정에서부터 모든 수차이론이 만들어진다.

지금까지 경우는 주어진 광학계가 모두 이상적인 상맺힘을 한다는 가정 아래에서 전개되었다. 즉 점물체는 다시 점으로 상이 맺히고, 축상에 수직하게 놓여 있는 물체는 다시 상면에서 축상에 수직한 상으로 상이 맺힌다. 이와 같은 가정을 두고 렌즈나 프리즘과 같은 광학계에 의한 결상(決像)에 대해 공부하였다. 이 가정을 만족시키기 위해서는 모든 물체점에 대한 광선추적은 근축광선에 대해서만 이루어져야 한다. 다시 말하면 $\sin\theta=\theta$로 대치시킬 수 있는 경우에만 한하여야 된다. 그러나

$$\sin\theta=\theta-\frac{\theta^3}{3!}+\frac{\theta^5}{5!}\cdots$$

와 같은 sin 함수의 급수전개에서 $\sin\theta=\theta$ 가정은 첫 번째 항에서 끊어진 경우이다. 따라서 근축광선이 아닌 경우에는 기하광학적 취급에서 거의 모두 상맺힘에 이상이 있을 수 있다. 이와 같은 결상에 있어서 근축광선이 아니므로 생기는 상의 잘못됨을 분석하는 이론을 수차삼차이론이라고도 한다.

수차이론(또는 수차삼차이론)은 $\sin\theta$를 급수전개해서 두 번째 항까지 취급하는 경우로 이것은 실제로 광학계의 수차보정을 위해 많이 응용되고 있다. 여기서 수차이론에 대한 상세한 계산은 생략하기로 한다.

모든 색수차는 파장에 따르는 굴절률의 변화에 의해 빛의 분산으로 인해 생기는 것이다. 색수차는 거울표면의 보정이나 거울 앞에 보정기를 사용해서 완전히

없앨 수 있고, 또 렌즈의 경우로는 두 개의 서로 다른 유리와 렌즈 형태의 결합으로 무색수차 렌즈를 제작할 수 있다.

또 아주 좁은 폭의 단색광을 사용함으로써 무색수차를 만들어낼 수 있다. 그러나 후자의 경우는 대부분 실제적으로 불가능하다.

따라서 모든 렌즈 방정식이나 광선추적에 필요한 방정식에 포함되어 있는 굴절계수로 인하여 백색광선의 경우 서로 다른 결과를 초래할 수 있고, 또 색수차는 색수차 단독으로 존재하는 것이 아니라 다른 수차와 함께 더불어 나타나게 된다. 결론을 말하면 하나의 결상계를 수차가 없는 완벽한 것으로 제작한다는 것은 거의 불가능하다.

다른 말로 한 가지 수차를 완벽히 제거했다고 해서 기존하는 결상계의 모든 수차가 다 제거된 것은 아니기 때문이다. 실제로 광학계를 제작하는 데에 여러 가지 복합적인 수차를 제거하기 위하여 여러 렌즈면을 결합하거나, 유리 종류의 적절한 선택이거나 또는 렌즈면의 변형 등을 이용하여 여러 개로 구성된 복합적인 광학계를 사용한다.

지금부터 여러 종류의 수차에 대한 것을 소개하고 수차로 인한 광선다발의 단면적의 변형에 대해서 광선추적방법을 이용해 알아보기로 한다.

11.1 단색수차(자이델 5수차)

자이델(Seidel)의 기본 5수차로는

① 구면수차 : 종축 구면수차, 횡축 구면수차

② 비점수차

③ 코마

④ 마당굽음(만곡)수차 : 페츠발 곡면 또는 마당굽음

⑤ 왜곡

이상이 5수차이다.

단색수차는 크게 축상/비축상 수차와 비축상에서만 생기는 비축상 수차로 나눈다. 여기서 비축상이라고 하는 것은 축에서 벗어난 물체점에 의해 광학계의 축에 빗겨 들어오는 광선에 의해 일어나는 수차를 말한다. 다음은 이상에서 언급한 각 수차의 특성을 알아보기로 하자.

구면수차

구면수차는 주어진 광학계에 대해 근축광선에 의한 상점과 주변광선에 의한 상점이 서로 같은 위치에 있지 않아 상의 질이 떨어지게 되는 수차를 말한다. 이 수차는 렌즈면이 크면 클수록 수차가 커진다. 구면수차의 발생을 그림 11.2, 11.3에서 표시하였다.

수차보정으로는 수차삼차이론과 오차이론이 있다. 삼차나 오차란 이름은 렌즈공식을 유도하는데 사용한 함수의 멱급수항에서 차수를 3차항까지 그의 합을 이용하는지, 5차항까지 합을 이용하는지에 따라 정의한다. 삼차에는 구면수차, 코마, 그리고 비점수차가 이에 속한다.

구면수차는 구면이라는 말이 의미하는 대로 렌즈의 면이 구면으로 이루어져서 렌즈의 곡률이 심한 가장자리로 가까이 가면 갈수록 그 곳을 통과하는 광선이 근축광선에 대한 초점에서 벗어나 개개의 광선이 모두 서로 다른 곳에서 축과 교차하여 단일 초점을 형성하지 못하는 수차이다. 즉 구면수차는 단색수차로 단색으로 구성된 물체의 한 점에서 나오는 무수히 많은 광선이 광학계의 출사동을 나와 상계에서 축상에 서로 다른 위치에 수렴하게 되는 것으로 이로 인해 상면에 물체에서 나온 광선으로 맺어진 상의 에너지 분포가 고르지 못하게 만드는 수차이다. 따라서 구면수차의 영향을 받은 상은 선명도가 매우 낮다.

예를 들어 구면수차가 있는 경우에는 점물체의 상이 축상에 크기가 있는 점(원형의 면적을 가진 점)으로 상이 맺힌다. 아주 구면수차가 큰 경우에는 이와 같은 무수히 많은 점으로 이루어진 원의 모양이 변형되어 상점과 상점 사이의 거리가 균일하지 않는 면적을 가진 상으로 분산되게 된다. 구면수차도 횡축과 종축의 수차크기로 나누어 정의한다. 대부분의 구면수차는 3차이론으로 보정이 가능하다. 가장 구면수차가 적은 곳은 최소혼동원이라고 하는 곳이다(그림 11.3).

구면수차의 보정은 렌즈벤딩(bending)을 통해 렌즈 구면의 형태를 조절해서 비구면으로 바꾸어 보정한다. 비구면이라는 것은 렌즈면의 곡률반경이 구의 경우에는 일정하지만 이 경우에는 그렇지 못하다는 것을 의미한다. 비구면렌즈의 대표적인 것이 코마수차를 보정하기 위해 사용하는 슈미트 카메라에 들어 있는 보정기이다.

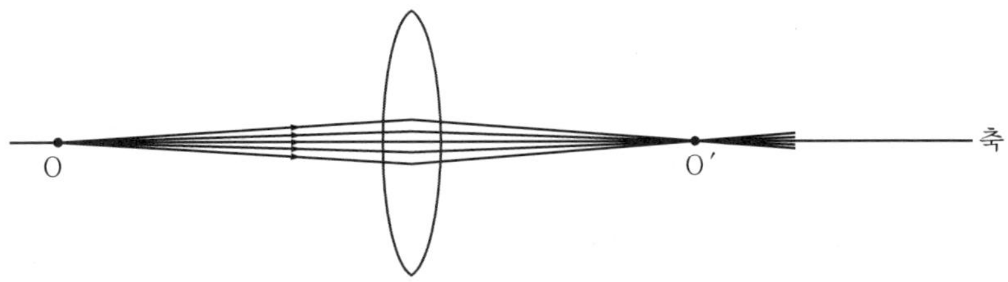

그림 11.1 근축광선

축상의 물체점 O는 근축(축에 인접한 영역) 광선에 의하여 이상적인 상점 O′를 맺는다. 구면수차가 없다. O점에서 출발한 광선은 모두 O′점에 수렴한다.

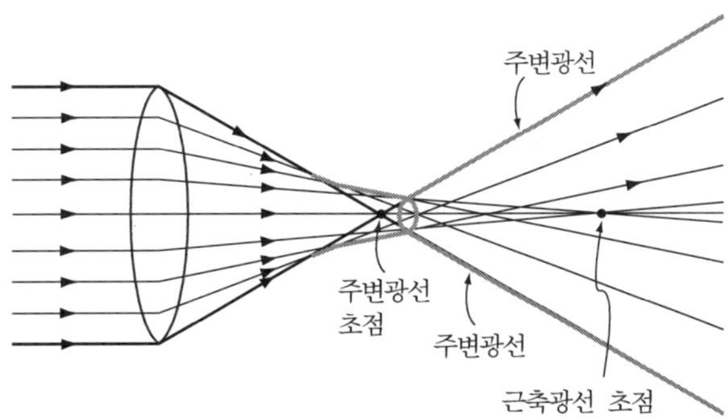

그림 11.2

일반적으로 광역으로 입사하는 구면수차

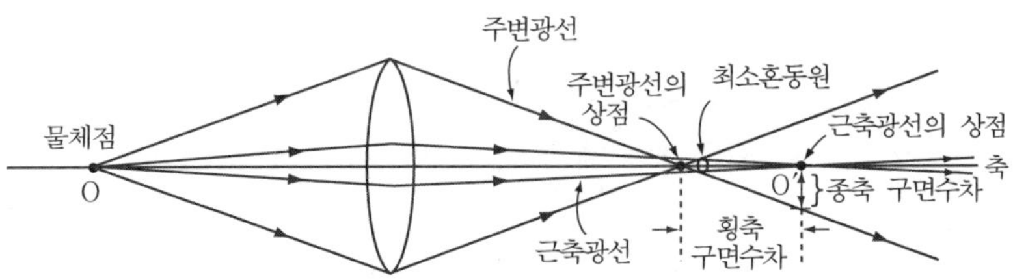

그림 11.3 구면수차

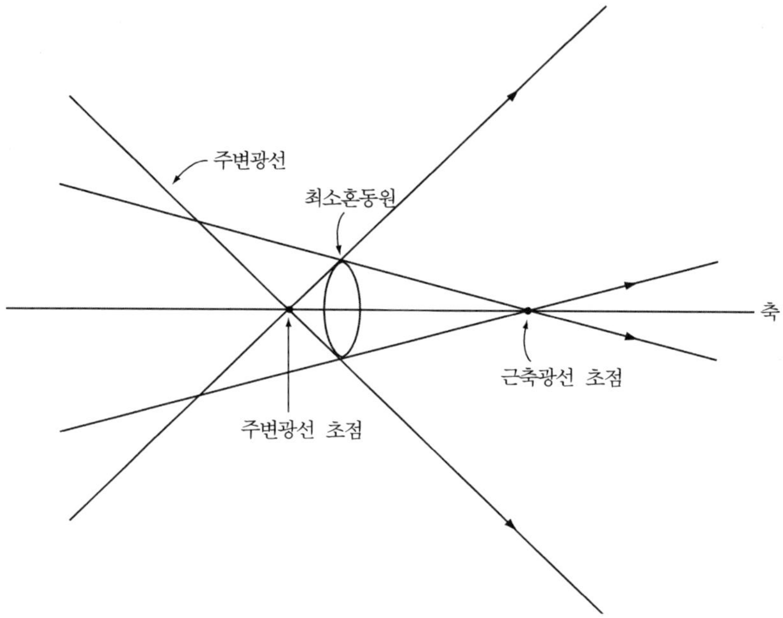

그림 11.4 구면수차 : 최소혼동원의 정의

구면수차와 수차보정

구면수차는 축상에 놓여 있는 물체의 상이 물체로부터 나오는 광선의 축상에 높이에 따라 변하는 현상으로 상이 뿌옇게 명확하지 않게 나타나는 현상을 유발한다. 쉽게 말하면 축상을 따라 들어오는 광선의 초점위치와 렌즈를 통해 들어오는 주변광선이 같은 초점에 맺히지 못하는 것을 말하는데, 구면수차의 정도를 횡축과 종축으로 나누어 분석하는 것이 일반적인 경우이다.

렌즈를 통해 수렴되는 광선이 서로 다른 초점거리를 가지는 것으로 이 경우 이들 광선이 집속되는 부분에서 가장 잘룩한 부분의 단면을 만드는 원을 최소혼동동그라미라고 한다.

구면수차는 같은 렌즈일 경우에는 어떻게 사용하느냐에 따라 수차의 정도가 다를 수 있다. 예를 들어 한쪽 면이 평면이고 다른 한 면이 구면인 렌즈의 경우 빛이 입사하는 방향으로 렌즈의 면을 구면이나 평면으로 사용하는가에 따라 구면수차가 있을 수도 있고 없을 수도 있다.

구면수차를 보정하는 것은 단일렌즈의 경우 비구면을 사용하는데 비구면은 앞서 말했듯이 렌즈의 위치에 따라 곡률이 일정하지 않은 면을 말한다.

구면수차를 완벽하게 없애기 위해서는 포물면을 만들면 되지만 실제로는 포물면에 접근하는 렌즈를 깍기가 매우 어렵다.

구면수차의 보정은 벤딩(bending)의 최적화로 수차를 최소화할 수 있다. 따라서 평행광선이 입사하는 경우 벤딩은 왼쪽으로 이루어지고, 반대로 평행광선이 굴절할 경우 벤딩은 오른쪽으로 이루어지는 것이 구면수차를 최소화되도록 보정할 수 있는 방법이다.

구면수차의 최소화를 하기 위해서는 렌즈의 구면형태를 조정하는 것으로 도입된 것이 코딩톤(Coddington) 형태계수와 위치계수이다. 여기서 형태계수는

$$q = \frac{R_2 + R_1}{R_2 - R_1} \tag{11.1}$$

또 위치계수는

$$p = \frac{i - o}{i + o} \tag{11.2}$$

여기서 i는 상거리, o는 물체거리이다. R_2는 렌즈 2면의 곡률반경이고, R_1은 렌즈 1면의 곡률반경이다.

구면수차가 최소가 되기 위해서는 형태계수와 위치계수는 다음과 같은 관계식을 만족한다.

$$q = -\frac{2(n^2 - 1)}{n + 2} p \tag{11.3}$$

여기서 n은 렌즈의 굴절률이다.

식 (11.3)을 가지고 q와 p를 조절하면 구면수차를 일단계 최소화할 수 있는 렌즈의 형태를 알 수 있다.

또 만약에 물체거리와 상거리가 모두 초점거리와 같고 렌즈가 대칭렌즈라면 그런 렌즈를 통과한 광선은 최소의 구면수차를 또는 아주 구면수차가 없는 그런 렌즈가 될 수 있다. 구면수차를 줄이기 위해서 렌즈구경을 줄여줄 경우에는 그 광학계를 통과해 들어오는 광량이 줄어들 수 있는 단점이 있기 때문에 수차를 줄이는 최상의 방법은 아니다.

비점수차

비점수차는 코마수차와 매우 비슷하나 수차유발은 코마수차와 달리 광학계구경의 크기에는 덜 영향을 받고 광선이 광학계에 얼마나 사선으로 빗겨 들어오는 정

도에 따라 초점면이 렌즈의 자오면으로 입사하는 광선다발과 렌즈의 구결면으로 입사하는 광선다발이 서로 다른 위치에 자리잡아 발생하는 것이다. 이때 광선다발의 이동이 초점면에 가까워질수록 빛다발선속의 단면이 원형에서 타원으로 변형되어 가다 마침내 완전히 수렴되는 곳에서는 타원이 직선으로 되는데, 이때 자오면과 구결면의 초점에서 맺어지는 직선은 배위가 서로 직각을 이루는 방향으로 놓여진다.

비점수차는 수차가 보정되지 않은 렌즈의 시계(視界)의 바깥쪽에서 발견되는데 예를 들어 실선으로 그려진 작은 원에 대한 상의 경우 상이 명확하지 않고 흐려진 두께가 있는 불명확한 크기가 있는 점으로 나타나거나, 선 또는 타원형 흔적으로 상이 생기는 수가 있는데 이런 것들이 모두 초점면의 위치에 관계되는 것이다. 여기서 말하는 자오면은 주광선과 렌즈 또는 광학계의 광축이 포함되어 있지만 구결면은 오직 주광선만 포함되어 있다. 따라서 이들 두 면은 서로 직각을 이루고 있다.

주광선의 정의는 비축상에 놓여 있는 물체점으로부터 방출되는 광선이 출사동의 중앙점을 통과하여 렌즈의 입사동의 중앙점을 통과하는 광선을 주광선이라고 한다. 그림 11.6에서 전자는 E로 후자는 E′으로 표시하였다. 비점수차보정은 상면만곡수차와 더불어 같은 방법으로 이루어진다.

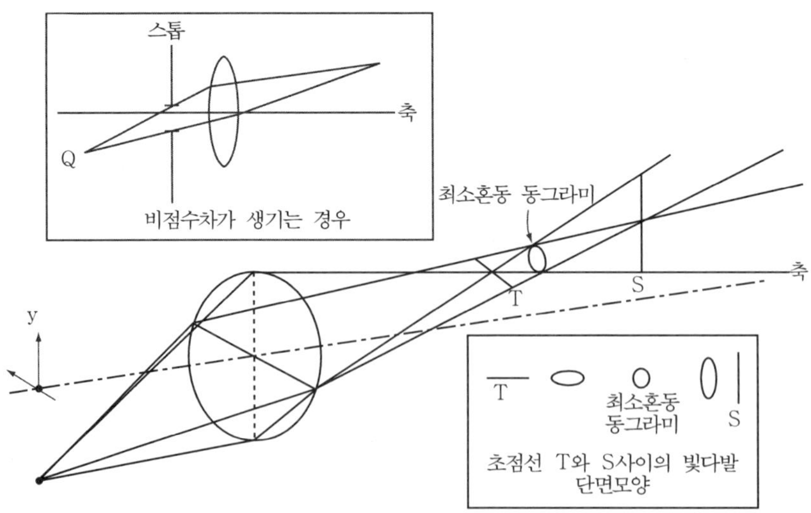

그림 11.5 비점수차

그림 11.5는 렌즈의 축과 수직한 면으로 입사하는 광선과 렌즈의 횡축면으로 입사하는 광선이 서로 다른 곳에서 수렴하여 초점이 두 입사면이 일치하지 않는

경우이다. T는 자오면의 초점선이고 S는 자오면의 수직한 면인 구결면의 초점선이다. 접면으로 입사하는 광선은 자오면에 대한 초점에서 선(focalline)으로 수렴하고 구결면으로 입사하는 광선은 구결면에 대한 점에서 선으로 수렴한다. 그러므로 이 경우에는 단일초점이 없다.

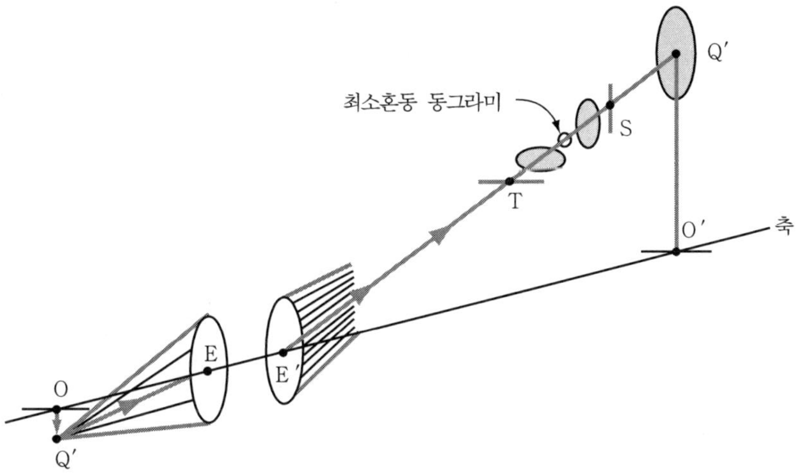

그림 11.6 비점수차에 대한 점확산

코 마

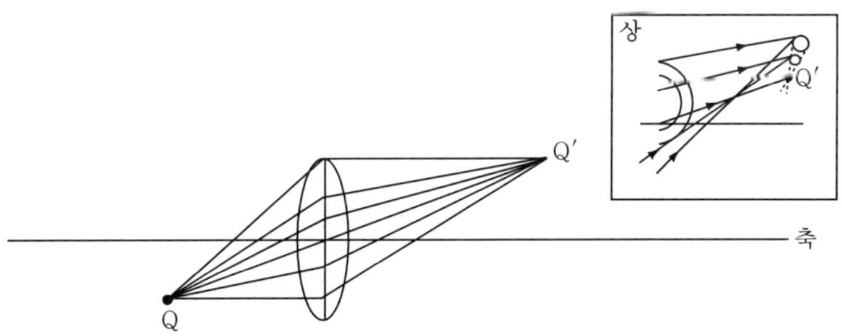

그림 11.7 코마수차

점물체 Q가 축상에서 떨어져 놓여 있는 경우 점으로 상이 결상되지 못하고 과 같은 빗방울 형태로 꼬리가 있는 상을 맺게 된다. 혜성(comet)의 머리부분과 꼬리를 형상화한 것 같다고 해서 수차이름을 코마(coma)라고 한다.

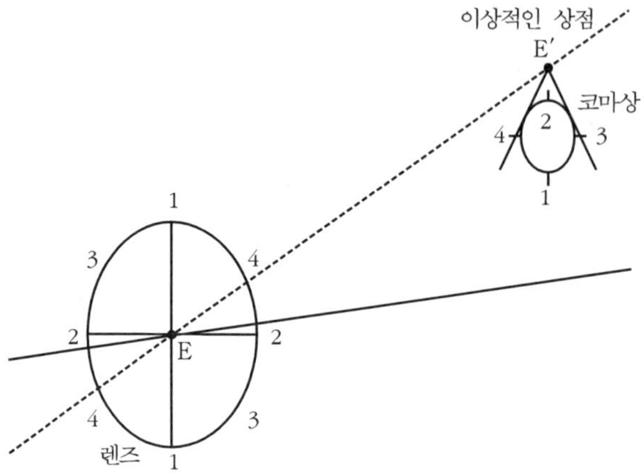

그림 11.8 코마시계

렌즈면의 위치 1, 2, 3, 4번이 코마상에서의 결상점 1, 2, 3, 4로 표시된다. 이와 같은 것을 코마시계(comatic clock)라고 한다. 횡방향을 구결코마(sagittal coma) 라고 하고, 종방향을 자오코마(tangential coma)라고 한다. 코마수차 역시 구면수차와 마찬가지로 여러 가지 방법으로 수차보정이 용이하다. 코마수차는 렌즈의 지름이 큰 경우에 많이 생기므로, 천체망원경과 같이 구경이 큰 렌즈나 거울을 이용하여 찍은 천체사진에서 빈번하게 나타나는 수차다.

코마수차는 구면수차와 매우 유사한 것으로 축과 사선으로 들어오는 광선다발에 의해 생기는 수차이다. 렌즈면에 광선의 출사위치에 따라 상면에 도달하는 위치가 서로 달라지고, 상점이 확대되는 것으로 비축상에 놓여 있는 물체점에서 나오는 단색광선이 여러 개의 크기가 서로 다른 원으로 포개져 상이 맺어지는 것으로 그 모양이 마치 혜성(comet)과 같이 꼬리를 가진 모양으로 생기어 코마라는 이름을 붙였다.

코마수차는 (−)와 (+)로 분류하는데 전자는 코마가 작은 모양일 경우이고, 후자는 코마가 아주 큰 경우를 말하는데 전자나 후자 모두 렌즈 가장자리를 통과하는 광선으로 이루어지는 것이나, 후자의 경우는 코마가 축에서부터 아주 멀리 떨어져 있는 곳에 코마상이 생기는 경우이다. 이때 코마의 꼬리는 상면의 중심부를 향한다. 코마수차도 구면수차와 마찬가지로 렌즈의 구경이 크면 클수록 수차가 심하다.

그림 11.8에서 동심원으로 렌즈면에 그려놓은 것은 코마상에 해당되는 부분을 상징적으로 나타낸 것에 불과하고 물리적인 특별한 의미는 없다.

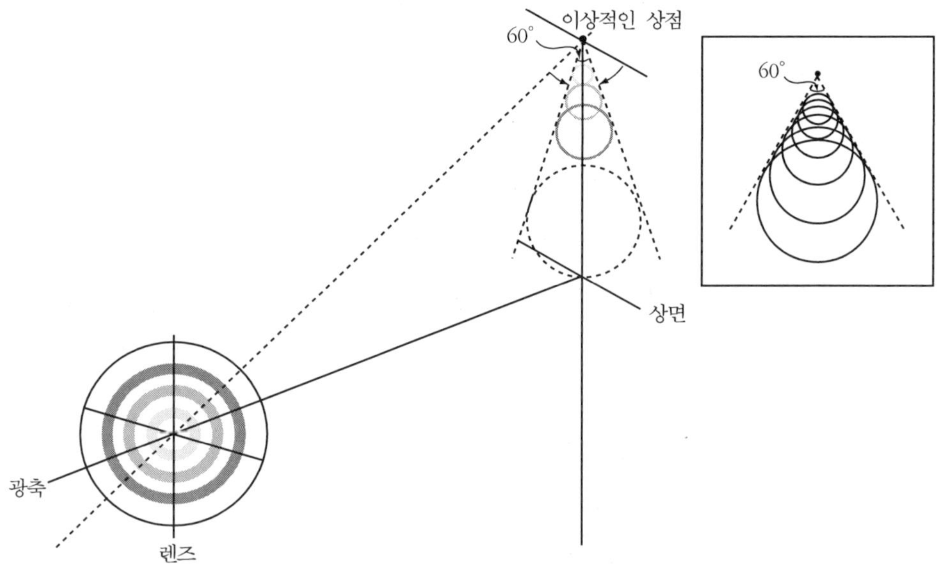

그림 11.9 렌즈면에 해당하는 코마원

제일 안쪽에 있는 렌즈면에 해당하는 상이 꼬리부분에 있는 제일 작은 원이고 렌즈면 바깥쪽으로 나오면서 코마원의 크기가 늘어나 결국에는 혜성의 머리와 같은 모양이 된다.

마당굽음(field curvature) 수차

모든 물체점은 주어진 광학계의 상면(평면 또는 가우스면)에 맺히는 것을 원칙으로 하지만 그렇지 못하다. 대부분의 경우 일반적인 경우는 상면이 곡면을 이루는데 이 곡면의 곡률로 인해 발생하는 수차를 만곡수차라고 하거나 이것을 처음으로 이름한 사람의 이름을 따 페츠빌 상면만곡수차라고 한다. 이 수차는 사람의 눈과 같이 망막, 즉 상이 맺히는 면이 곡면을 이루고 있는 경우는 생기지 않는 것이나 대부분의 광학계에서는 영상을 옮기는 평면이 곡면인 경우가 없어 배제될 수 없는 수차이다.

그러나 필름을 이용하는 경우에는 필름을 휘어서 이를 보정하는 경우가 있지만 유리에 감광물질을 입혀 필름 역할을 하도록 만든 플레이트를 사용하는 경우는 역시 보정에 어려움이 있다. 이것을 흔히 접하는 광학기기로는 대표적인 것이 천체망원경이다. 초점면이 곡면이 되는 것으로 상의 명확도나 상의 질에는 영향을 받지 않는다.

근축광선을 가정하고 비점수차가 없다고 한다면 하나의 광학면이 곡률이 있는 상면을 만드는데 그 상면의 곡률을 페츠발 곡면(Petzval field curvature)의 곡률반

경이라고 한다. 페츠발 곡면의 곡률반경은

$$R_P = -nf \tag{11.4}$$

이다. 여기서 n은 렌즈 유리의 굴절률이고 f는 렌즈의 초점거리이다.

하나의 광학면에 대해서는 예를 들어 구면거울과 같은 경우에는 페츠발 곡면의 곡률반경은 거울의 초점거리와 같다. 거울의 경우에는 상면만곡으로 인해 상당한 비점수차를 유발할 수 있다. 여기에 대한 상세한 수차의 발생원인과 보정과정은 참고문헌을 참고하기 바란다.

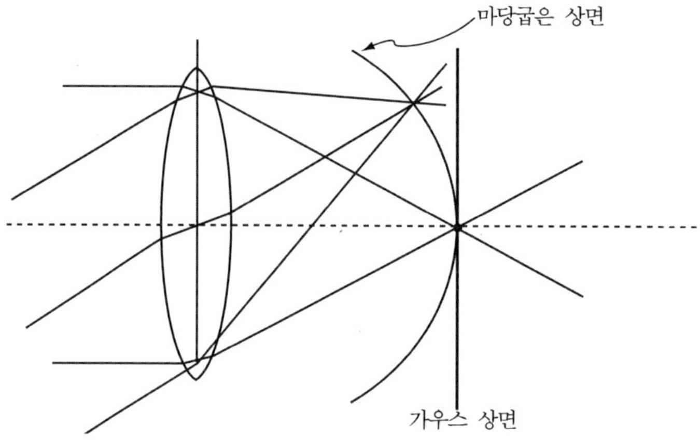

그림 11.10 두께가 있는 렌즈에 대한 마당굽은 상면

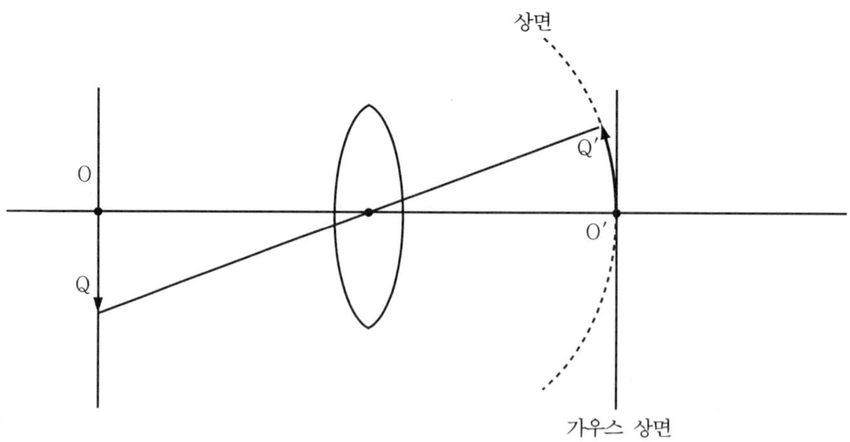

그림 11.11

마당굽은 상면으로 인해 물체 $\overline{OQ}$가 $\overline{O'Q'}$과 같이 휘어진 상이 된다.

모든 렌즈에는 기본면으로 페츠발면이 있는데 이면에 의해서 유발되는 수차를 만곡수차 또는 마당굽음수차라고 한다. 페츠발면은 근축광선의 초점면과 비점초점면 사이에 있다.

여기서 비점수차면은 자오초점면과 구결초점면을 말한다. 그림에서처럼 이들 면은 근축광선의 초점면을 제외하고 모두 포물선 형태의 곡면으로 이루어져 있다.

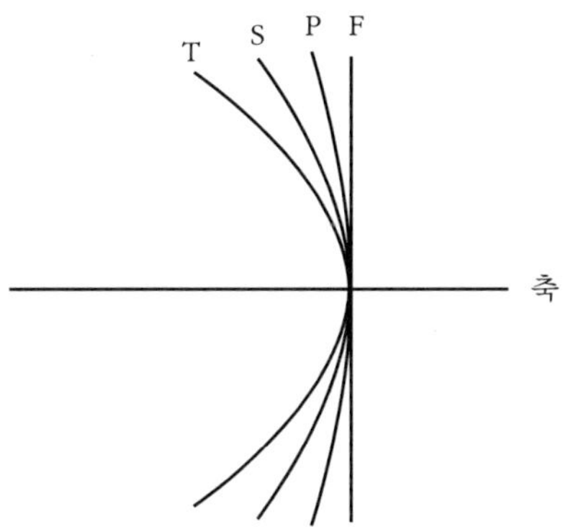

그림 11.2 페츠발면

페츠발면 P는 근축광선 초점면 F와 비점수차면 자오초절면과 구결초점면 사이에 있다.

페츠발면은 비점수차가 없는 면 또는 T(자오면)과 S(구결면)면이 일치되는 면으로 볼 수 있다. 이와 같이 상면굽음에 의해서 생기는 상면만곡수차 또는 마당굽음수차는 렌즈유리의 적절한 선택과 광학계를 이루고 있는 소자 사이의 간격조절로 보정될 수 있다.

얇은 렌즈의 경우 페츠발면의 반경은

$$R_P = -nf \tag{11.5}$$

여기서, f는 렌즈의 초점거리, R_p는 페츠발면의 반경 그리고 n은 렌즈굴절률이다.

만약 얇은 렌즈가 여러 개 합해서 이루어져 있는 경우

$$\frac{1}{R_P} = -\sum_j \frac{P_j}{n_j} \tag{11.6}$$

여기서 P_j는 j번째 렌즈소자의 굴절력이고, n_j는 j번째 소자의 굴절률이다.

만약에 위의 식을 단일렌즈의 경우(두 개의 곡면으로 이루어져 있는 경우)에는

렌즈만드는 이의 공식을 사용하면

$$\frac{1}{R_P} = \sum_{j=1}^{2} \frac{n_j - 1}{n_j}\left(\frac{1}{R_1} - \frac{1}{R_2}\right) \tag{11.7}$$

만약에 상면을 곡률이 많지 않은 평면에 가까운 면으로 얻으려면 R_P값이 큰 렌즈 표면을 만들면 된다.

왜 곡

모든 물체계에서 물체점은 광학계를 통해 상계에서 상점으로 변환되는데 비축상의 상점의 배율이 렌즈 중심에서부터 상점까지 거리의 함수로 될 때 상의 일그러짐 또는 왜곡(distortion)수차가 발생한다.

왜곡수차는 자이델의 5수차의 마지막 수차이다. 왜곡수차는 직선이 곡선으로 나타나는 것으로 정방형의 격자 문양이 왜곡수차로 인해서 두 가지 형태로 나타날 수 있는데, 그 하나가 격자가 총체적으로 포도주 술통모양처럼 중앙 부분이 불룩 튀어나오게 직선이 곡선이 되는 것이 있고, 다른 하나는 솜을 빵빵하게 집어놓은 쿠션처럼 쿠션 방석 네 귀퉁이가 뾰족하게 나오는 안으로 휘어지는 곡선으로 격자가 변형되는 경우가 있다.

이 경우 격자 중앙점에서는 직선은 그대로 직선으로 나타나지만 중앙점을 포함한 원은 격자에서 공동중심을 가지는 원으로 그릴 수 있지만 왜곡수차가 있는 경

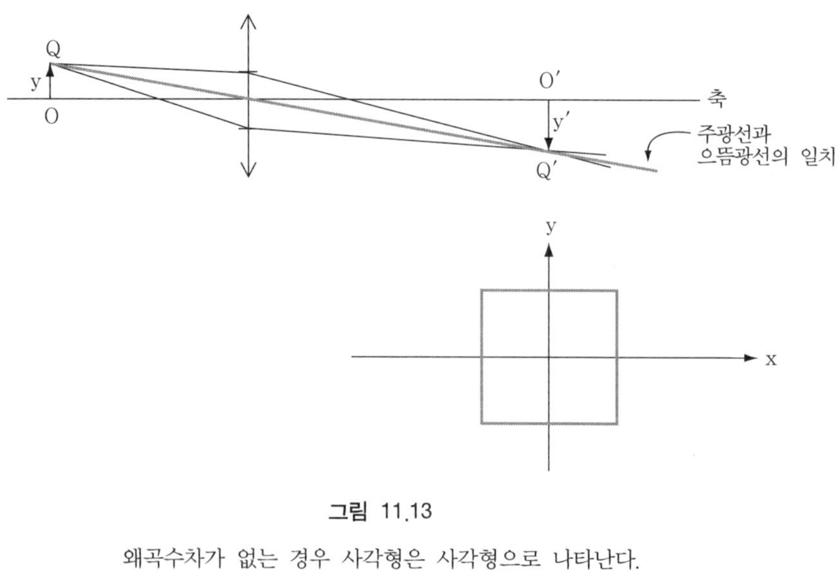

그림 11.13

왜곡수차가 없는 경우 사각형은 사각형으로 나타난다.

우에는 중앙점에서 격자 한 귀퉁이로 이어지는 직선의 길이나 공동 중심원의 반지름은 왜곡수차가 있는 경우가 없는 경우에 비해 길어지기도 하고 짧아지기도 한다.

이와 같은 왜곡수차가 발생하는 원인은 특히 구면수차를 줄이기 위해서 광학계에 사용하는 스톱으로 인해 발생하는 것으로 스톱의 위치에 따라 왜곡현상의 종류와 수차의 정도가 변한다. 그러나 스톱의 크기는 왜곡수차에 아무 영향이 없다.

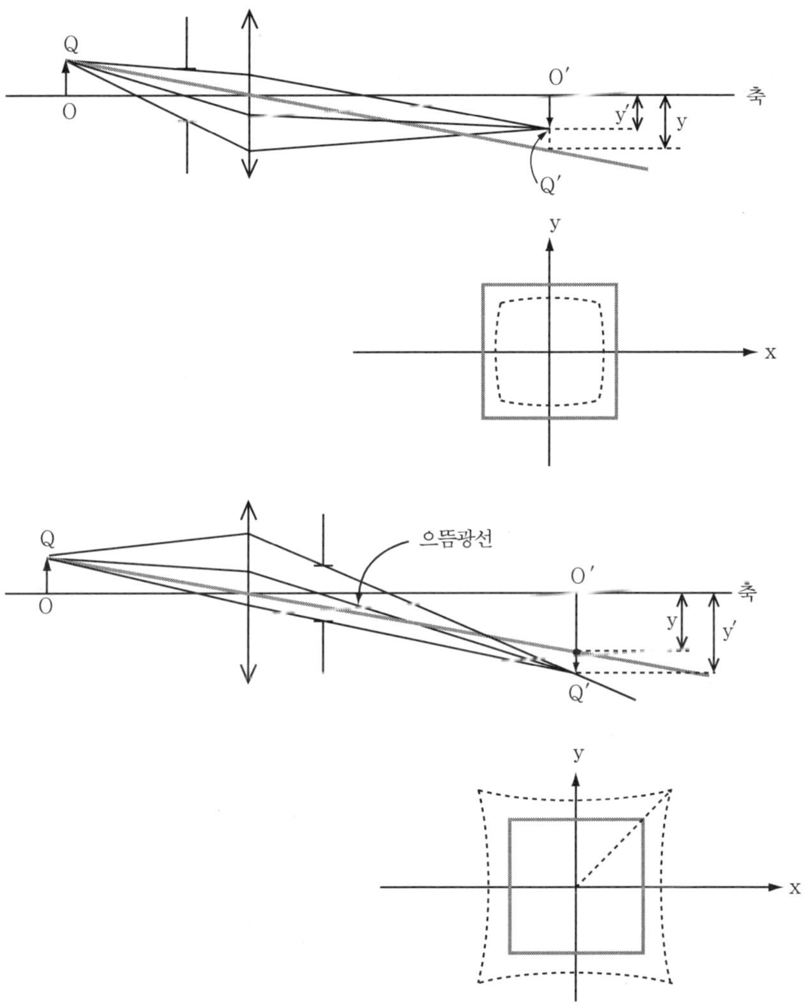

그림 11.14 왜곡수차

점선으로 표시된 것이 수차로 인하여 변형된 사각형에 대한 상

11.2 색수차

색수차가 일어나는 요인은 크게 두 가지에 기인한다고 볼 수 있다. 하나는 빛의 성질 중 분산이고 다른 하나는 그에 연관되어 있는 굴절이다. 빛이 동일 매질을 이동하는데 파장별로 서로 다른 속력으로 이동하는 경우 굴절률은 파장의 함수가 된다. 이것은 오래 전에 뉴턴에 의해 백색광선이 유리프리즘을 통과할 경우 색이 분산되어 무지개 색으로 나타난다는 것을 그의 저서 광학에서 상세하게 기술하였다.

빛이 색깔별로 매질에서 서로 다른 속도로 이동한다는 것을 수식으로 나타낸 것이 굴절률이라고 하는 것도 앞서 설명하였다. 이것을 보다 전문용어로 빌려 표현한다면 모든 전자기파의 위상속도는 진공에서 보다 어떤 매질에서나 진공이 아닌 매질 공간을 이동할 때 느려진다. 따라서 굴절률은 일종의 전자기파 전파속력에 연관된 연산계수라고 말할 수 있다. 따라서 굴절률이 $n(\lambda)$인 매질 내에서 빛 또는 전자기파 파장은 진공에서의 해당 파장을 굴절률로 나누어 주면 된다. 이와 같은 굴절률이 파장의 함수꼴이 되는 것과 또 빛의 분산이라는 특성으로 인해 색수차가 생기게 된다.

그림 11.15와 그림 11.16에서 색수차의 유형을 횡축 색수차와 그것과 연관되어 있는 종축 색수차를 소개하였다. 두꺼운 렌즈의 경우 또는 스톱을 이용하여 입사동과 출사동의 위치에 따라 유발될 수 있는 색수차를 파장별로 그림으로 설명하였다. 색수차로 인해서 상의 확대율에는 아무런 영향을 주지 않는다.

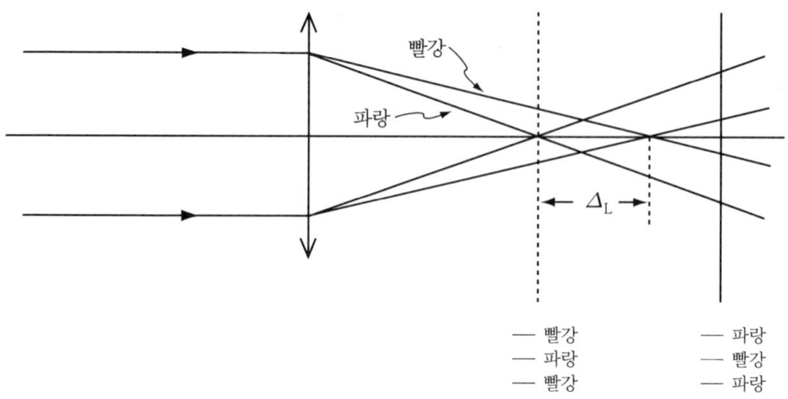

그림 11.15 횡축 색수차

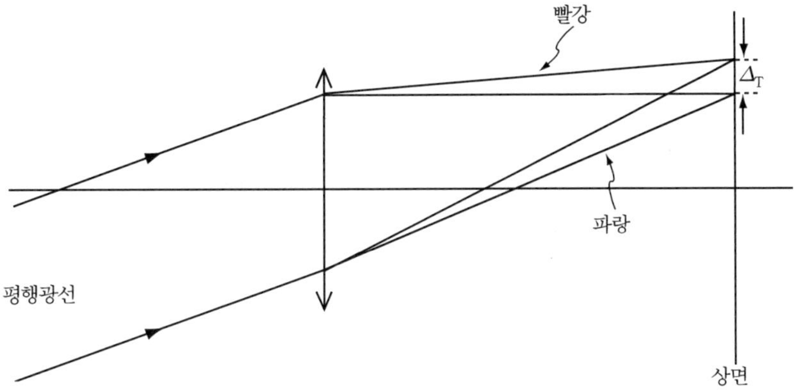

그림 11.16 종축 색수차

11.3 페츠발 조건과 마당굽음수차

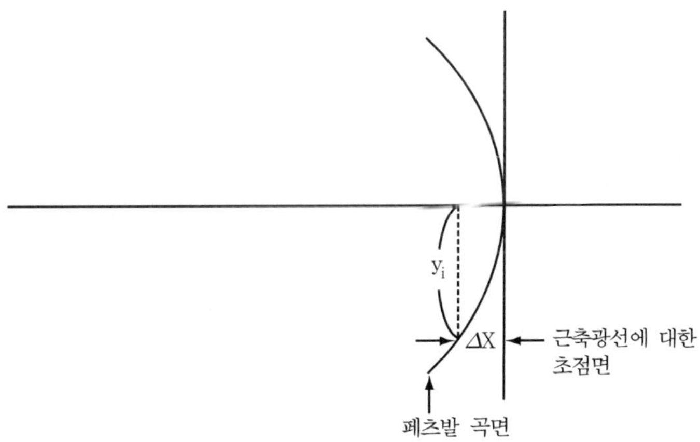

그림 11.17 근축광선에 대한 초점면과 페츠발 곡면

m 개의 얇은 렌즈로 이루어진 광학계의 경우 ΔX 는 페츠발 곡면과 근축광선 초점면 사이의 간격이다.

$$\Delta X = \frac{y_i^2}{2}\sum_{j=1}^{m}\frac{1}{n_j\ f_j} \tag{11.8}$$

$\Delta X = 0$이면 수차가 없는 상면이 된다. 가장 간단한 경우가 두 개의 얇은 렌즈로 이루어진 계의 경우 식 (11.8)에서 상면만곡수차가 없는 경우에 만족하여야 하는 조건을 페츠발 조건이라고 한다.

$$\left.\begin{aligned} &\frac{1}{n_1 f_1} + \frac{1}{n_2 f_2} = 0 \\ \text{또는} \quad & \\ &n_1 f_1 + n_2 f_2 = 0 \end{aligned}\right\} \boxed{\text{페츠발 조건}} \qquad (11.9)$$

이것을 이용해서 얻어진 중요하고 편리한 식

$$\frac{1}{f} = \frac{1}{f_1} + \frac{1}{f_2} - \frac{d}{f_1 f_2}$$

을 이용하면 $f_1 = -f_2$와 $n_1 = n_2$의 경우 $f = \frac{f_1^2}{d}$이고, 이 경우가 페츠발 조건을 만족시키며 (+) 값의 초점거리를 갖는 평면상면을 만들 수 있는 경우이다. 여기서 d는 두 렌즈 사이의 떨어진 거리이다.

11.4 수차보정

근축광선에 대한 가정(paraxial approximation)을 스넬의 굴절법칙에 적용하여 수차보정을 하는 수학적 접근법을 알아보기로 하자.

먼저 스넬의 법칙에서

$$n \sin\theta = n' \sin\theta' \qquad (11.10)$$

θ 또는 θ'이 아주 적은 각이라고 하면, 즉 $\theta \ll 1$과 $\theta' \ll 1$이라 하면 $\sin\theta \sim \theta$로 볼 수 있어 스넬의 굴절법칙은

$$n\theta = n\theta'$$

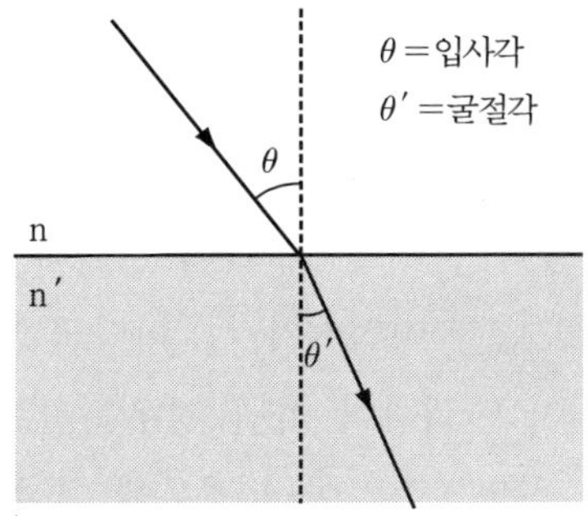

그림 11.18

와 같이 쓸 수 있다. 즉 축에 가깝게 입사하는 광선을 근축광선이라고 하는데 이 경우에는 θ가 아주 작은 값으로 취급할 수 있어

$$\left.\begin{aligned}\sin\theta &\simeq \theta\\ \cos\theta &\simeq 1\\ \tan\theta &\simeq \theta\end{aligned}\right\} \tag{11.11}$$

를 필요한 경우에 적용한다. 이와 같은 경우를 일차수차라고 하는데 일차수차의 의미는 수차가 없다는 것을 의미한다.

이상이 적용될 수 있는 범위는 10^{-10} 정도의 범위(근축범위)이다. 만약 10^{-10} 정도의 범위가 초과한다면

$$\left.\begin{aligned}\sin\theta &= \theta - \frac{\theta^3}{3!} + \frac{\theta^5}{5!} + \frac{\theta^7}{7!} + \cdots\\ \cos\theta &= 1 - \frac{\theta^2}{2!} + \frac{\theta^4}{4!} - \frac{\theta^6}{6!} + \cdots\\ \tan\theta &= \theta - \frac{\theta^3}{3!} + \frac{\theta^5}{5!} + \frac{\theta^7}{7!} + \cdots\end{aligned}\right\} \tag{11.12}$$

에서 첫 번째항만 고려하면 안된다. 따라서 일차적으로 보다 나은 정확도를 기울인다면 위의 스넬의 법칙은 3차항까지 포함하여야 하고

$$n\left(\theta - \frac{\theta^3}{3!}\right) = n'\left(\theta' - \frac{\theta'^3}{3!}\right) \tag{11.13}$$

로 사용되어야 한다. 근축광선의 편이로 인한 결과를 수차라고 한다.

위와 같이 3차항까지 포함시키는 경우를 삼차수차, 5차항까지 포함시키면 오차수차라고 한다.

필요에 따라 모든 삼각함수의 급수를 3차항까지 취한 단색수차는 앞에서 언급했던 바와 같이 자이델에 의해서 상세하게 연구되었다. 그의 이름을 따서 그가 규명한 수차이론은 자이델 수차라고도 한다. 앞에서 언급했듯이 단색수차를 자이델은 다섯 가지로 구분해 자이델 5수차라고 한다. 자이델 5수차의 종류 11.1절에서 ① 구면수차, ② 코마, ③ 비점수차, ④ 마당굽음수차, ⑤ 왜곡수차가 있다고 소개하였다. 만약 당원이 단색광이 아닌 경우는 ⑥ 색수차를 포함시킨다.

렌즈설계에서는 근축광선이 아닌 경우에 대한 수차보정을 위해 기본적으로 3차항까지 합해서 사용하는 것을 우선으로 한다. 실제로는 어떤 광학계이든간에 점물체가 점상으로 맺어지는 광학계는 거의 존재하지 않는다고 보는 것이 옳다. 그러나 렌즈설계에서 최소한의 수차를 유발하는 렌즈를 개발하는 것이 렌즈만드는 이들의 의무이다.

요즈음 컴퓨터를 이용하는 소프트웨어가 많이 개발되어서 렌즈설계는 대부분 컴퓨터화되어 있어 자동설계가 그 주류를 이루고 있으나, 그래도 아직 전형적인 방법에 따라 렌즈설계의 초안을 잡는 것이 기본으로 되어 있다.

11.5 삼차수차보정

위치계수

① $$p = \frac{i-o}{i+o} \tag{11.14}$$

여기서 i는 상거리, o는 물체거리이다.

일차수차에서 ($\sin\theta \simeq \theta$) 유도된 렌즈만드는 이의 공식

$$\frac{1}{o} + \frac{1}{i} = \frac{1}{f} \tag{11.15}$$

을 ①식에 대입하면 위치계수 p는 초점거리 f의 함수꼴인

② $$p = \frac{2f}{o} - 1 = 1 - \frac{2f}{i} \tag{11.16}$$

와 같이 표시될 수 있다.

최소의 구면수차를 유도하는 형태계수를 구하는 방법을 알아보자. 횡구면수차 크기는 형태계수 q에 의존하므로, 횡구면수차의 q에 대한 변화율을 영에 가까이 가도록 접근시키는 수학적 미분법을 이용하면 구면수차가 최소가 될 수 있는 형태계수를 굴절률과 위치계수 p가 포함된 관계식을 얻을 수 있다. 따라서 구면수차가 최소가 되는 형태계수는

$$q = -\frac{2(n^2-1)p}{n+2} \tag{11.17}$$

다음은 구면수차가 최소가 되는 렌즈의 곡률반경을 산출할 수 있는 식을 유도해보자.

먼저 렌즈만드는 이의 근축광선에 대한 식은

$$\frac{1}{o}+\frac{1}{i} = (n-1)\left(\frac{1}{R_1}-\frac{1}{R_2}\right) = \frac{1}{f} \tag{11.18}$$

여기서 R_1과 R_2는 1면과 2면의 곡률반경이고, o와 i는 각각 물체거리와 상거리이고, n과 f는 각각 렌즈의 굴절률과 렌즈의 초점거리이다.

식 (11.18)과 ①과 ②를 이용하면 물체거리 o와 상거리 i가 초점거리 f와 위치계수 p에 의존하는 식으로 바꾸어 쓸 수 있다.

$$\text{물체거리}: o = \frac{2f}{1+p}, \qquad \text{상거리}: i = \frac{2f}{1-p}$$

이들을 이용하면

$$R_1 = \frac{2f(n-1)}{q+1} \ ; \ R_2 = \frac{2f(n-1)}{q-1} \tag{11.19}$$

을 얻을 수 있다. 따라서

$$\frac{R_1}{R_2} = \frac{q-1}{q+1} \tag{11.20}$$

이다.

11.6 렌즈 벤딩

보통 구면수차를 최소로 하기 위해 렌즈의 형태를 잡아 주는 것을 말한다. 그러나 어떤 경우에도 구면수차가 없는 경우는 없다. 단일렌즈의 경우는 오랫동안의 연마와 벤딩(bending) 작업으로 구면수차를 없앨 수는 있으나, 매우 긴 시간과 노력이 요구되는 일이다. 형태계수가 영(0)인 경우는 양면이 서로 다른 부호를 가지고 크기가 같은 곡률반경을 한 얇은 렌즈의 경우이나 형태계수가 영이라고 해서 구면수차가 전혀 없는 것은 아니다.

단일렌즈의 경우 구면수차가 최소가 되게 하기 위해서 양 곡면의 곡률반경을 정하는 것은 앞에서 소개한 위치계수와 형태계수를 이용하면 된다는 것을 알았다. 구면수차가 최소가 되도록 렌즈 양면의 곡률을 결정하기 위해서 먼저 물체가 무한원에 놓여 있다고 가정하자. 이 경우 상은 렌즈의 초점에 생긴다.

따라서 문제에서 구하고자 하는 렌즈의 초점거리를 알려준 경우에는 위치계수를 먼저 구할 수 있다. 다음은 앞에서 주어진 구면수차가 최소가 되는 형태계수식을 이용하여 형태계수를 구한다. 위치계수와 형태계수가 알려지면 다음은 렌즈만드는 이의 공식을 이용하여 다음의 결과식을 앞에서 얻는다. 즉

$$\frac{R_1}{R_2}=\frac{q-1}{q+1},\quad R_1=\frac{2f(n-1)}{q+1};\quad R_2=\frac{2f(n-1)}{q-1} \qquad (11.21)$$

여기서 모든 상세한 유도과정은 생략하기로 하고 이미 앞 단계에서 구면수차가 최소가 되는 형태계수와 위치계수를 얻었으므로 $\frac{R_1}{R_2}$ 값을 구할 수 있다.

만약 $\frac{R_1}{R_2}$의 부호가 (−)이면 R_1과 R_2의 곡률의 휨방향이 서로 반대임을 의미한다.

Example 11.1 ◎

초점거리가 10cm인 단일렌즈를 생각하자. 렌즈의 굴절률을 1.5라고 하고 축과 평행하게 입사하는 광선에 대하여 맺히는 상이 구면수차가 최소가 되게 하기 위한 렌즈의 곡률반경을 구하시오.

풀이 여기서 문제를 접근하기에 앞서 먼저 평행광선이 렌즈를 입사한다고 가정하자. 그러면 물체거리를 무한한 것으로 생각할 수 있다. 따라서
평행광선의 경우 물체거리는 ∞로 보고 위치계수 p를 구하면

$$p=\frac{10-\infty}{10+\infty}=-1$$

$$p=\frac{i-0}{i+0}$$

$$q=-\frac{2(2.25-1)(-1)}{1.5+2}=\frac{2.5}{3.5}=0.714$$

$$\frac{R_1}{R_2}=\frac{0.714-1}{0.714+1}=\frac{-0.286}{1.714}=-0.167$$

식 (11.21)에서 $R_1=5.83\text{cm}$

$R_2=-35.0\text{cm}$

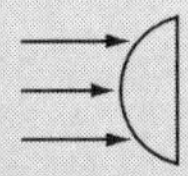

반대로 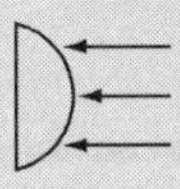 이면 구면수차가 4배 정도로 늘어난다.

11.7 렌즈구면과 축

중심집기(centration)

렌즈 이론의 대부분에서는 광학계를 구성하고 있는 모든 렌즈들은 축상에 그것들의 곡률중심이 위치하도록 가정하고 또 실제로 축상에 모든 중심이 위치하도록 광학계를 만든다. 그러나 공정과정에서 실제로 약간의 오차가 생길 수 있는 것을 배제할 수는 없다. 따라서 각 구면이 곡률중심이 거의 축에 놓여 있거나 조금 벗어나는 일이 실제로 생기고 있다.

이것으로 인해 올바른 상맺힘에 영향을 미치게 되는데 이것을 실제로는 광축을 따라 들어오는 광선의 각 분산도를 이용하여 축에 모든 구면의 곡률중심이 놓여 있는지 아닌지 그 정도를 측정할 수 있다. 여기서 광축이라고 하는 것은 연마공정 중에 기계의 축으로 볼 수 있다.

렌즈면의 정확도

연마공정과정으로 인해 수학적으로 얻어진 면을 그대로 구현하는 것은 매우 쉽지 않은 일이고 그렇게 이루어질 수 있는 가능성은 매우 적다. 이와 같은 근소한 불일치성이 결국은 또다른 수차를 유발하는 원인이 된다. 전형적으로 우리가 아주 정확하게 구현되었다고 하는 것은 $\lambda/20$ 정도이거나 이보다 나은 값을 얻었을 때 광학계를 구성하고 있는 면이 정확하다고 말할 수 있다. 이와 같은 렌즈면의 정확도(surface accuracy)를 측정하는 것은 간섭계를 이용하여 알 수 있다.

일반적으로 헬륨네온 레이저를 광원으로 632.8nm에서 측정하거나 수은의 초록색 선 546.1nm를 이용하여 측정한다.

표면정확도는 2배의 최대편이를 정의하는데 만약 표면정확도가 $\lambda/10$이라고 한다면 위에서 언급한 파장으로 측정할 경우 최대편이는 약 30nm 정도가 되는 것이다.

11.8 굴절경계면이 거의 평면인 경우의 구면수차

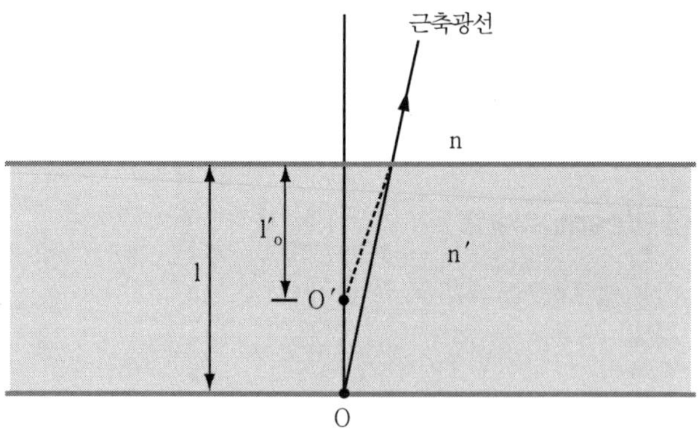

그림 11.19

n′>n이고 깊이가 l인 곳에 물체 O가 놓여 있을 때 관측자는 O′의 위치에 물체가 놓여 있는 것으로 본다.

여기서 관측자가 거의 수직방향에서 물체점 O를 보았을 경우이다. 실제로 관측자는 O′에 물체가 있는 것으로 본다. O′까지 거리 l'_o는

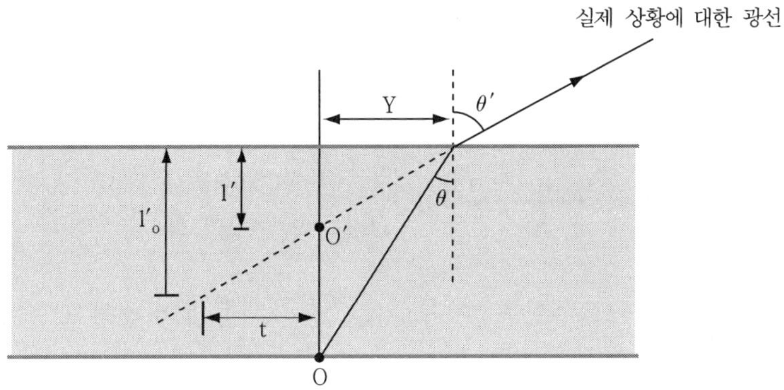

근축광선이 아닌 임의의 방향으로 경로변환하는 광선

그림 11.20

$$l'_o = \frac{n'l}{n} \tag{11.22}$$

그림 11.21은 위의 그림 11.8을 기하학적으로 보기 쉽게 하기 위해서 과장되게 표현한 것이다. 스넬의 굴절법칙과 그림 11.21을 이용하면

$$\sin\theta = \frac{Y}{\sqrt{l^2 + Y^2}} \ ; \ \sin\theta' = \frac{Y}{\sqrt{l'^2 + Y^2}} \tag{11.23}$$

스넬의 법칙 $n'\sin\theta' = n\sin\theta$에 의해서

$$\frac{nY}{\sqrt{l'^2 + Y^2}} = \frac{n'Y}{\sqrt{l'^2 + Y^2}} \rightarrow n^2(l'^2 + Y^2) = n'^2(l^2 + Y^2) \tag{11.24}$$

따라서

$$l' = \frac{n'l}{n}\sqrt{1 + \left(\frac{n'^2 - n^2}{n^2}\right)\left(\frac{Y^2}{l^2}\right)} \tag{11.25}$$

여기서 $Y = 0$이면 앞에서 구한 근축광선에 대한 경우와 같은 식이 된다. 따라서 횡수차 크기는 앞에서 정의된 l_o'을 이용하면

$$l' - l_o' = \frac{Y^2(n'^2 - n^2)}{2nn'l} + \boxed{\begin{array}{c}\text{Y^4보다 높은 차수를} \\ \text{포함한 나머지 모든 항의 합}\end{array}} \tag{11.26}$$

그림에서 t는 종수차 크기이다. t는 관계식

$$\frac{t}{l' - l_o'} = \frac{Y}{l'} \tag{11.27}$$

따라서

$$t = \frac{Y^3(n'^2 - n^2)}{2n'^2 l^2} + \boxed{\text{Y}^5 \text{ 이상의 차수를 포함한 나머지 모든 항의 합}} \tag{11.28}$$

결론적으로 횡축 수차크기는 Y 의 제곱에 비례하고, 종축 수차는 Y 의 세제곱에 비례한다는 것을 알 수 있다.

이상의 결과는 모든 구면수차에 대한 일반적인 경우에 적용될 수 있다.

11.9 색수차

횡색수차

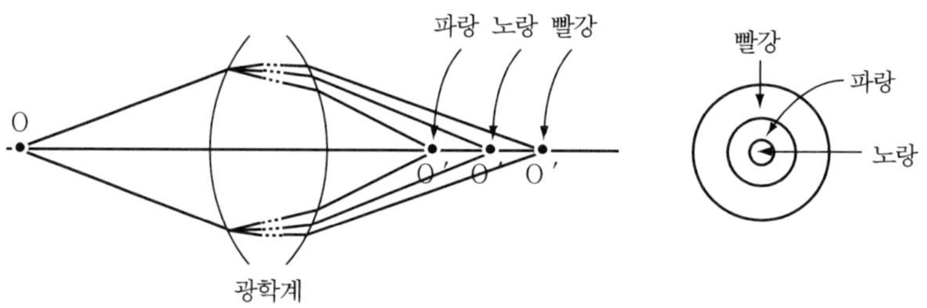

그림 11.21 횡색수차

횡색수차(Transverse chromatic aberration)에 대한 점확산을 그림으로 나타내면 안쪽에 노랑원형무늬를 순서로 파랑과 빨강으로 된 공동중심을 가진 무지개식 원형무늬로 나타난다. 그러나 가우스 상면에서는 원형으로 나타나고 다른 상면에서는 이외에 다른 색들로 섞여 나타난다.

종색수차

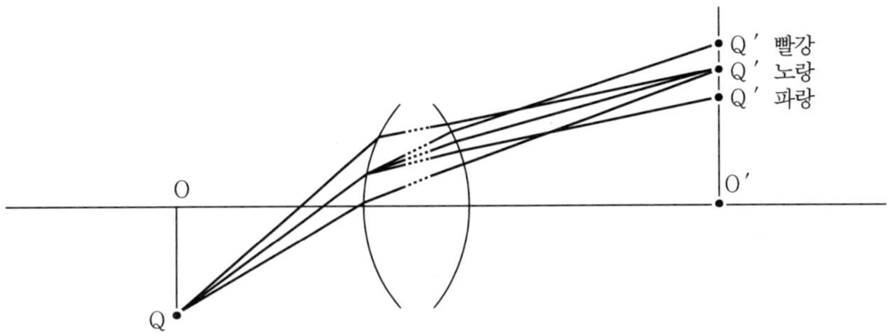

그림 11.22 종색수차

$$\mathrm{TCA} = \frac{\overline{O'Q'}_{\text{빨강}} - \overline{O'Q'}_{\text{파랑}}}{\overline{O'Q'}_{\text{노랑}}}$$

종색수차(Logitudinal chromatic aberration)에 대한 점확산은 백색광선에 대해서 근축상면에서는 직선으로 생기는 빛선으로 나타나고 무지개 빛을 나타낸다.

이와 같은 현상은 프리즘에 의해서 생기는 분산현상과 대등한 현상으로 나타나기 때문에 이것을 프리즘 효과라고 한다.

11.10 광학유리

주어진 광학계를 특정짓는 중요한 요소는 1차적으로 전면초점거리, 후면초점거리, 그리고 구경(aperture) 등이다. 이상의 모든 요소보다 가장 중요한 것은 렌즈를 만드는 소재인 유리를 선택하는 일이다. 렌즈만드는 유리의 가격은 천차만별이므로 불과 400g당 몇 백원에서 몇 천원에 호가하기도 한다.

광학유리를 선정하는데 필요한 도구로는 글라스 맵(glass map)이 있다. 횡축은 파장에 따른 굴절률의 변화(아베수)를 종축은 굴절률로 잡고 유리종류에 따른 분포를 나타내는 도표를 말한다(관심있는 독자는 참고문헌을 참고하기 바란다). 종축은 오름차순이고 횡축은 내림차순으로 되어 있다. 전통적으로 아베수가 50이 되는 데를 기준으로 크라운 유리와 플린트 유리로 구분한다.

가시파장에 대해서는 유리 대신에 유리와 같이 투명한 합성수지인 플렉스 글라스를 많이 사용하기도 한다. 적외선에 대해서는 결정구조를 가진 투명한 소재를 사용하며 게르마늄 또는 반도체 등도 사용한다. 아베수는 빛의 분산도를 나타내는 것으로 렌즈유리 특성에 중요한 몫을 한다.

광학유리는 크게 플린트 유리와 크라운 유리로 구분한다.

- 플린트 : 아베수가 25~50 범위
- 크라운 : 아베수가 50~75 범위

광학유리지도(optical glass gap)에서는 아베수가 왼쪽으로(횡축상) 갈수록 커진다. 색수차를 없애기 위해서는 이상의 서로 다른 성질의 유리를 두 개 합하면 된다. 즉 하나는 플린트 유리를 사용하고, 다른 하나의 렌즈는 크라운 유리를 사용하여 이중 겹렌즈를 사용하면 색수차를 없앨 수 있다.

아베수는 ν로 표시하면

$$\nu = \frac{n_d - 1}{n_F - n_C} \tag{11.29}$$

여기서 첨자 F(파랑), C(빨강), d(노랑)는 프라운호퍼 분광선의 이름으로 ( ) 안에 색깔에 해당하는 파장을 나타낸다. 따라서 n_F는 파랑색 파장에 대한 굴절률을 의미한다.

광학유리지도에 표시된 약자는 표 11.1과 같다.

표 11.1 광학유리지도에 표시된 약자

크라운(crown) 유리		플린트(flint) 유리	
K	Crown	F	Flint
BK	Boro Silicate Crown	BAF(BaF)	Barium Flint
PK	Phosphate Crown	BASF(BaSF)	Dens Barium Flint
FK	Fluor Crown	SF	Dens Flint
PSK	Dens Phosphate Crown	LASF(LaSF)	Dens Tantalum Flint
LAK(LaK)	Light Lanthanum Crown	LAF(LaF)	Lanthanum Flint
SSK	Extra Dens Barium Crown	LLF	Extra Light Lanthanum Flint
BAK(BaK)	BariumCrown	LF	Lgith Flint

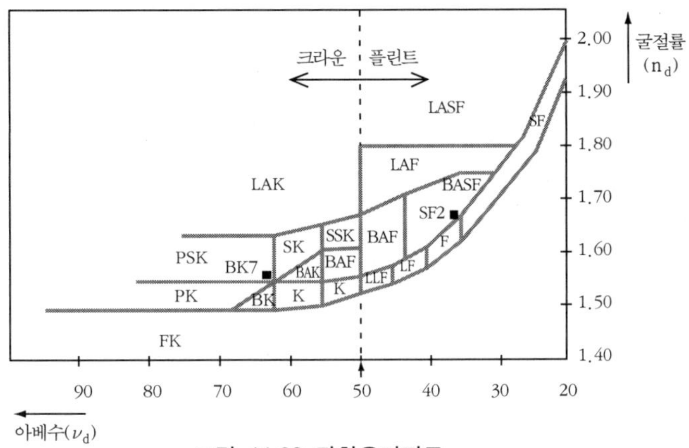

그림 11.23 광학유리지도

그림 11.23의 유리지도에서 사용한 아베수는

$$\nu_d = \frac{n_d - 1}{n_F - n_C}$$

이고 굴절률은 n_d이다. 굴절률의 첨자 d, F, C로 대신하는 파장은 d=587.562nm, C=656.273nm, F=486.133nm이다.

11.11 색수차보정

색수차는 대부분 다음에 기술되는 방법으로 초기보정은 가능하다.

$$\frac{1}{f} = (n-1)\left(\frac{1}{R_1} - \frac{1}{R_2}\right) \tag{11.30}$$

렌즈만드는 이의 공식에서 굴절력 P는 $\frac{1}{f}$이므로

① $P = (n-1)\left(\frac{1}{R_1} - \frac{1}{R_2}\right)$

양변을 미분하면

② $dP = dn\left(\frac{1}{R_1} - \frac{1}{R_2}\right)$

$\frac{②}{①} \rightarrow \frac{dP}{P} = \frac{dn}{n-1}$ 또는 $dP = \frac{dn}{n-1}P$

여기서 $dn = n_F - n_C$ 를 대입하면

$$dP = \frac{P}{\nu} \tag{11.31}$$

여기서 ν는 아베수이다. 이 식 (11.31)에서 어느 경우에도 dP 는 영이 될 수가 없다. 따라서 위의 식 (11.31)이 의미하는 것은 곡률이 영이 아닌 경우에는 항상 색수차를 경험할 수 있다는 것이다.

문제는 그렇다면 색수차를 보정하기 위해서 dP 가 없도록 하여야 한다. 그러나 색수차를 없애기 위한 방법으로 이때 앞서 언급한 두 종류의 유리로 다양한 겹렌즈를 설계하여 색수차보정을 하고 있다고 했다. 따라서 두 개의 렌즈를 서로 조합한 겹렌즈의 굴절력은

③ $P = P_1 + P_2$

여기서 dP 를 알기 위해 양변을 미분하면

$$dP = dP_1 + dP_2$$

만약 $dP = 0$이면

$$dP_1 = -dP_2 \tag{11.32}$$

식 (11.31)을 이용하면 식 (11.32)는

④ $\frac{P_1}{\nu_1} = -\frac{P_2}{\nu_2}$

③과 ④에서

$$P_1 = \frac{\nu_1}{\nu_1 - \nu_2}P, \quad P_2 = \frac{\nu_2}{\nu_1 - \nu_2}P \tag{11.33}$$

색수차보정에 필요한 겹렌즈를 구성하고 있는 렌즈 1과 2의 굴절력이다.

Example 11.2 ◎

무색수차렌즈의 굴절력이 10디옵터이다. 만약 크라운유리 K5와 플린트유리 F6을 가지고 겹렌즈로 무색수차렌즈를 만들려고 한다. 겹렌즈를 구성하고 있는 렌즈의 곡률반경을 구하시오. 단, 제1렌즈의 곡률반경이 15cm라고 하고 렌즈두께는 무시할만하다고 한다. 페츠발 반경은 얼마인가 구하시오.

풀이 K5 유리의 아베수가 59.48이고, F6의 아베수는 35.34이다. 따라서

$$\nu_1 - \nu_2 = 24.14 \mathrm{P}_1 = \frac{59.48}{24.14} \times 10 = 24.64\mathrm{D}$$

$$\mathrm{P}_2 = \frac{35.34}{24.14} \times 10 = -14.64\mathrm{D}$$

식 ①에서 첫 번째 렌즈에 대해서

$$24.64 = (1.522 - 1.0)\left(\frac{1}{0.15} - \frac{1}{\mathrm{R}_2}\right)$$

$\rightarrow \mathrm{R}_2 = \boxed{\quad\quad}$

를 구하고 두 번째 렌즈에 대해서는 위에서 구한 R_2값을 이용하면 같은 방법으로 식 ①에서

$$-14.64 = (1.636 - 1.0)\left(\frac{1}{\mathrm{R}_2} - \frac{1}{\mathrm{R}_3}\right)$$

이 식에서 R_3 값을 구하면 된다.

$\rightarrow \mathrm{R}_3 = \boxed{\quad\quad}$

페츠발 반경 $\mathrm{R_P}$는

$$\frac{1}{\mathrm{R_P}} = -\left(\frac{\mathrm{P}_1}{\mathrm{n}_1} + \frac{\mathrm{P}_2}{\mathrm{n}_2}\right) : \equiv \sum_{\mathrm{j}=1}^{\mathrm{m}} \frac{\mathrm{P_j}}{\mathrm{n_j}}$$

으로 구할 수 있다.

여기서 주목할 것은 색수차 초기보정에서는 렌즈 벤딩이나 물체의 위치는 색수차와 무관하다는 것을 알 수 있다. 따라서 색수차는 앞서 언급한 대로 전형적인 자이델 수차의 경우와 다르다.

11.12 무색수차 렌즈

두 개의 홑렌즈가 간격없이 붙여서 만들어진 겹렌즈 초점거리는 정의에 의해

$$\frac{1}{f}=\frac{1}{f_1}+\frac{1}{f_2} \tag{11.34}$$

여기서 아래 첨자 1과 2는 렌즈 1(크라운 유리)과 렌즈 2(플린트 유리)라고 하자. 색수차는 색의 파장에 따라 초점거리가 달라 각 파장에 대한 초점거리가 각각 있어 하나 이상의 곳에 광선이 수렴하게 되어 일어나는 수차이다. 예를 들어 특정 파장 d라인에 대한 경우에는 식 (11.34)에서

$$\frac{1}{f_d}=\frac{1}{f_{d1}}+\frac{1}{f_{d2}} \tag{11.35}$$

와 같이 쓸 수 있고 마찬가지로 C선이나 G선 또는 F선에 대한 파장에 대해서 같은 식으로 표시될 수 있다. 따라서 d선에 대한 이 겹렌즈의 도수는

$$P_d = P_{d1} + P_{d2}. \tag{11.36}$$

여기서 아래첨자 1과 2는 렌즈 1과 렌즈 2를 의미한다. 렌즈만드는 이의 식

$$\frac{1}{f}=(n-1)\left(\frac{1}{R_1}-\frac{1}{R_2}\right),\ (\text{단 여기서 } n = n_{\text{유리}}/n_{\text{매질}} \text{이다})$$

을 이용하면

$$P_d = (n_{d1}-1)\left(\frac{1}{R_{11}}-\frac{1}{R_{21}}\right)+(n_{d2}-1)\left(\frac{1}{R_{12}}-\frac{1}{R_{22}}\right) \tag{11.37}$$

여기서

$$P_{d1} = (n_{d1}-1)\left(\frac{1}{R_{11}}-\frac{1}{R_{21}}\right)$$

$$P_{d2} = (n_{d2}-1)\left(\frac{1}{R_{12}}-\frac{1}{R_{22}}\right)$$

라고 하면 식 (11.37)은

$$P_d = P_{d1} + P_{d2} \tag{11.38}$$

와 같이 쓸 수 있다.

여기서 F선과 C선에 대해서도 같은 식이 성립된다. 여기서는 편의상

$$K_1 = \frac{1}{R_{11}} - \frac{1}{R_{12}}, \quad K_2 = \frac{1}{R_{12}} - \frac{1}{R_{22}} \tag{11.39}$$

라고 하자. 그러면 식 (11.37)은

$$P_d = (n_{d1} - 1)K_1 + (n_{d2} - 1)K_2$$

로 줄여 쓸 수 있다. 또는

$$P_{d1} = (n_{d1} - 1)K_1$$

$$P_{d2} = (n_{d2} - 1)K_2$$

이 식은 다시

$$\frac{P_{d1}}{(n_{d1} - 1)} = K_1 \tag{11.40}$$

$$\frac{P_{d2}}{(n_{d2} - 1)} = K_2$$

와 같이 쓸 수 있다.

이때 이 렌즈가 요구되는 것과 일치하는 렌즈인지 확인하기 위해서는 P_C, P_G, P_F가 모두 같은 값을 가져야만 된다.

색수차가 없는 광학계를 만드는 경우 동일 유리종류를 사용하는 경우가 있는데 그 경우는 렌즈 1, 렌즈 2를 접합한 경우가 아니라 서로 떼어 놓은 경우다. 렌즈 1, 2가 d만큼 떨어져 있을 경우는

$$\frac{1}{f} = \frac{1}{f_1} + \frac{1}{f_2} - \frac{d}{f_1 f_2} \tag{11.41}$$

또는 렌즈굴절력 P로 표시하면

$$P = P_1 + P_2 - dP_1P_2 \tag{11.42}$$

이 되고 각 렌즈의 굴절률은 n_1과 n_2라고 하면

$$P = (n_1 - 1)K_1 + (n_2 - 1)K_2 - d(n_1 - 1)(n_2 - 1)K_1 K_2 \tag{11.43}$$

그러나 두 개의 렌즈의 유리가 같은 종류라고 했으므로 굴절률이 동일하여야 하므로 식 (11.43)은

$$P = (n - 1)(K_1 + K_2) - d(n - 1)^2 K_1 K_2 \tag{11.44}$$

여기서 P는 색 또는 파장에 따라 변화하지 않아야 되므로 $dP/dn = 0$이 성립되어야 된다. 따라서

$$\frac{dP}{dn} = K_1 + K_2 - 2d(n - 1)K_1 k_2 = 0 \tag{11.45}$$

이 식은 다시

$$P_1 + P_2 - 2dP_1 P_2 = 0 \tag{11.46}$$

또는

$$d = \frac{P_1 + P_2}{2P_1 P_2} \tag{11.47}$$

$$d = \frac{f_1 + f_2}{2} \tag{11.48}$$

이다.

Example 11.3 ◎

유리 \ 굴절률	n_C	n_d	n_F	n_G
크라운	1.509	1.511	1.517	1.521
플린트	1.616	1.621	1.633	1.644

위 표와 같은 유리를 가지고 사이가 벌어지지 않고 완전히 붙은 무색수차 겹렌즈를 만들려고 한다. 만들고자 하는 렌즈이 초점거리가 10.0cm라고 하자. 각 렌즈의 곡률반경을 구하시오. 단 제1렌즈는 크라운 유리로 만들어진 볼록렌즈라고 한다.

풀이 다음 풀이 과정에서 수치 대입을 생략하였고 과정만 순서대로 소개하였다. 초점길이가 10cm이므로 이 렌즈의 도수는 +10.0D이다. 먼저 분산상수(또는 아베수)를 구하면 제 1렌즈에 대해서는

$$\nu_1 = \frac{n_{d1} - 1}{n_{F1} - n_{C1}}$$

제 2렌즈에 대해서는

$$\nu_2 = \frac{n_{d2} - 1}{n_{F2} - n_{C2}}$$

이다.

$$P_{d1} = P_d \frac{\nu_1}{\nu_1 - \nu_2}$$

$$P_{d2} = -P_d \frac{\nu_2}{\nu_1 - \nu_2}$$

를 이용하여 P_{d1}과 P_{d2}를 구하자. 여기서 만들고자 하는 P_d는 무색수차렌즈의 도수이다. 문제에서 +10.0D이다. 이 단계에서 계산이 올바른지 확인할 수 있는데 $P_d = P_{d1} + P_{d2}$임을 확인하면 된다. 문제에서 볼록렌즈라고 주어졌으므로 $R_{11} = -R_{21}$이다. 따라서

$$K_1 = \frac{1}{R_{11}} - \frac{1}{R_{12}} = \frac{2}{R_{11}}$$

또

$$K_1 = \frac{P_{d1}}{n_{d1} - 1}$$

이므로 이 두 식에서 R_{11}을 구하면 된다.

두 번째 렌즈는 한쪽 면이 첫 번째 렌즈와 붙었으므로 $R_{21} = -R_{11}$이다.

$K_2 = \frac{1}{R_{21}} - \frac{1}{R_{22}}$와 $K_2 = \frac{P_{d2}}{(n_{d2} - 1)}$를 이용하면 R_{22}를 구할 수 있다.

이때 이 렌즈가 요구되는 것과 일치하는 렌즈인지 확인하기 위해서는 P_C, P_G, P_F가 모두 같은 값을 가져야만 된다.

F와 C선에 대해서는 P_F와 P_C라고 하자. 우리가 원하는 것은 색수차가 없는 계를 만들고자 하는 것이므로

$$P_F = P_C$$

를 만족시키면 된다. 따라서 겹렌즈의 도수는 각 파장에 대해 렌즈 1과 렌즈 2에 대해서

$$P_F = P_{F1} + P_{F2}$$

$$P_C = P_{C1} + P_{C2}.$$

첫 번째 렌즈에 대한

$$\left(\frac{1}{R_{11}}-\frac{1}{R_{21}}\right)$$

과 두 번째 렌즈에 대한

$$\left(\frac{1}{R_{12}}-\frac{1}{R_{22}}\right)$$

은, 즉 K_1과 K_2는 모든 과정에 대해 영향을 받지 않는 양이므로 간단한 수학을 거치면

$$\frac{P_{2d}}{P_{1d}}=-\frac{\nu_2}{\nu_1}$$

을 얻을 수 있다. 여기서 ν는 아베수 또는 분산상수라고 한다.
따라서

$$\frac{P_{1d}}{\nu_1}+\frac{P_{2d}}{\nu_2}=0$$

또는

$$\nu_1 f_1+\nu_2 f_2=0$$

이상의 조건을 만족시키면 색수차가 없는 렌즈가 될 수 있다.

여기서 $\nu_1=\dfrac{n_{d1}-1}{n_{F1}-n_{C1}}$, $\nu_2=\dfrac{n_{d2}-1}{n_{F2}-n_{C2}}$.

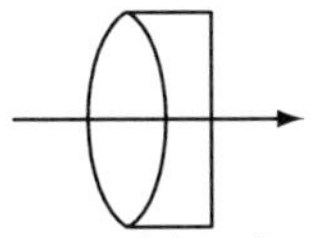

프라운호퍼
(Fraunhofer cemented)

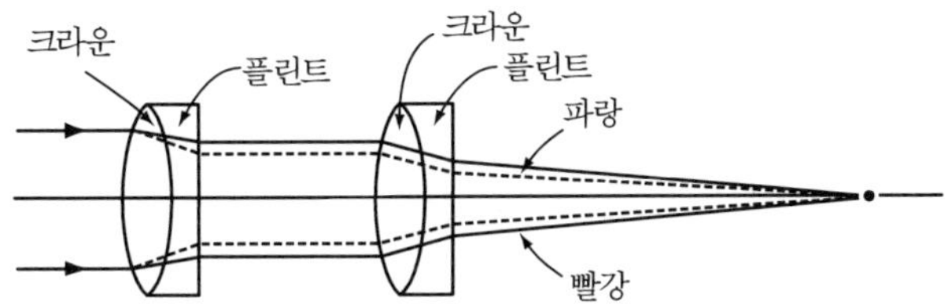

이중 겹렌즈 두 개를 무색수차 렌즈를 만든다.

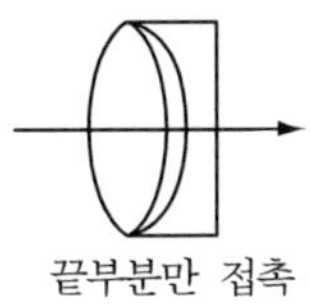

끝부분만 접촉
(edge contact)

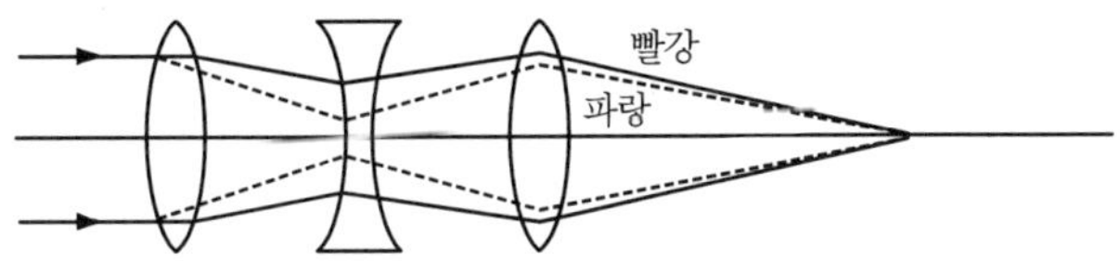

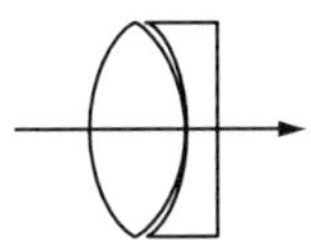

세 개 모두 플린트 유리로 만들어진 렌즈로 볼록, 오목, 볼록을 사용하여 무색수차 렌즈를 형성한다.

중심부분만 접촉

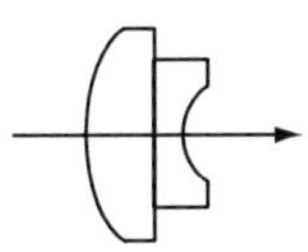

가우스 접합
(Gaussian cemented)

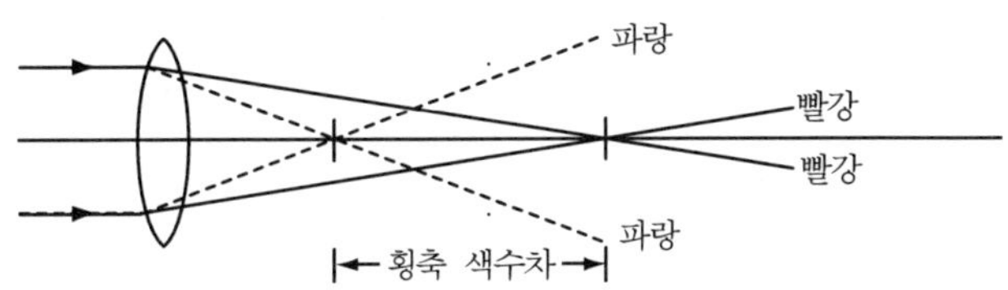

빨강과 파랑 파장대 광선이 동일 초점에 맺지 못한다 : 색수차(횡축)

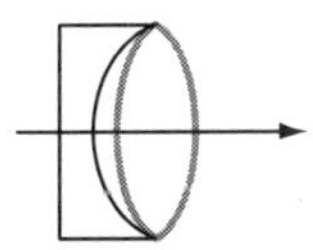

끝부분만 접촉

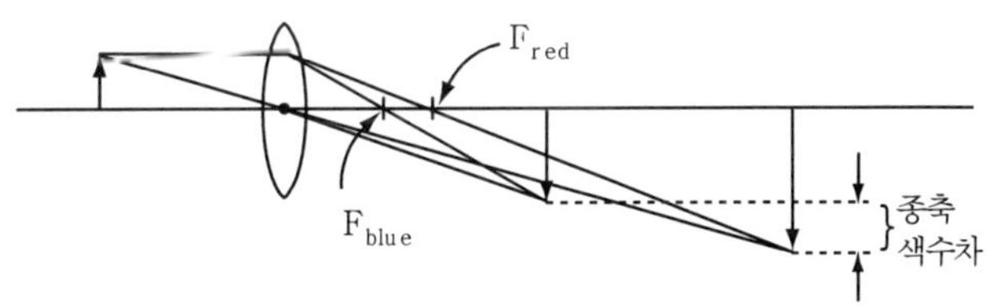

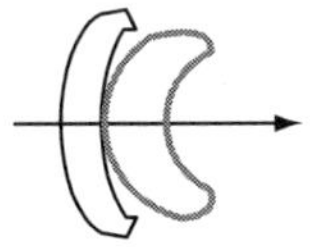

중심부분만 접촉

종축 색수차는 축 아래방향으로 생기는 색수차 크기를 말한다.

그림 11.24 무색수차 렌즈 조합

무색수차 렌즈 구성을 위한 다양한 조합

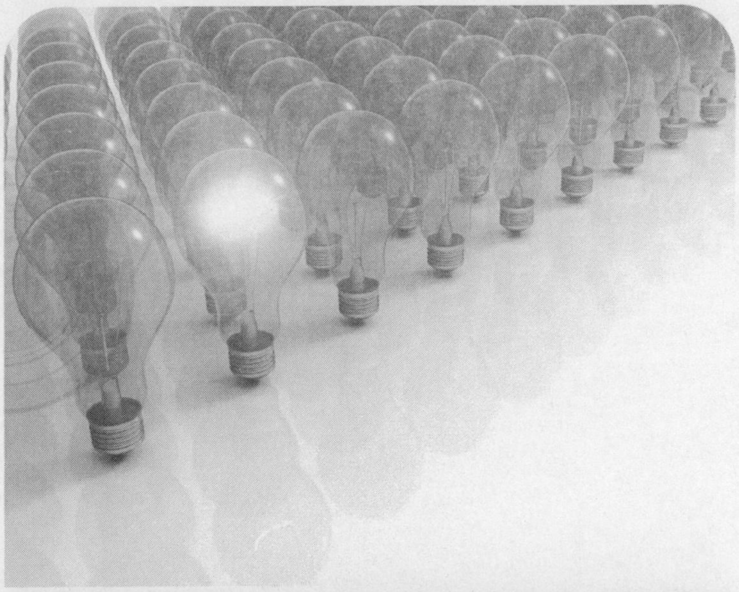

Chapter 12 광학기기

12.1 f−수 ≡ f/#

주어진 광학계의 f−수를 식으로 표시하면

$$f-수 = \frac{f}{D} \tag{12.1}$$

또는

$$f/\# = \frac{f}{D} \tag{12.2}$$

로 주어진다. 여기서 D는 입사동의 지름이고 f는 렌즈의 초점거리이다.
예를 들어 대물렌즈의 초점거리를 50mm이고 지름이 D =25mm라고 하면, 이 기기의 f−수는 위의 식에서 2이다. 이것을 식으로 나타내면 f/2 또는 f/# =2로 표시한다. f−수가 높으면 높을수록 상면에 도달하는 단위면적당 빛의 양이 줄어든다. 예를 들어 사진필름에 받는 빛의 양은 f−수의 제곱으로 줄어든다. 따라서 f−수가 2배로 늘어나면 카메라에서 노출시간은 4배로 늘어난다.

f−수는 또 렌즈스피드를 대신하는 정량적 측정값이다. 렌즈스피드는 집광력을 측정한 값으로 최저 f−수의 수치를 말한다.

렌즈가 밝다.
렌즈가 어둡디.
렌즈스피드가 빠르다 → 빠른 렌즈
느리다 → 느린 렌즈

렌즈스피드는 카메라렌즈의 경우 최대구경지름을 말하거나 최저 f−수를 말한다. 최소 f−수면 스피드가 빠른 렌즈가 되는데 같은 시간동안 f−수가 높은 경우에 비해 빛을 많이 모으기 때문에 셔터 속도가 빨라야 한다. 반대로 느린 렌즈라는 것은 같은 시간 동안에 빠른 렌즈에 비해 초점면에 떨어지는 빛의 강도가 적기 때문에 같은 양의 빛을 상면에 받기 위해서는 셔터가 느리게 작동하여야 한다. 이 경우는 느린 렌즈라는 용어로 대신한다. 따라서 렌즈스피드를 평가하는 데는 같은 초점거리를 가진 렌즈 가운데 빛을 더 많이 초점면에 받으면 다른 것에 비해 렌즈스피드가 빠른 렌즈라고 말한다.

같은 초점거리를 가진 렌즈 중에서 구경의 최대값이 적으면 보다 큰 f－수를 가지게 되고 그러면 그 렌즈는 느린 렌즈이다. 렌즈스피드는 최소 f－수로 대신한다.

상의 크기는 렌즈의 초점거리에 비례하고 상의 밝기는 대물렌즈 지름의 제곱에 비례한다. 따라서 상의 밝기는 $(D/f)^2$에 비례한다. 실제로 f/D는 f－수를 나타내는 것이지만 카메라에서 사용하는 f－수는 표기상 f/f－수로 표시하고 있다. 예를 들어 f－수가 4인 렌즈의 경우 표기는 f/4로 표시한다. 여기서 f는 그 렌즈의 초점이다.

여기서 그림 12.1과 그림 12.2는 편의상 매우 과장되었다. 그림 12.1은 점광원으로부터 방출된 광선이 지름이 D인 렌즈구경을 통해 입사하는 경우 초점에 맺힌 상은 지름이 d인 원형인데, 크기가 대략 $\frac{f}{1000}$의 지름을 가진 원형으로 상이 맺히는 영역을 초점심도(depth of focus)라고 한다. 상의 밝기는 D^2에 비례하고 정확하게는 $\left(\frac{D}{f}\right)^2$에 비례한다. 유효 f－수는 "상거리/대물렌즈 지름"으로 정의하기도 한다. f－수는 $\Delta d/\Delta f$를 대신하기도 한다.

앞서 말했지만 구경이 적을수록 초점심도는 증가하지만 그에 반해 화면의 밝기는 점점 어두워진다. f－수는 렌즈나 렌즈와 거울로 만들어진 광학계의 특성을 설명하는데, 아주 유용한 것으로 흔히 렌즈를 통과한 빛이 빠르게 수렴하는 경우를 빠른 렌즈라고 말하기도 한다. 반면에 빠르게 렌즈가 수렴하는 경우는 f－수가 높은 것은 천천히 수렴되는 렌즈로 만들기는 쉽지만 수차는 존재하는데 이때 수차는 $\left(\frac{f}{D}\right)^{-2}$에 비례한다.

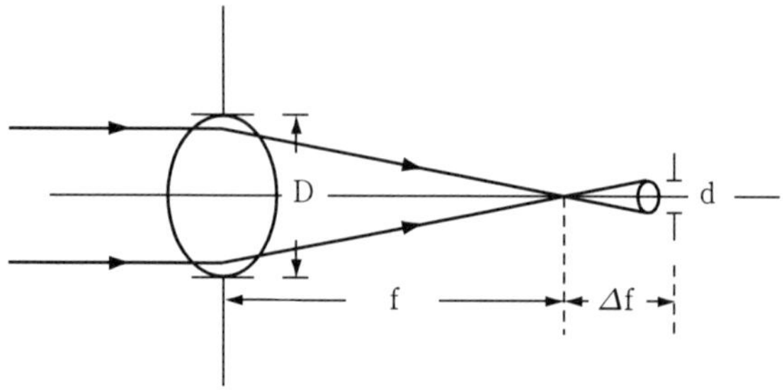

그림 12.1 렌즈 구경과 초점거리

d는 최소혼동원의 지름이고, D는 광학계의 구경이다. 사진기의 경우에는 필름의 위치가 최소혼동원의 위치에 있다.

느린 렌즈는 곡률이 적기 때문에 만드는 것이 쉽다. 빠른 렌즈는 렌즈를 통해서 들어오는 빛이 빨리 수렴하는 경우이므로 곡률이 크고 당연히 제작하는 수공이 많이 들고 어렵다.

동일 굴절률로 만들어진 수렴렌즈의 경우를 예를 들어보자. 그림 12.2의 이 경우 첫 번째가 빠른 렌즈(그림 12.2(a))의 경우이고, 두 번째가 느린 렌즈(그림 12.2(b))의 경우이다. 전자는 곡률이 크고 후자는 곡률이 적다. f－수와 구면수차에 대한 상관관계는 수차에서 소개하기로 한다.

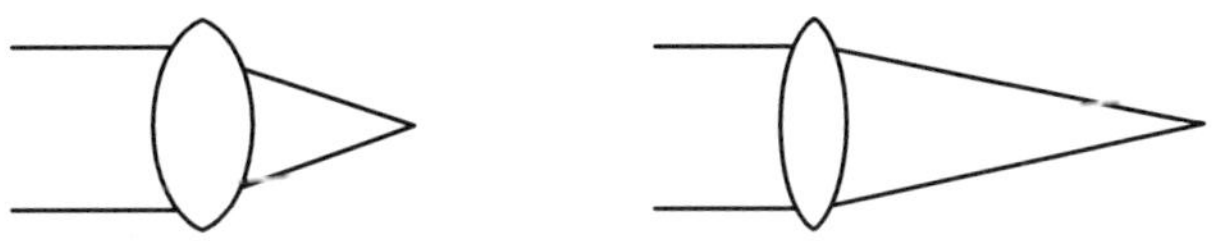

(a) (b)

그림 12.2

f－수(f/#)와 개구수(NA)와의 상관관계

대부분 많은 경우 물체는 무한 원에 있으므로 입사동의 크기가 f－수로 정의된다. 따라서

$$\text{f}-\text{수} = \frac{\text{초점거리}}{\text{입사동의 지름}} = \frac{f}{D} = \frac{f}{2\rho} \qquad (12.3)$$

여기서 ρ는 입사동의 반지름이다. f－수와 NA는

$$NA = \frac{1}{2(f-\text{수})}$$

그림 12.4에서 개구수는

$$NA = n\sin\alpha \qquad (12.4)$$

이고 공기 중에서 굴절률은 1이므로

$$\text{f}-\text{수} = \frac{1}{2\sin\alpha} = \frac{1}{2NA} \qquad (12.5)$$

구경스톱의 지름은 동의 지름에 직접적으로 관계되어 있다. 따라서 동의 크기는 주어진 광학계에 여러 가지 중요한 효과를 미치므로 동의 크기를 결정하는 것은 매우 중요하다.

개구수(Numerical Aperture(≡NA))는 언제나 (+) 크기다.

상계와 물체계의 개구수는 각각

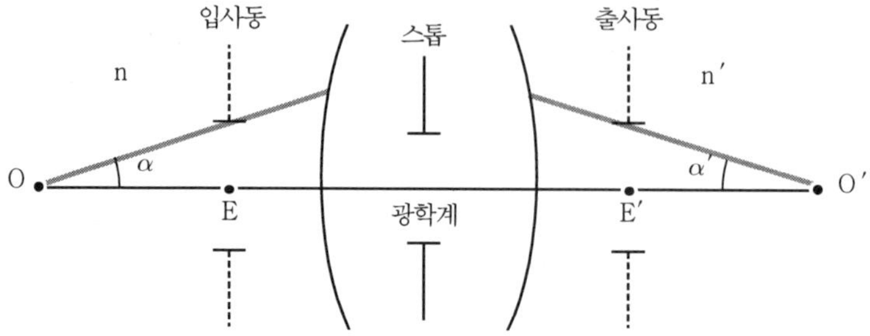

그림 12.3 NA(개구수)

$$NA = n\sin\alpha \text{(물체계)}$$

$$NA' = n'\sin\alpha' \text{(상계)}$$

여기서 n과 n′는 각 계의 굴절률이다.

홑렌즈에 대한 NA

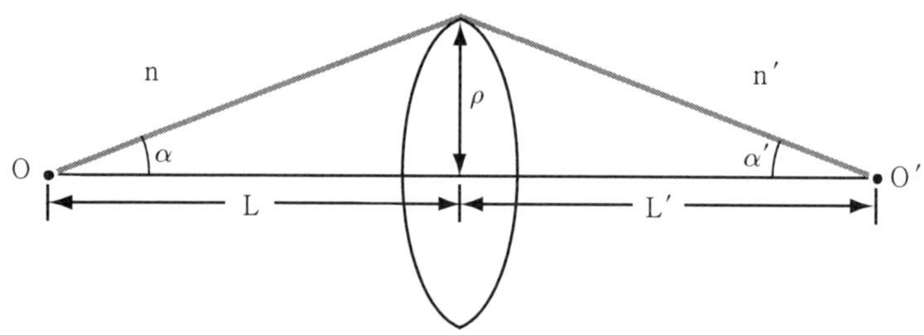

그림 12.4

그림 12.4에서와 같이 홑렌즈의 경우는 아주 간단하다.

$$\tan\alpha = \frac{\rho}{L}$$

$$\tan\alpha' = \frac{\rho}{L'}$$

따라서 개구수는 각각

$$\left.\begin{aligned} NA &= n\sin\left[\arctan\left|\frac{\rho}{L}\right|\right] \\ NA' &= n'\sin\left[\arctan\left|\frac{\rho}{L'}\right|\right] \end{aligned}\right\} \qquad (12.6)$$

12.2 구면수차와 f－수(f/#)의 관계

보통 최소혼동 동그라미의 점크기의 지름을 d라고 하면 렌즈의 초점거리와 f－수로 근사적으로

$$d \simeq \frac{0.067f}{(f/\#)^3} \tag{12.7}$$

라는 근사값을 가진다. 여기서 f/#로 표시한 것은 f－수이다. 단일 렌스의 경우 구면수차를 줄이는 방법은 렌즈의 모양을 조절해서 선택하는 방법이 있는데 이것을 얻기 위해서는 위치계수와 형태계수 그리고 렌즈 유리의 굴절률의 조합으로 얻어진 식을 이용하여 정한다. 이 문제는 수차부분에서 상세히 취급하고 있다.

또는 앞에서 언급했듯이 서로 다른 유리를 조합하고 볼록과 오목렌즈의 결합으로도 구면수차를 줄일 수 있다.

12.3 스톱과 동

스톱이 정의에 앞서 다시 광선에 대한 개요와 주광선에 대한 정의를 알아보자.

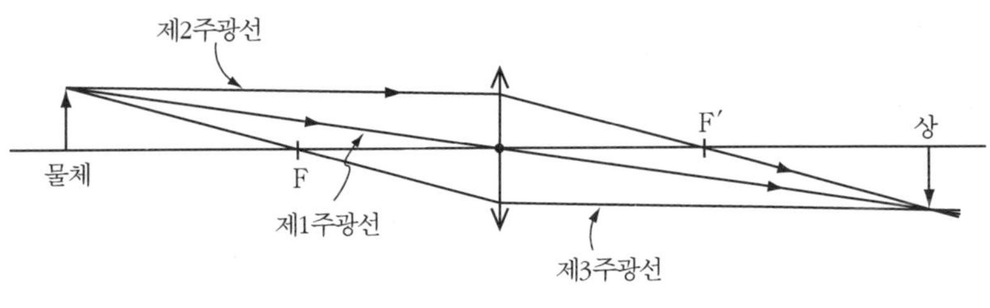

그림 12.5 주광선

제1주광선은 렌즈의 구경스톱의 중심을 지나는 광선으로 그림에서는 렌즈의 가장자리가 구경스톱의 역할을 하는 경우이다. 따라서 렌즈의 광중심과 구경스톱의 중심이 일치하는 경우다. 경우에 따라서 렌즈의 축과 평행하게 입사하여 렌즈를

통과한 후 초점 F′를 지나는 광선을 제2입사광선이라고 하고 초점 F를 지나 렌즈를 통과하는 광선을 제3주광선이라고 하기도 한다.

그러나 주광선은 제1주광선만을 말한다. 주광선은 항상 입사동의 중앙점을 지나는 광선을 말한다. 광선추적에서는 제1주광선만 광학계를 통과한 후 경로변화를 경험하지 않는다.

광 선

광학계를 통해 빛이 진행하는 경로를 직선으로 표시하는 것을 말하고 광선은 위치와 방향 그리고 진폭, 위상 그리고 편광에 대한 정보와 관련된 내용을 포함할 수도 있다. 서로 다른 매질 경계면에서 광선은 반사와 굴절 또는 휘어질 수도 있는데 이 매질경계면은 일반적으로 광선의 진행방향을 바꾸어주는 역할을 한다.

광선과 파면은 밀접한 관계를 가지고 있다. 파면은 일종의 가상표면을 말하는데 이 파면에서는 광학적 빛다발에 의해 형성된 전기장은 동일 위상을 가진다. 다른 말로 하면 광원에서부터 어떤 주어진 거리에서는 항상 구면파면이 형성되고, 이 구면파면에서는 어느 곳에서나 파는 동일 위상을 갖는다. 균일매질 내에서 광선은 파면에 직각이고, 광원에서부터 방출되는 에너지는 광선을 따라 전달되므로 광선으로 표시된 빛다발이 많으면 많을수록 전달되는 에너지량이 많아진다.

스 톱

광학계는 여러 개의 렌즈, 프리즘 또는 평면 유리면 등으로 이루어진다. 스톱은 물체점으로부터 광학계를 통과하는 빛의 양을 조절해주기 위해 이들 면 사이에 또는 앞에 필요한 위치에 장착되는 광학소자이다. 이 스톱의 위치나 크기에 따라 상의 질이 좋아지기도 하고 때로는 상의 밝기가 조절되기도 한다.

구경스톱의 경우는 축상의 물체점으로부터 들어오는 빛의 양을 조절하기 위한 것이다. 구경스톱의 위치는 렌즈의 앞이나 뒤에 위치할 수 있다. 앞에 위치하는 경우를 전면스톱 그리고 뒤에 위치하는 경우를 후면스톱이라고 한다. 가장 이해하기 쉬운 예의 구경스톱이 카메라의 경우는 조리개이다.

모든 광학계는 반드시 구경스톱이 있다. 그것은 광학계를 통해 들어오는 빛은 무한량이 될 수 없다는 것이고, 어느 광학계든지 제한된 빛의 양으로 상의 질을 높여야 하는 과제는 공통적인 것이기 때문에 스톱의 역할과 응용은 실제로 실무 광학에서 가장 중요한 테마이기도 하다.

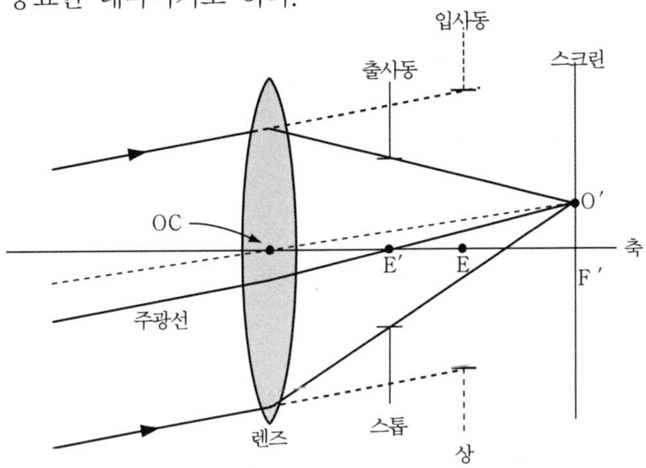

그림 12.6 후면 스톱

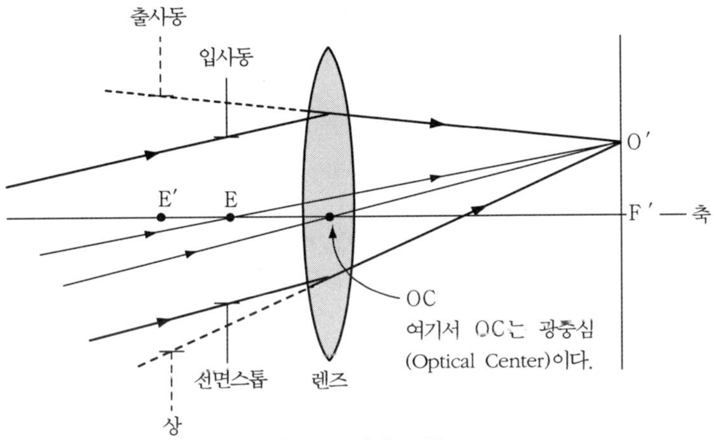

그림 12.7 전면 스톱

다음 절에서 그림을 통해 실제로 구경스톱의 역할을 알 수 있도록 하였다. 그러나 구경스톱으로 제한된 빛이 광학계를 통과하는 과정에서 실제로 그 광학계를 구성하고 있는 렌즈면이나 또는 빛을 받는 면이 작아 구경스톱으로 들어온 빛이 그나마도 다 광학계를 통과할 수 있도록 기기 자체에서 차단하게 되면 상의 밝기가 줄어들 수도 있게 된다. 이런 현상을 비네팅(vignetting) 현상이라고 한다. 당연히 비네팅으로 인해 광선다발의 양이 줄어졌다고 하면 상은 밝기 감소를 경험할 수밖에 없다.

만약에 비네팅만으로 시야를 조절한다면 시야의 중심부분에는 비네팅이 없다.

구경스톱과 비네팅이 생기는 경우는 12.4절에서 스톱의 효과와 함께 취급하기로 한다. 비네팅을 의도적으로 만드는 경우에는 수차가 매우 큰 경우 이를 바로 잡기 위해서 사용하기도 한다.

앞서 언급했듯이 스톱의 사용용도는 실제로 기기를 제작하면서 용도에 따라 적절하게 구현되어야 하는 아주 중요한 기능이나 기기 설계보다는 이것은 일종의 오랜 경험과 숙달된 제작자들의 몫일 수 있다. 따라서 여기서 소개하는 것은 이론적인 개념과 사용용도에 대해서만 간단하게 소개하기로 한다.

동

동에는 입사동과 출사동이 있다(그림 12.6과 그림 12.7 참조). 입사동은 구경스톱의 상을 물체계에서 보면 입사동이고 상계에서 보면 출사동이다. 즉 구경스톱에서 보았을 때 물체계 쪽에 광학계의 일부에 의해서 구경스톱의 상이 생기는 경우 이것을 입사동이라고 하고, 구경스톱에서 상계 쪽에 마찬가지로 구경스톱의 상이 생기면 우리는 그 구경스톱의 상을 출사동이라고 한다.

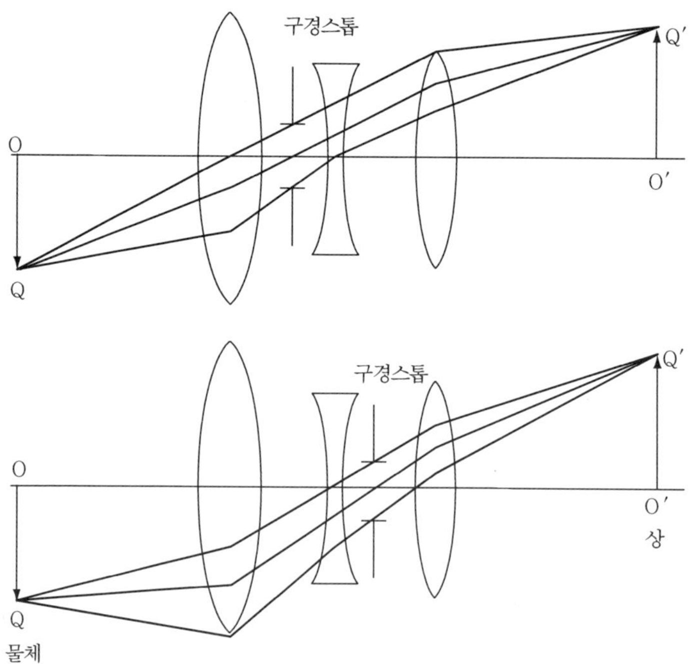

그림 12.8 구경스톱의 효과

보다 복잡한 계에서 구경스톱과 구경스톱의 효과 : 구경스톱의 위치에 따라서 계를 통과하는 광선다발의 경로(path of a beam)가 달라진다.

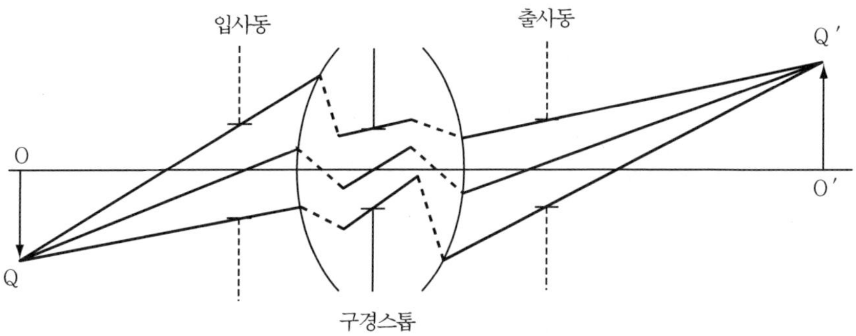

그림 12.9 입사동과 출사동

구경스톱의 위치에 따르는 입사동과 출사동

입사동과 출사동의 개념

그림 12.9에서 보여주는 것과 같이 입사동은 상계에서 보여지는 물체계에 생긴 구경스톱의 상을 말하고, 출사동은 물체계에서 보여지는 구경스톱의 상으로 상계에 주어진 광학계를 통해 물체의 상을 맺게 하여 빛을 통과할 수 있도록 하는 범주를 결정하는 역할을 한다.

즉 입사동이나 출사동은 구경스톱의 상으로 구경스톱이 장착되어 있는 주어진 광학계에 의해 형성되는 상이다. 이들 동은 구경스톱의 측면에 생기는데 상계에 생긴 것은 출사동이고 물체계에 생긴 동은 입사동이다.

12.4 구경스톱과 비네팅 효과

구경스톱과 비네팅에 대한 개요

빛의 손실로 인해 상의 한 귀퉁이의 밝기가 줄어드는 현상을 비네팅이라고 하는데, 이와 같은 현상은 홑렌즈의 경우에 많이 발생하고 이를 보정하지 못해서 홑렌즈를 사용하는 광학계는 시야가 많이 좁아지는 단점이 있어, 대부분 고가의 광학기기에서는 여러 장의 렌즈를 이용하여 이와 같은 단점을 보정해주도록 만들어지게 된다.

비네팅

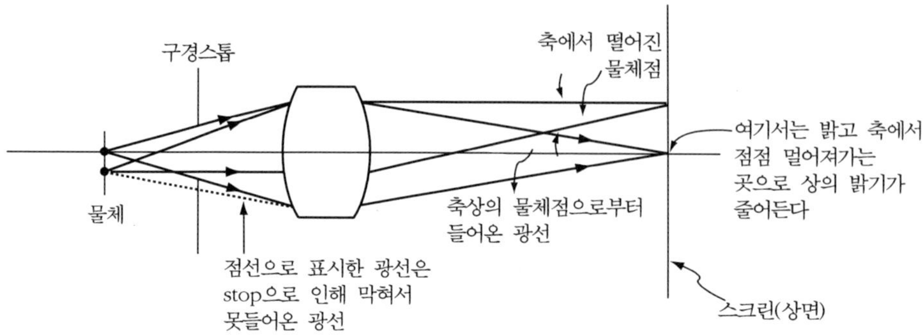

그림 12.10 구경스톱과 비네팅

그림 12.10에서 보여주는 바와 같이 스톱(stop)에 의해 막혀 상면에 고르게 빛이 도달하지 못하고, 스크린상에 또는 상면에 걸쳐 상의 조도가 부족한 면이 생기게 되어 어둡거나 전혀 물체가 보이지 않는 현상이 나타나는 것을 말한다.

비네팅(vignetting)은 하나 또는 하나 이상의 스톱이 광선을 제한하는 경우에 생긴다. 위의 그림에서 보듯이 광학계로 집광되는 빛의 양은 구경스톱에 의해 결정된다. 또는 대등한 표현으로는 입사동의 크기에 따라 결정된다. 따라서 상의 밝기는 그 주어진 광학계의 f−수(≡ f/#)에 의해 결정된다. 상의 밝기는 f/# 의 제곱에 비례한다.

위의 내용을 간추리면 비네팅은 한정된 구경스톱의 크기 때문에 축에 어느 정도의 경사도를 가지고 비스듬이 들어오는 광선으로 인해 상의 밝기가 줄어드는 것을 말한다. 비네팅도 주어진 광학계로 물체의 밝기 프로파일은 재구성하였을 때 생기는 일종의 수차이다. 따라서 비네팅은 구경스톱의 각 크기로 인해 축에서 벗어난 물체점을 일부 상맺힘에 적용하지 못하여 생기는 현상으로 이해하면 올바른 해석이라고 본다.

만약 주어진 계의 구경스톱이 원인인 경우에는 축에서 벗어난 상점에 대해서는 구경스톱으로 인해 빛이 들어오는 단면이 타원형으로 나타날 것이고, 그래서 구경스톱의 면적이나 구경스톱의 각 크기가 줄어들게 된다.

만약에 물체에서 나온 광선 가운데 주광선이 그 광학계의 구경스톱에 각 θ로 들어오면 그 물체에 대한 상의 강도는 근축 또는 축으로 들어온 광선에 의한 상점의 밝기를 I_0라고 하면 상의 밝기는

$$I = I_0 \cos\theta \tag{12.8}$$

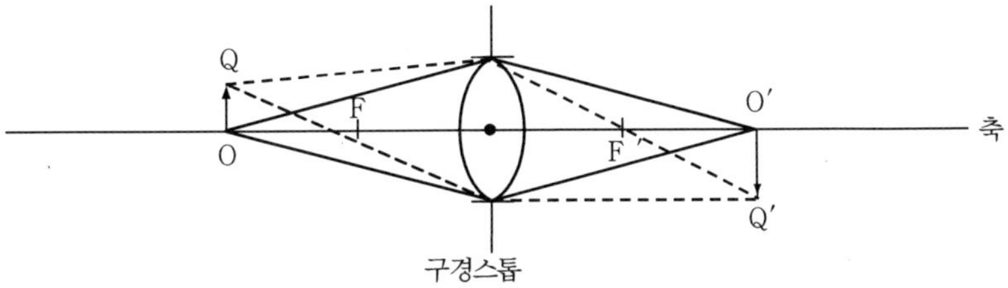

그림 12.11

로 표시할 수 있다.

비네팅에 의해 축에서 벗어난 물체점 Q로부터 구경스톱을 통해 들어온 광선에 의해 생긴 상점 Q′은 상의 밝기가 본래 Q점의 밝기 상도보다 줄어든다.

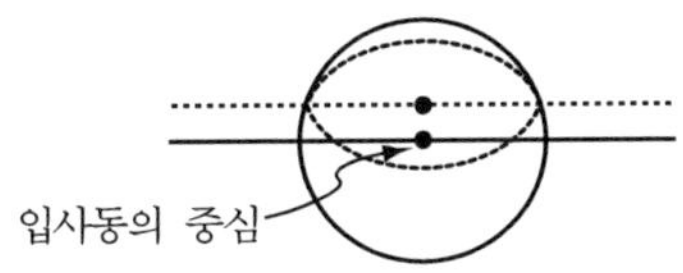

그림 12.12

축상에서 보는 구경스톱은 그림 12.12처럼 원이고 축에서 벗어난 경우에는 점선으로 된 타원으로 나타난다. 입사동의 중심축 역시 그림 12.12에서 보이는 것처럼 이동하게 된다. 이와 같은 중심의 이동은 서로 교차되는 광선들의 발산 때문에 기인하는 것이고, 이로 인해서 구경스톱의 아랫부분과 윗부분에서는 구경스톱에서부터 상점까지의 거리가 동일하지 못하게 된다.

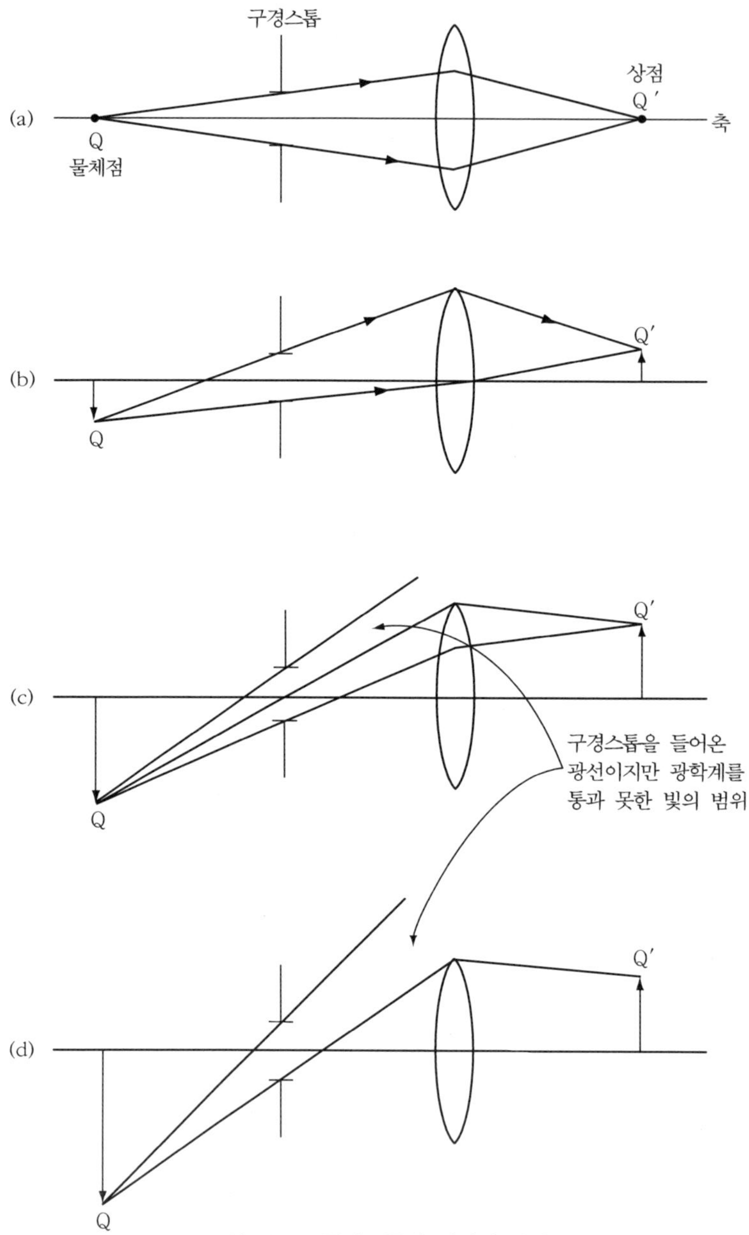

그림 12.13 구경스톱과 비네팅 현상

그림 12.13에 첫 번째 그림(제일 위에 위치한 그림)은 비네팅이 없는 경우이고 (b), (C), (d)는 모두 비네팅이 있는 경우이다.

12.5 수차와 스톱

상이 명확하게 맺히는 경우(단색광에 대해서)

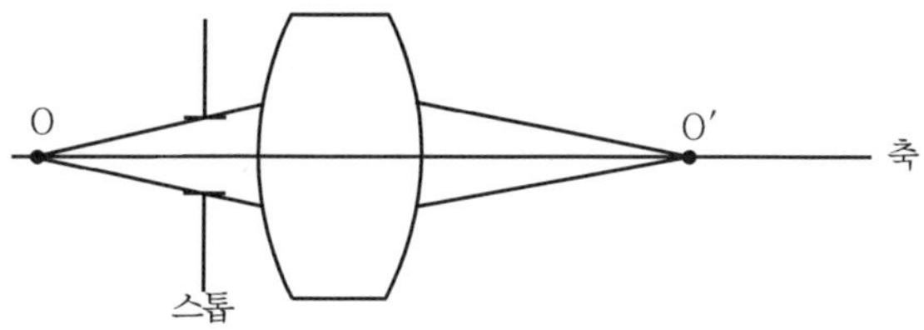

그림 12.14

축에 놓여 있는 물체점 O에서 나오는 근축광선에 의해 결상되는 경우는 일반적으로 상이 명확하다(그림 12.14).

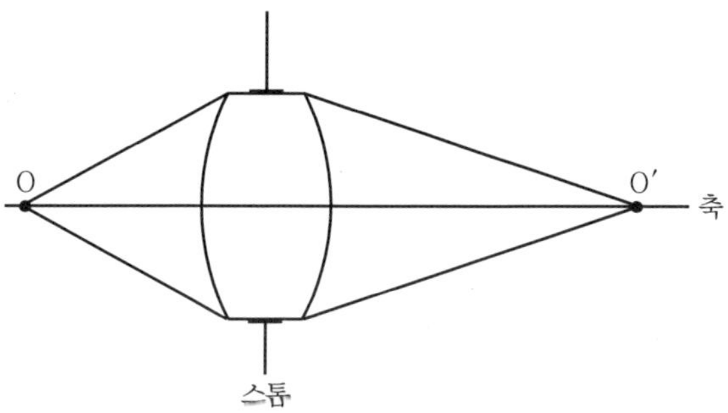

그림 12.15

그림 12.15와 같이 구경이 크면 클수록 수차가 발생할 요인이 많고 수차로 인해 상이 명확하지 못하는 경우가 생기는데, 이런 현상은 구면수차와 구분해서 취급하는 것이 일반적이다. 즉 아주 넓은 구경으로 들어오는 광선에 의해 상이 맺힐 때 생기는 상의 불명확한 질을 유발하는 것을 의미한다.

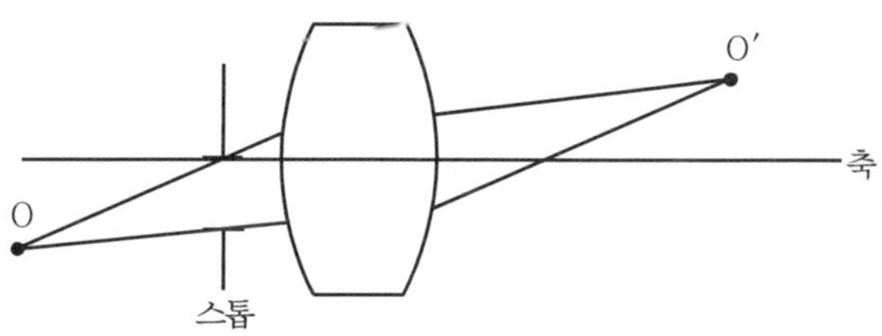

그림 12.16

또 그림 12.16처럼 근축광선이라고 할지라도 축에 어느 정도의 경사도를 가지고 입사하는 경우 생길 수 있는 수차가 비점수차이다. 그림에서처럼 근축광선이 축에 비스듬하게 기울어져 들어오는 광선은 비점수차를 만들게 하고 이와 마찬가지로 축에 빗겨들어오는 광선일지라도 근축광선만이 아니고, 구경이 아주 넓은 렌즈를 통해 축에 빗겨 들어오는 경우에는 코마수차가 생긴다. 상면에 가장자리로 갈수록 상이 혜성의 머리부분과 같은 모양의 상을 맺게 된다.

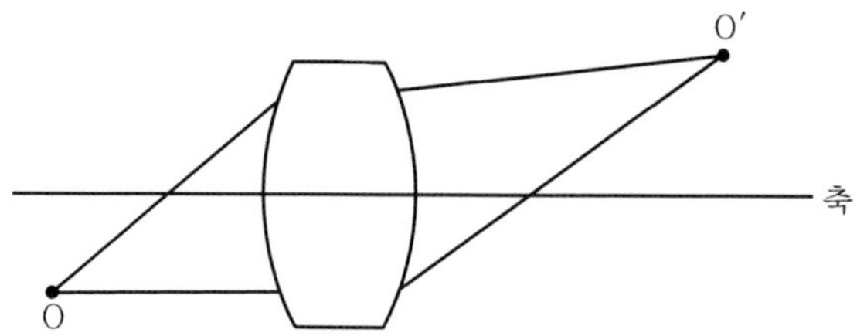

그림 12.17

단색광으로 인해 생길 수 있는 수차 중에 또 다른 하나는 상의 배율이 상면에 걸쳐 일정하지 않기 때문에 상이 일그러지게 나타나는 왜곡수차가 있다.

광학기기에서 나타나는 수차 가운데 단색광이 아닌 경우에 생길 수 있는 수차가 있는데 이것은 각 파장대별로 굴절률이 달라서 생기는 수차로 색수차라고 한다. 이와 같은 수차에 대해서는 뒤에 다시 상세하게 취급하고 있다.

광학기기의 간단한 예

광학기기를 공부하기 위해서 우리가 알아야 할 기본적인 개념이 몇 가지 있다. 먼저 f－수가 있고 프레넬 렌즈에 대한 개념이 있다. 무엇보다 광학기기에서 빠져서는 안되는 것이 관측자이다. 그러므로 '눈'의 광학적 성능도 광학기기 제작에서는 반드시 고려해야 하는 부분이다.

다음으로 광학기기를 사용하는 이유 중에 하나가 실제 물체를 확대해서 세밀히 관찰하고자 하는 목적이 있어 확대기능에 대한 개념이다. 이들을 모두 종합한 광학기기가 현미경과 망원경 그리고 카메라가 있다. 이들 기기에 대한 특성과 광학계를 이루는 것은 렌즈의 조합이므로 다중복합 렌즈에 대한 개념 역시 기기학에서 중요하다.

끝으로 앞서 소개한 스톱과 동에 대한 것도 알아야 된다. 이들이 모두 다 잘 되어 있어도 상이 명확하게 맺어지지 못하면 광학기기로서 기능이 부족하다고 볼 수 있다. 또 "수차"에 대한 개념을 확실히 한다면 좋은 광학기기를 설계하는데 많은 도움이 될 것으로 믿는다. 이 책에서는 광학기기의 상세한 제작기술이나 그것의 기능을 공부하기보다는 광학기기의 기초가 되는 것을 알아보는 것으로 매듭짓기로 한다. 가장 기본이 되며 모든 광학기기로서 역할을 할 수 있는 것에 국한해서 소개하기로 한다.

사람의 눈과 카메라

사람의 눈과 카메라는 서로 유사한 점이 있다. 카메라에는 렌즈로 들어오는 빛의 양을 조절할 수 있는 기능이 있어야 되므로 렌즈와 구경이 있다. 구경을 조절할 수 있도록 조리개가 내장되어 있다. 사람의 눈도 그와 같은 기능이 있다. 상을 맺게 하는 것은 눈에는 망막이란 조직이 있으며 그것은 구면으로 되어 있다. 반면에 카메라는 필름이 장착되어 있는 면에 상이 맺히게 되어 있고 그것은 평면으로 이루어져 있다. 또 디지털 카메라의 경우에도 상 감지장치가 평면으로 되어 있다.

눈이나 카메라나 모두가 실상을 만든다. 광량조절장치로 사람의 눈만큼 완벽한 기기는 있을 수 없다. 눈이 조절할 수 있는 노광은 계측할 수 없을 만큼 방대하다. 이것은 다른 말로 하면 f-수를 자유자재로 조절할 수 있다고 하는 것이다. 사람 눈의 노광조절은 지수함수적으로 되나, 카메라는 선형으로 이루어지기 때문에 아주 작은 영역만을 또는 더 정확하게 말하면 아주 제한된 영역만을 조절하도록 되어 있다.

따라서 카메라의 경우는 이것을 보완하기 위하여 셔터 스피드를 조절할 수 있게 하였다. 최근에 많이 사용하는 디지털 카메라의 경우에는 CCD를 포함하고 있어 감지도가 매우 높은 경우에는 개개의 광자수까지도 그 수를 셀 수 있을 정도의 기능도 갖추고 있다.

모든 광학계는 구경을 가지고 있는데 카메라도 역시 마찬가지로 구경을 가지고 있고 구경을 앞서 말했듯이 조리개를 이용하여 자유롭게 조절할 수 있도록 하고 있다. 구경의 크기를 대신 하는 것이 바로 f-수인데, 초점거리를 렌즈의 지름으로 나눈 수치를 말하며 f-수를 보면 구경의 크기를 알 수 있다. 구경이나 f-수의 중요성은 바로 구경으로 들어오는 빛의 양과 관계되어 있기 때문이다.

f-수는 구경의 지름의 제곱에 비례한다. 즉 지름을 D로 표시하면 f-수는 D^2에 비례한다. 구경을 통해 들어온 빛의 강도는 f-수의 제곱에 역비례한다. 카메라나 사람의 눈과 달리 먼 곳에 있는 천체를 관측할 수 있는 망원경이나 지상망원경의 경우에는 구경을 조절할 수 있는 기능이 없다.

따라서 집광할 수 있는 렌즈의 주경(거울)을 말하는 것은 바로 렌즈 자체의 지름을 말하고 반사망원경의 경우에는 바로 주경(거울)의 지름을 말한다.

카메라의 경우 f-수가 낮으면 낮을수록 렌즈가 빠르다고 말하고, 종종 빠른 렌즈일수록 곡면의 곡률이 적기 때문에 성능보다 렌즈의 질을 높이기 위한 공정에서 가격이 높아지게 된다. 카메라의 경우는 f-수가 f/1.2, f/4에서부터 f/22까지도 있으나, 천체망원경의 경우는 대부분 f/15에서 f/4범위를 사용하고 있고 경우에 따라서는 f/2.2까지도 내려갈 수 있다.

또 f-수는 피사계심도(Depth Of Field : DOF)에 관계되어 있다. 여기서 피사계심도는 초점이 명확하게 맺히게 될 수 있는 범위를 말한다. 따라서 f-수가 크면 클수록 피사계심도의 영역이 크다.

망원경(천체)의 확대율

천체망원경은 하늘에 있는 천체를 관측하기 위해 제작된 것으로 보고자 하는 물체가 매우 어둡기 때문에 절대적으로 많은 집광을 요구하는 기능상의 특성이 있으므로 대물렌즈의 크기가 매우 큰 것을 요구한다. 예를 들어 태양이 달의 각으로 1/2° 정도의 크기이므로 그보다 더 멀리 있는 천체는 상대적으로 가시크기가 매우 적을 뿐만 아니라 매우 어두워서 근본적으로 구경의 크기가 관건이고 중요하다. 그렇기 때문에 망원경의 기능적 성능은 차선의 문제이다.

천체망원경의 경우 구경열병(aperture fever)이라는 것이 있다. 이것은 일종의 관측자의 욕구불만을 생리적으로 표시하는 것으로 관측자가 보다 큰 구경을 요구하는 내면의 욕구를 대변하는 것이다. 구경열병이 나타나는 크기가 아주 작은 구경에서보다 대강 24인치 정도의 크기로 올라가면서부터 발생하는 경우가 종종 있다.

망원경의 확대율은 대물렌즈의 초점거리를 대안렌즈의 초점거리로 나눈 값으로 대신한다.

$$m = -\frac{f_o}{f_e}$$

여기서 f_o는 대물렌즈의 초점거리이고, f_e는 대안렌즈의 초점거리이다. 망원경의 종류에는 크게 굴절과 반사망원경이 있고, 반사망원경에서 다시 세부 분류를 하면 주경과 부경의 형태와 위치에 따라 구분된다. 망원경의 명칭은 그것을 고안해낸 사람의 이름을 붙여 사용한다.

요약하면 망원경은 두 개의 렌즈로 이루어지는데 대물렌즈와 대안렌즈이다. 이와 같은 계에서는 대물렌즈의 초점거리와 대안렌즈의 초점거리의 비가 광학계를 총체적으로 다스리는 요인이 된다. 대물렌즈의 초점거리를 f_o라고 하고, 대안렌즈의 초점거리를 f_e라고 하면 $\frac{f_o}{f_e}$가 곧 주어진 망원경의 확대율이 된다. 또 배율은 대물렌즈의 동(pupil)과 대안렌즈의 동의 크기의 비가 된다.

12.6 반사망원경과 굴절망원경의 구조적 비교

반사망원경은 주경과 부경으로 구성되고 굴절망원경은 두 개의 볼록렌즈 또는 하나의 볼록렌즈와 하나의 오목렌즈로 구성된다.

먼저 거울(오목, 볼록)에 의한 광선모임과 렌즈(오목, 볼록)에 의한 광선모임을 그림으로 살펴보자.

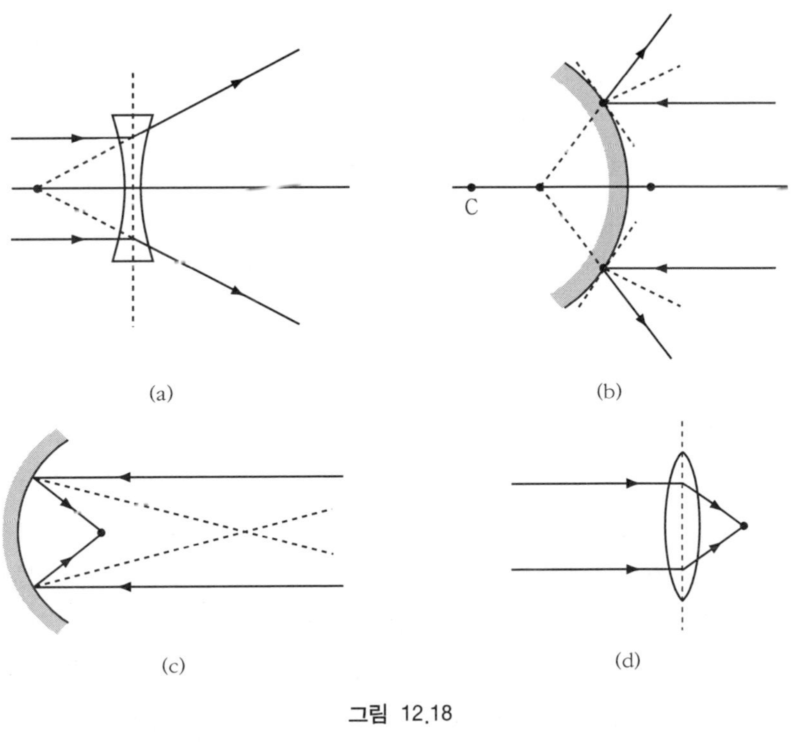

그림 12.18

그림 12.18(c)와 (d)에서 거울의 구경과 렌즈의 구경을 같게 하고 초점거리를 같게 한다면 반사거울의 경우 광선의 입사방향은 오른쪽에서 왼쪽으로 진행되고, 렌즈의 경우는 렌즈 앞이 입사면이 된다. 볼록면을 가진 거울의 경우에는 오목렌즈의 경우와 유사성을 가지고 있다(그림 12.18(b) 참조).

거울의 곡률반경을 R이라고 하면 거울의 초점거리는

$$f = \frac{R}{2} \tag{12.9}$$

이고 렌즈의 경우는

$$\frac{1}{f} = (n-1)\left(\frac{1}{R_1} - \frac{1}{R_2}\right)$$

여기서 R_1과 R_2는 각각 렌즈 1면과 2면의 곡률반경이다. 만약 $R_2 = -R_1$인 대칭렌즈의 경우는 $f = R$이 되므로 유리렌즈가 구면거울과 같은 효과를 얻기 위해서는 거울의 곡률반경의 2배의 곡률이 필요하다.

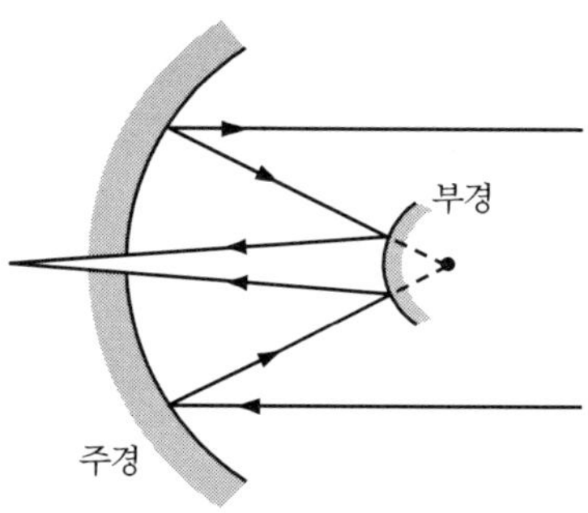

그림 12.19

카세그레인 망원경의 경우 그림 12.19와 같이 주경축으로 주경에서 반사한 빛이 모아지게 된다. 카세그레인 망원경은 오목거울과 볼록거울의 조합으로 되어 있는 광학계로 이루어져 있다. 여기서는 대안렌즈의 조합까지는 고려하지 않고 주경과 부경까지만의 조합을 비교하기로 한다. 이 경우 갈릴레오식 굴절망원경과 비교하면 카세그레인 반사망원경의 주경의 구경과 갈릴레오식 망원경의 볼록렌즈의 구경을 같게 하고, 부경의 구경과 오목렌즈의 구경을 같게 하여 구경의 중심축 방향으로 광선을 모아나가게 하는 기작원리가 반사망원경으로 응용된 것이다. 이 경우 최종 초점은 오목렌즈(부경)의 위치에 따라 결정된다.

예를 들어 뉴멕시코 주에 있는 아파치 포인트(apach point) 천문대의 망원경의 경우 주경의 구경이 3.5m이고, 부경은 볼록 포물면을 한 것을 사용하여 발산렌즈와 같은 역할을 하도록 한 것이다.

요약하면 카세그레인식 망원경은 볼록과 오목렌즈의 조합이므로 이들의 유사점은 갈릴레오식 굴절망원경(그림 12.20)과 같은 원리이다.

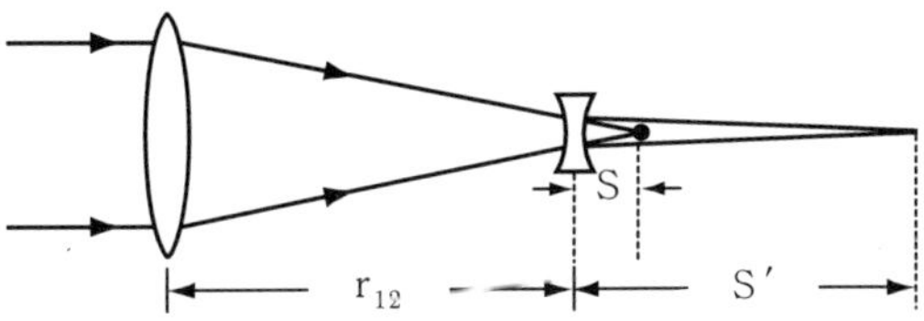

그림 12.20 갈릴레오식 굴절망원경

그림 12.20에서 f_1을 볼록렌즈의 초점거리라고 하고, f_2는 오목렌즈의 초점거리라고 하자. 여기서 만약 $|S| = |f_2|$인 경우 광선은 집광(수렴)되지만 그렇지 않고 $|S| > |f_2|$인 경우는 빛이 발산한다. 여기서 S와 f_2는 모두 (−)부호를 갖는다. 앞의 예에서처럼 아파치 포인트 천문대 망원경을 예를 들면 f_1이 6.12m이고, f_2가 −1.60m이고, r_{12}가 4.8m이고, 물체거리가 $o(\equiv S)$는

$$o = r_{12} - f_1 \tag{12.10}$$

에서 −1.32m가 된다.

여기서 렌즈만드는 이의 공식

$$\frac{1}{o} + \frac{1}{i} = \frac{1}{f} \tag{12.11}$$

을 이용하면 상거리(그림 12.20에서 S′)는 7.5m이다.

카세그레인 망원경의 유효초점거리는

$$f_{eff} = r_{12} + S'\frac{(f_2 - r_{12})}{f_2} = -f_1\left(\frac{S'}{S}\right) \tag{12.12}$$

로 정의된다. 유효초점거리는 주면에서부터 초점까지의 거리를 의미한다. 주면은 주점이 놓여 있는 면이다.

12.7 카세그레인 망원경의 응용 : 레이더

카세그레인 망원경과 그것을 이용한 레이더 광학계 반사망원경 특성상 주경의 크기와 부경의 위치 등이 다음과 같은 관계식으로 연관되어 있다.

먼저 주요한 구성요소는 다음과 같다.

1. 주경의 지름 : D_1
2. 부경의 지름 : D_2
3. 주경의 초점거리 : f_1
4. 부경의 곡률반경 : R_2
5. 총 광학계(즉 망원경자체)의 초점거리 : $\tilde{f}$
6. 확대율 : $m = -\tilde{f}/f_1$
7. 주경에서 들어오는 빛다발이 부경에 의해 잘려진 곳까지의 거리 : P
8. 주경면에서 주경뒤의 상이 맺히는 초점까지의 거리 : e
9. 주경면에서 부경면까지의 거리 : d
10. 광학계 초점에서 부경면까지의 거리 : P_1

위의 요소들 사이의 상관관계는

$$D_2 = D_1 \times \frac{P}{f_1} \tag{12.13}$$

$$P = \frac{(f_1 + e)}{(m+1)} \tag{12.14}$$

$$P_1 = P \times m \tag{12.15}$$

$$R_2 = 2 \times P \times \frac{m}{(m-1)} \tag{12.16}$$

이들 관계식을 이용하여 레이더를 제작한다.

참고 : http://www.radartutioral.eu/01.basics/rb13.de.html

Example 12.1 ◎

구면거울의 초점면에서 유발될 수 있는 수차에 크기를 계산하시오.

풀이

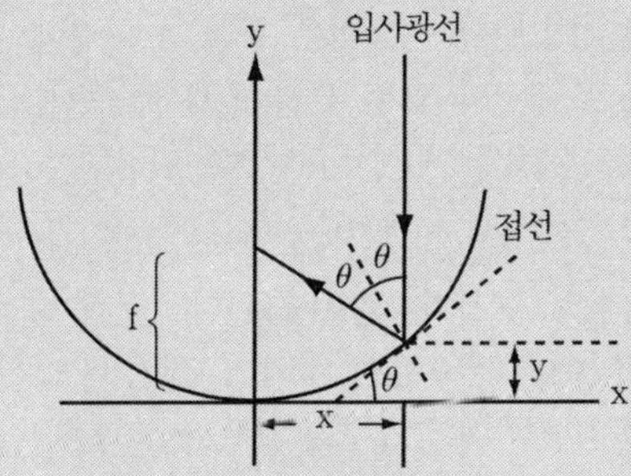

그림 12.21

반사의 법칙에 따라 θ는 입사각도 되고 반사각도 된다. 거울의 형태가 원을 구현하는 구면이므로 반지름이 R인 원을 위의 그림에서 구면거울을 따라 그리면

$$x^2+(y-R)^2=R^2 \tag{1}$$

이다. 식 (1)에서

$$y=R-\sqrt{R^2-x^2}. \tag{2}$$

여기서 구면거울의 초점거리 f를 알기 위해서 식 (2)를 급수전개하여 포물선의 초점과 맞는 x값까지 사용하면

$$y \simeq \frac{x^2}{2R} \tag{3}$$

이고 이것은 곧

$$\frac{x^2}{2R} \equiv \frac{x^2}{4f} \tag{4}$$

이 되고 f는 구면거울의 초점거리이다. 식 (4)에서 우리는 $f=\frac{R}{2}$의 결과를 얻는데 이것은 거울공식에서 잘 알려진 것이다. 여기서 R은 거울의 곡률반경이다. 거울공식에서는 r로 곡률반경을 표시하지 않고 R을 사용한다. 접선의 기울기 $\frac{dy}{dx}$를 알기 위해서는 입사각 θ를 이용하여야 된다. 따라서

$$\tan\theta=\frac{x}{\sqrt{R^2-x^2}}. \tag{5}$$

위의 그림에서 Δ는 주어진 구면거울에서 발생가능한 수차크기이다. 근사적으로 구면거울에서 포물선과 맞는 구면에 대해, 즉 원과 포물선이 서로 일치하는 범위에서

$$(f-y)\tan 2\theta = x$$

이 성립된다. 이 식은 포물선 초점에 대한 식이나 구면거울에서 근사적으로 포물선과 맞는 부분에 대해 근사적으로 적용할 수 있기 때문 수차크기를 산출하는 데 사용할 수 있다.

$$(f-y)\tan 2\theta - x = \Delta \tag{6}$$

만큼의 편차가 생기게 된다.
만약에 $\Delta = 0$이면 수차가 생기지 않는 경우이다.
삼각함수 관계식

$$\tan 2\theta = \frac{2\tan\theta}{1-\tan^2\theta}$$

를 이용하면

$$\Delta = x\frac{1-\sqrt{1-\left(\frac{x}{R}\right)^2}}{1-2\left(\frac{x}{R}\right)^2} \tag{7}$$

이것이 곧 초점에 대한 Δ만큼의 편이를 말하는 것이다. 즉 구면거울의 경우는 반지름이 Δ만큼 되는 동그라미의 영역 안으로 거울에 입사한 광선이 수렴하고 원형으로 된 초점을 형성한다는 말이 된다. 우리는 Δ가 x와 R의 함수꼴로 표시되는 것을 보았다.
구면거울의 경우는 단일초점으로 집광되지 못하고, 반지름이 Δ인 원의 영역범위에 수차가 생기는 것을 알 수 있다. 이것에 대한 자세한 내용은 참고문헌에 상세히 기술되어 있다.

12.8 포물선형 거울의 초점

포물선형 거울은 거울의 반사면의 단면이 포물선으로 정의될 수 있는 것을 말한다. 포물선형 거울의 용도는 다양하다. 특히 거울에 입사한 광선이 거울에서 반사된 후 한 점을 모두 통과하는 특징을 가지고 있어 집광을 위한 수단으로 사용

되는데 적합하다. 그래서 태양열에너지 집광장치에 많이 응용되고 있다. 이보다 훨씬 먼저 포물선형 거울이 응용된 것은 천체 망원경의 반사망원경을 예로 들을 수 있다. 그 외에도 손전등이나 자동차 전조등 같은 데에 응용되기도 한다.

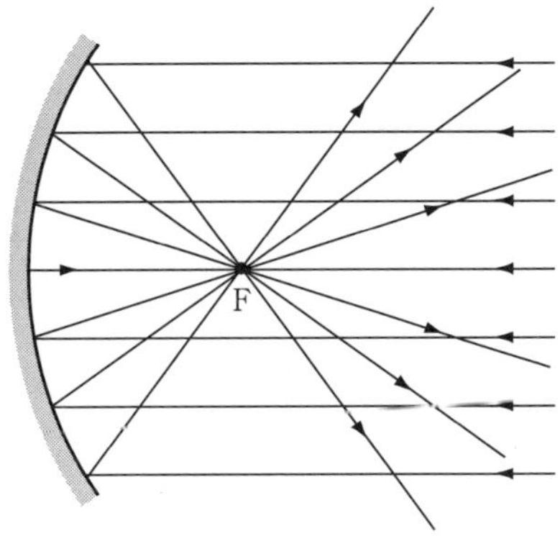

그림 12.22 포물선형 거울

입사광선은 무한 원에 놓여 있는 광원으로부터 방출되어 거울로 입사한 광선으로 평행광선을 가정하면 거울에서 반사된 후 점 F에서 모두 교차한다. 점 F가 거울의 초점이다.

Example 12.2 ◎

포물선형 거울은 입사광선을 모두 단일초점에 수렴하도록 하는 것을 증명하시오.

풀이

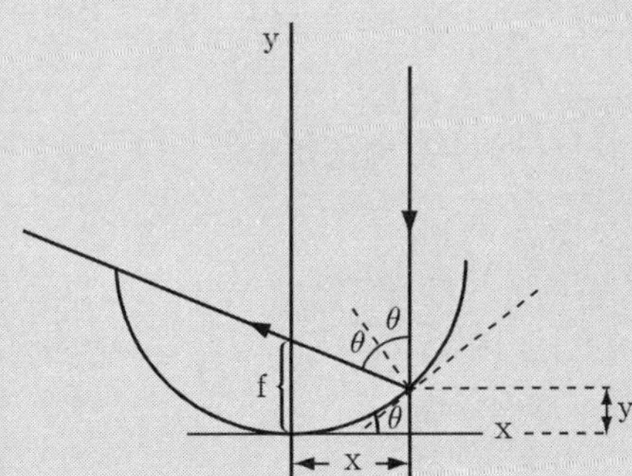

그림 12.23

포물선형 거울이므로 정의에 의해 거울의 형태는 일단 포물선

$$y = ax^2 \qquad (1)$$

의 형태로 보자. 그림에서 θ는 입사각이고 반사각이다.

또 식 (1)을 미분하면 $dy = 2axdx$에서 접선의 기울기

$$\frac{dy}{dy} = \tan\theta = 2ax \qquad (2)$$

이다. 그림에서

$$\tan 2\theta = \frac{x}{f-y}$$

이므로 포물선형 거울의 초점거리는

$$f = y + \frac{x}{\tan 2\theta} \qquad (3)$$

따라서 삼각함수 관계식에서

$$\tan 2\theta = \frac{2\tan\theta}{1-\tan^2\theta} \qquad (4)$$

이므로 식 (4)를 식 (2)에 대입하면

$$\tan 2\theta = \frac{4ax}{1-4a^2x^2} \qquad (5)$$

식 (5)를 식 (3)에 대입하면

$$f = ax^2 + \frac{1-4a^2x^2}{4a} = \frac{1}{4a} \qquad (6)$$

즉 $f = \frac{1}{4a}$ 이다. 따라서 f가 x의 함수꼴이 아니므로 f는 상수이므로 포물선형 거울의 초점은 단일초점이라는 것이 증명되었다. 즉 모든 광선은 포물선형 거울을 입사할 경우 한 점에 수렴하게 된다.

선 $y=-f$를 "directrix"라고 한다. 이것은 포물선 위에 어느 점에서나 거리가 f만큼 되는 곳은 포물선의 초점이라는 뜻을 의미한다. 즉

$$\sqrt{(f-y)^2+x^2} = y+f \qquad (7)$$

따라서 양변을 제곱하면

$$y = \frac{1}{4f} \times x^2$$

이 되고 식 (1)에서 a는 $\frac{1}{4f}$에 해당하는 상수이다. 식 (7)에서도 바로

$$a = \frac{1}{4f}$$

임을 알 수 있다.

12.9 접안렌즈

접안렌즈(eyepiece)는 현미경이나 망원경 같이 대상을 관측하기 위한 광학기기에서 관측자의 눈에 가장 가까이 닿는 부분의 렌즈를 대안 또는 접안렌즈라고 한다. 이 접안렌즈는 대물렌즈에 의해 생긴 상의 배율을 확대할 수 있는 기능을 가지고 있다. 이와 같은 기능을 위해 접안부의 일부를 교체할 수 있도록 제작되는 경우도 있다.

대부분 접안렌즈는 단일 홑렌즈로 구성되는 경우는 없고, 여러 개의 렌즈가 공동중심계를 이루는 형식으로 많게는 10개의 렌즈가 모여서 접안렌즈를 구성한다. 접안렌즈에서 시야렌즈(Field lens)는 접안렌즈의 구성 중 대물렌즈를 향해 놓여있는 첫 번째 렌즈이다.

접안렌즈의 종류는 다양하고 그 기능은 수차보정과 시야확대를 위해 광학기기에 따라 특성화되어 있다. 가장 간단한 것이 호이겐스식으로 두 개의 평볼록렌즈를 사용하고 볼록면이 모두 다 전면을 향하는 접안렌즈이다. 호이겐스식은 접안렌즈 중 가장 역사가 오래된 방식이다.

접안렌즈는 대물렌즈의 초점에 가까이 위치해서 대물렌즈에 의해 맺힌 상을 확대해서 보는 기능을 가지고 있다. 배율은 접안렌즈의 초점길이에 의존한다. 즉 확대율은

$$m = \frac{d_o}{f_e} \tag{12.17}$$

여기서 d_o는 관측자의 근점거리이다. f_e는 접안렌즈의 초점거리이다. 앞에서 언급했듯이 주의할 것은 접안렌즈의 기능이 확대경과 같기는 하지만 실물체를 확대하는 것이 아니고 대물렌즈에 의하여 생긴 상(공간 영상)을 확대하는 역할을 한다.

예를 들어 접안렌즈의 초점거리가 20mm이면 확대율 m은 근점거리를 약 25cm로 하면 다음과 같다.

$$m = 250\text{mm}\frac{1}{20\text{mm}} = 12.5$$

Example 12.3

망원경의 대물렌즈의 지름이 100cm라고 한다. 지름이 2cm이고 초점거리가 5cm인 접안렌즈가 대물렌즈와 105cm 떨어져 있다고 한다. 이때 대물렌즈가 입사동의 역할을 하고 대물렌즈에 의해 생긴 상이 출사동의 역할을 하는 것을 증명하시오. 또 출사동의 크기와 위치를 계산하시오.

풀이 망원경의 경우는 광선이 모두 평행광선으로 축과 평행하게 들어온다고 가정할 수 있다. 얇은 렌즈를 가정하면 대물렌즈는 무한 원에 있는 물체에 대해 구경스톱의 역할을 한다. 따라서 대물계를 통해 들어오는 모든 광선은 접안(대안)렌즈를 통과하여야 한다. 구경스톱의 상은 구경스톱의 왼쪽에 놓여 있는 모든 광학계에 대해 구경스톱 자체가 상이 된다.

왜냐하면 대물렌즈 왼쪽에는 어떤 광학계도 없기 때문이다. 따라서 대물렌즈가 입사동이 되고, 입사동의 오른쪽에 있는 광학계를 통해서 보여지는 상이 바로 출사동이다. 그래서 출사동은 대안렌즈에 의해 생긴 대물렌즈의 상이다. 따라서 출사동의 위치는 렌즈공식을 이용하면 쉽게 구할 수 있다. 먼저 여기서 사용하는 식은

$$\frac{1}{o}+\frac{1}{i}=\frac{1}{f}$$

이 식에서 문제에서 주어진 접안렌즈의 초점거리가 5cm이고, 이 계의 물체거리는 105cm이므로 구하고자 하는 값 i는

$$\frac{1}{105}+\frac{1}{i}=\frac{1}{5}$$

여기서 i는 5.25cm가 된다.

즉 대안렌즈 오른쪽에 5.25cm되는 곳이 출사동의 위치이다. 출사동의 크기, 즉 출사동의 지름은

$$\left(\frac{i}{o}\right)\times D$$

으로 구할 수 있다.

i =5.25cm(대안렌즈 오른쪽 5.25cm되는 곳이 출사동의 위치이다.)

여기서 o는 물체거리이고, i는 상거리이며, D는 대물렌즈의 지름이다.

12.10 확대경

초창기의 확대경(magnifying glass)은 작은 구멍에 물방울을 잡아넣어 사용했다. 확대경의 확대율은 각 배율로 나타내는데 물체의 실체 각 크기를 α라고 하고 확대경으로 보았을 때 물체의 각 크기를 α_o라고 하면

$$m = \frac{\alpha_o}{\alpha}$$

로 표시한다. 위의 식과 렌즈만드는 이의 공식을 이용하면 근축광선의 경우에는 다음과 같은 경우를 생각할 수 있다.

1. 관측자의 눈이 확대렌즈의 초점에 정확히 위치할 경우
2. 관측자의 눈이 거의 렌즈 가까이에 있을 경우
3. 물체가 렌즈의 초점에 놓여 있을 경우

위의 1, 2, 3의 경우에 대한 확대경의 확대율은

$$\begin{aligned} &1.\ d = f \rightarrow \text{확대율 } m = \frac{d_o}{f} \\ &2.\ d \approx 0 \rightarrow \text{확대율 } m = 1 + \frac{d_o}{f} \qquad (12.18) \\ &3.\ \text{물체거리 } o = f \rightarrow \text{확대율 } m = \frac{d_o}{f} \end{aligned}$$

여기서 d_o는 사람 눈(관측자)의 근점거리이다. 단위는 d_o와 f를 항상 동일하게 취급한다. 광학기기의 경우 렌즈지름이나 거리 등의 단위는 mm를 사용한다. 보다 일반적인 경우에 대해서 확대율은

$$m = \frac{250}{d + 250}\left(1 + \frac{d_o}{f}\right)$$

가 된다. $d = 0$이면 식 (12.18)의 두 번째인 2.의 경우 관계식 $m = 1 + \frac{d_o}{f}$가 되는 것을 알 수 있다.

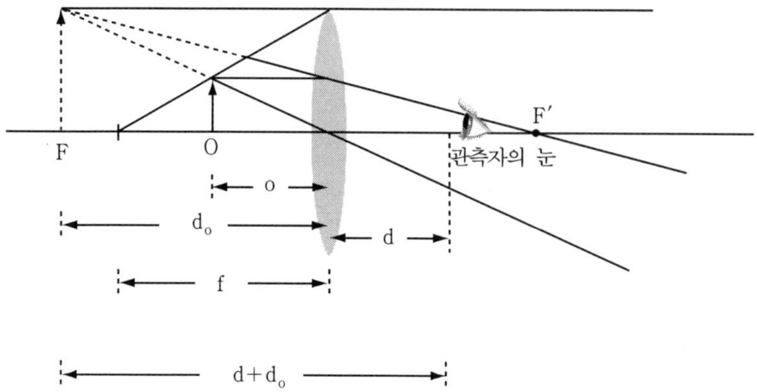

그림 12.24 확대경

예를 들어 만약 렌즈의 초점거리가 $f = 50mm$ 이라면 렌즈를 눈에 가까이 대고 $d_o = 25cm$ 에 떨어져 있는 물체를 본다면 확대율은 얼마인가? 이 경우는 식 (12.18)의 두 번째 2.의 경우이고

$$m = 1 + \frac{d_o}{f}$$

이므로

$$m = 1 + 25cm\frac{1}{5cm} = 6$$

이 되고 만약 물체가 렌즈 초점에 놓여 있다면 식 (12.18)의 세 번째 3. 경우이므로

$$m = \frac{d_o}{f} = 25cm\frac{1}{5cm} = 5$$

가 된다.

먼저 단순한 확대경을 알아보자. 확대경에 대해서는 앞에서 소개된 경우를 적용하여 물체를 크게 볼 수 있는 도구로 때로는 단일 볼록렌즈를 이용하여 사용하기도 한다. 확대경의 경우는 물체의 확대율은 관측자의 시야각에 따라 그 크기가 다르다. 일반적으로 확대경으로 보는 물체의 크기는 가시크기이다. 광학기기에서 배율을 생각할 때는 관측자의 눈은 근점거리가 중요한 요소가 된다. 만약 일반적으로 관측자 대부분의 근점거리를 25cm라고 하면 최대배율은

$$m_{max} = 1 + \frac{25cm}{f} \qquad (12.19)$$

이고 최소배율은

$$m_{min} = \frac{25cm}{f} \tag{12.20}$$

가 될 수 있다.

배율의 의미가 가장 큰 광학기기로는 현미경이 있는데, 현미경은 특성상 대물렌즈의 초점거리가 매우 짧은 것이 특징이다. 그래서 대물렌즈의 초점거리는 거의 1cm보다도 적은 것이 일반적인 경우이고, 대안렌즈의 초점거리는 cm단위로 1보다는 큰 수로 대치될 수 있다. 또 현미경으로 보고자 하는 물체의 위치는 대물렌즈의 초점거리 바깥에 놓여 있게 된다.

현미경으로 본 상의 배율은

$$m = -\frac{L_o}{f_o}\left(\frac{25}{f_e}\right) \tag{12.21}$$

여기서 f_o는 대물렌즈의 초점거리이고 f_e은 대안렌즈의 초점거리이다. 또 L_o는 대물렌즈상과 두 번째 초점까지 거리이다. 대부분의 현미경은 L_o를 16cm되게 표준화하고 있어 실제로는 L_o가 16cm를 약간 선회하는 값이다. 현미경의 두 번째 초점은 현미경 광경통안에 위치해 있다(그림 12.25 참조).

현미경의 총배율을 산정하는 것은 따라서 대물렌즈 것과 대안렌즈 것의 곱으로 표시된다. 즉

$$M = m_o m_e \tag{12.22}$$

여기서 m_o는 대물렌즈의 횡(lateral) 확대율이고, m_e는 대안렌즈의 각 확대율(angular magnification)이다.

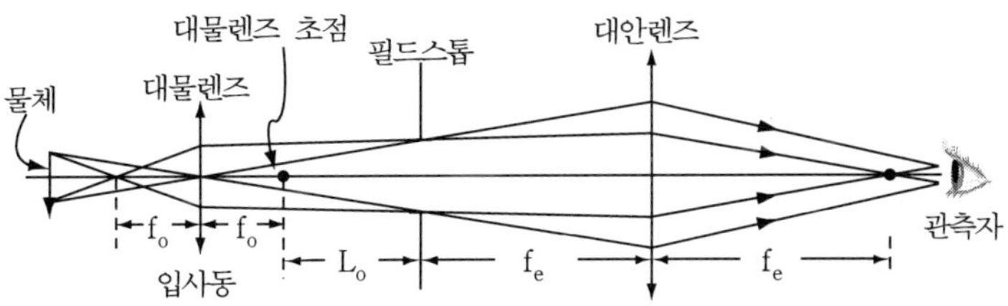

그림 12.25 현미경

12.11 특별한 렌즈

GRIN 렌즈

GRIN(Gradient Index) 렌즈는 물질자체가 굴절률이 점차적으로 변화는 것으로 전형적인 구면수차로 인한 상의 결함을 보정하기 위해 렌즈형태의 특별한 변형없이 수차를 보정할 수 있는 장점이 있다. 예를 들어 만약에 평행광선이 초점 F에 그림처럼 맺는다면 모든 광학적 경로의 길이는 똑같아야 한다. 만약 중심에서 r 만큼 떨어진 곳 P 점으로 들어오는 광선이 있다면 다음과 같아야 한다.

$n_{max}d+f$는 GRIN 렌즈중심 O를 통과한 광선의 광학적 경로이다. 즉 n_{max}은 O 점에서의 굴절률, d는 GRIN 렌즈의 두께, 그리고 f는 초점거리이다.

수차가 없으려면 중심 O에서 r만큼 떨어진 거리로 들어오는 빛의 광학적 경로도 중심 O를 통과해서 들어오는 광학적 경로와 같아야 된다.

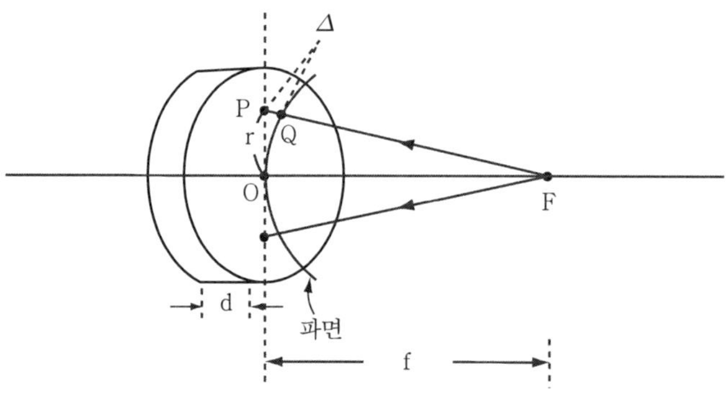

그림 12.26 GRIN 렌즈

따라서 중심에서 r만큼 떨어진 곳에 굴절률을 n(r)이라고 하면

$$n(r)d+\Delta=n_{max}d+f$$

가 되어야 한다.

여기서 Δ는 파면과 렌즈면 사이에 r만큼 떨어진 곳 P 점에 도달한 광선에서의 경로차를 의미한다. 중심에서 r만큼 떨어진 곳의 위치를 P라고 하면, P에서 F 까지의 길이는 피타고라스 정리에 의해 $\overline{PF}=\sqrt{r^2+f^2}$과 거의 같다고 볼 수 있

고 $\Delta = \overline{PF} - f$이므로

$$n(r) = n_{max} - \frac{\sqrt{r^2 + f^2} - f}{d} \tag{12.23}$$

과 같은 식을 얻게 된다. 즉 n(r)이 위의 식을 만족하게 물질의 중심축에서 radial 방향으로 변하면, 즉 그렇게 변하는 렌즈 소재를 이용하면 소재의 구면 변형을 하지 않아도 수차보정을 할 수 있게 된다. 즉 렌즈를 구면 변형없이 평면으로 만들어도 구면렌즈와 같은 효과를 얻을 수 있다.

자연에서는 가장 불균질, 즉 굴절률이 불균일한 렌즈에 속하는 것이 바로 사람의 눈에 있는 렌즈이다. 사람의 눈은 가장 이상적인 상을 보게 하기 위해서 렌즈의 굴절률을 점차적으로 조절하고 변화시키는 대표적인 천연 렌즈이다.

눈이 노안이 오기 전에는 짧은 거리나 먼 거리에 있는 물체의 상을 명확하게 볼 수 있게 하는 기능이 있어 젊어서는 누구나 정상적인 눈을 가지고 있다면 상을 명확하게 볼 수 있다.

앞서 소개한 그린 렌즈는 평면으로 양면이 되어 있고, 굴절률이 중심에서 바깥쪽으로 점차적으로 변하게 되는데 축상을 따라 굴절률이 변하는 것을 Radia-GRIN 이라고 말한다.

평행광선이 평면에 입사하면 GRIN의 경우 초점으로 수렴하게 된다. 마치 볼록렌즈에 입사하면 초점으로 수렴하는 경우와 같다.

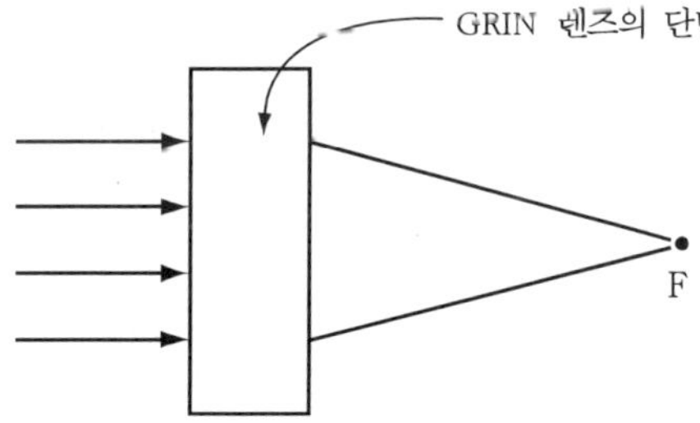

그림 12.27 GRIN 렌즈에 의한 광선수렴

원통형 렌즈

비점수차를 교정하는데 사용하는 렌즈다. 주광선이 광축을 포함하고 있는 평면인 자오면으로 통과하는 광선이 맺는 상점과 자오면과 수직인 면으로 들어오는 광선에 의해 생기는 상점이 서로 일치하지 못하여 상의 질이 명확하지 못하면 비

점수차가 있다고 한다. 이것은 주광선 자체가 여러 개로 서로 다른 기울기를 가지고 있고, 구결면은 자오면과 수직인 면으로 주광선이 놓여 있는 평면이므로 결국 구결면은 여러 개의 평면으로 구성되게 된다.

따라서 보통 렌즈의 경우에는 초점이라는 용어를 사용하지만 여기서는 초점이 여러 개가 일직선상에 놓여 있게 되어 이것을 초점선이라고 한다. 마찬가지로 자오면에서도 초점선이 형성된다. 결국 두 초점선이 서로 다른 각으로 배위되게 되고, 자오면으로 들어오는 광선이 훨씬 더 기울어져 들어오므로 그것들에 의해 생기는 초점길이가 자오면과 수직인 면으로 들어오는 광선에 대한 초점길이보다 짧다.

그러므로 당연히 이들 두 가지 종류의 초점길이의 차가 수차를 유발하게 되는 것이다. 이것을 보정하기 위해서는 본래 비점수차를 가지고 있는 원통형 렌즈를 사용하는 것이다.

원통을 그림처럼 자른 모양을 한 렌즈를 원통형 렌즈라고 한다.

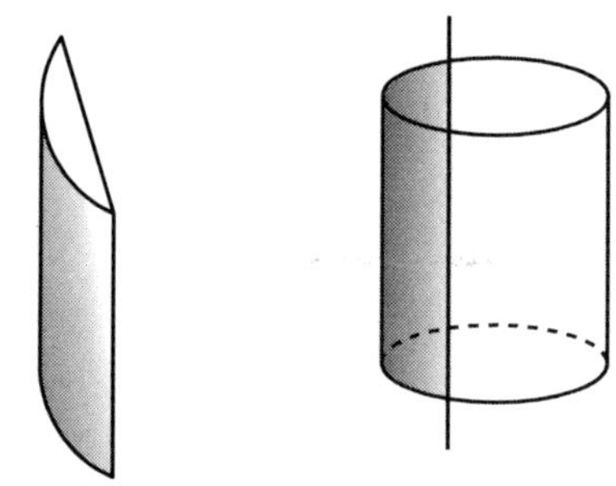

그림 12.28 원통형 렌즈

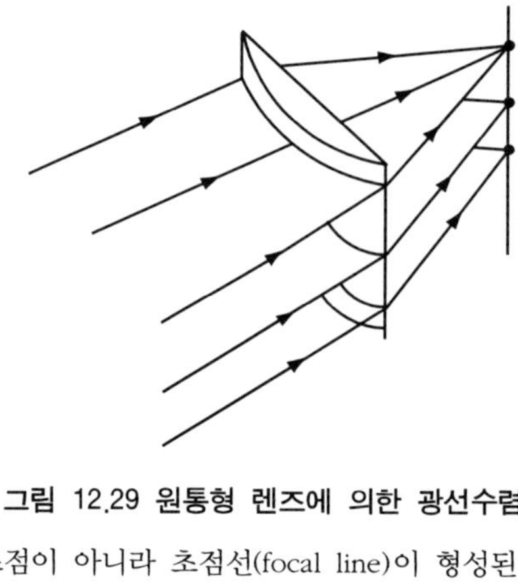

그림 12.29 원통형 렌즈에 의한 광선수렴

초점이 아니라 초점선(focal line)이 형성된다.

물체로부터 원통형 렌즈를 통과한 광선들이 일직선상에 상점을 만든다. 이와 같은 원리로 초점선이 형성된다.

가장 보편적으로 렌즈의 형태로 구분할 경우에 대해서 잠깐 설명하기로 하자. 일반적으로 렌즈는 수렴렌즈(陽렌즈)와 발산렌즈(陰렌즈)로 구분하고 전자는 볼록렌즈, 후자는 오목렌즈를 말한다. 수렴(볼록)렌즈와 발산(오목)렌즈의 모형은 프리즘을 이용해 나타낼 수 있다. 수렴렌즈의 경우는 두 개의 삼각형 프리즘을 바닥이 서로 마주보게 놓은 경우이고, 발산렌즈의 경우는 프리즘 정각을 서로 마주보게 놓으면 발산렌즈의 효과를 낼 수 있다.

볼록렌즈와 오목렌즈를 구별하기 위한 한 방법으로는 종이 위에 임의의 크기로 글씨를 써놓고 렌즈를 통해 글씨를 볼 경우 글씨가 확대되어 보이면 볼록렌즈이고 글씨가 작아보이면 오목렌즈이다. 또 볼록렌즈의 경우는 렌즈를 옆으로 움직이면 글씨는 렌즈가 움직이는 방향과 반대방향으로 움직이고, 오목렌즈의 경우는 같은 방향으로 움직인다.

렌즈제작에서 하나의 정해진 초점거리 f'에 대해 서로 다른 형태를 한 여러 종류의 렌즈를 만들 수 있다. 초점거리는 렌즈두께, 굴절률, 렌즈각 면의 곡률반경에 의존한다. 수차가 없도록 하기 위해서는 부수적인 수차보정작업은 필수적으로 요구된다. 예를 들어 렌즈두께 d와 굴절률 n을 일정한 값으로 고정한다면 하나의 주어진 초점거리 f'에 대해 서로 다른 R_1과 R_2의 값으로 렌즈의 형태가 결정된다. 예제 문제를 참조하기 바란다. 즉 주어진 f', d, n에 대해서 렌즈 양면의 곡률반경 R_1과 R_2의 변화는 주점의 위치결정에 영향을 미친다. 주점은 렌즈면의 곡률이 작으면 작을수록 렌즈 바깥에 위치한다. 예를 들어 미니스커스 렌즈의 경우 주점은 렌즈 바깥에 위치한다.

원통형 렌즈는 쉽게 상상하면 유리봉과 같은 원주형태를 길이로 반을 쪼개면 잘려진 단면은 평면이고 그 반대 면은 원통면이 되는 형태를 하고 있다. 원통의 수평면은 원반의 일부로 곡률반경이 있고 수직면은 평면이다. 따라서 원통형 렌즈의 굴절력은

$$P = \frac{n_l - n}{R} \tag{12.24}$$

이다. R은 원통면의 곡률반경으로 단위는 m이고 n_l은 렌즈의 굴절률이고 n은 렌즈를 둘러싸고 있는 매질의 굴절률이다.

예를 들어 원통형의 구면의 곡률반경이 50.0cm라고 하고 렌즈의 유리굴절률이 1.5라고 하면

$$P_{180} = \frac{1.5-1.0}{0.5} = +1.0\text{D} \qquad (12.25)$$

이고 수직면의 굴절력은

$$P_{090} = \frac{1.5-1.0}{\infty} = 0.0\text{D} \qquad (12.26)$$

P의 아래첨자가 의미하는 것은 자오면 축의 배위방향을 나타낸다.

이것을 식으로 나타내면

$$+1.0\times 090 \qquad (12.27)$$

으로 표시하는데 앞의 +1.0은 굴절력을, ×는 축을 의미하고, 090의 의미는 굴절력이 있는 면이 자오면과 90°로 배위되어 있다는 것을 뜻한다. +는 양의 굴절력을 표시한다. 원통형 렌즈는 굴절력과 자오면 축을 동시에 표기해야 되므로 표기부호를 익히는데 약간의 연습이 필요하다. 앞에서 소개한 것을 그림으로 나타내면 다음과 같다.

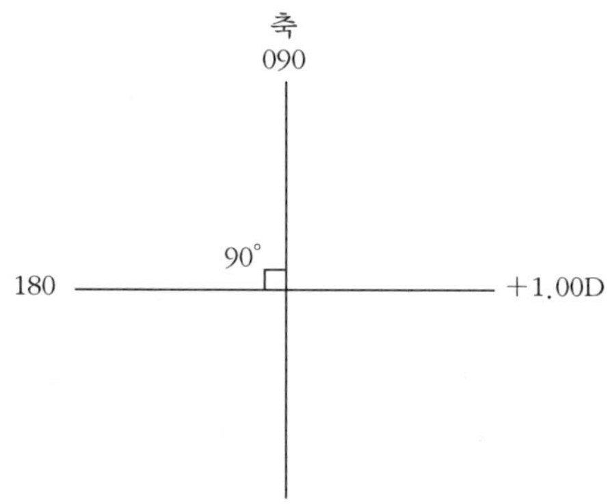

그림 12.30

다른 예를 들어보면 +1.00×120은

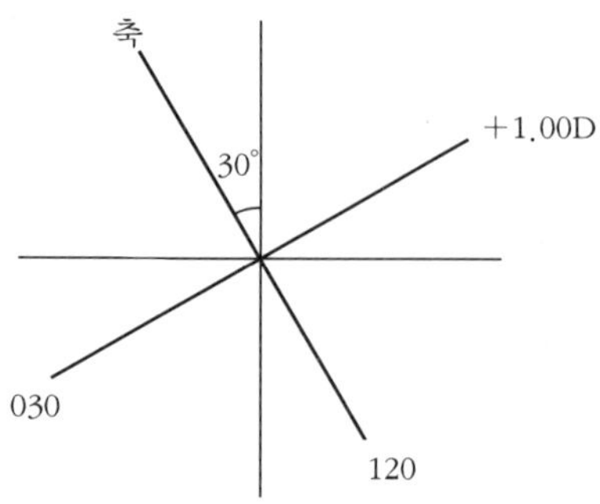

그림 12.31

만약 원통면의 굴절력이 +5.00D이고 축이 030인 경우 +5.00×030이 된다. 이것과 의미를 나타내는 다른 표기법을 참고로 소개하면

+5.00×030 = +5.00@030

으로 사용하기도 하나 의미는 같다. 여기서는 전자의 표기법을 따르기로 한다.

얇은 렌즈의 굴절력은 1면과 2면의 굴절력을 합한 것이 그 렌즈의 굴절력이 되지만 렌즈 양면이 구면과 원통형 렌즈일 경우는 단순히 합하는 것으로 렌즈의 굴절력을 대신할 수 없다. 원통형 렌즈의 굴절력은 축에 의존하기 때문이다. 원통형인 경우 굴절력이 −3.00×120이고 다른 구면의 굴절력은 +3.00D라고 하자.

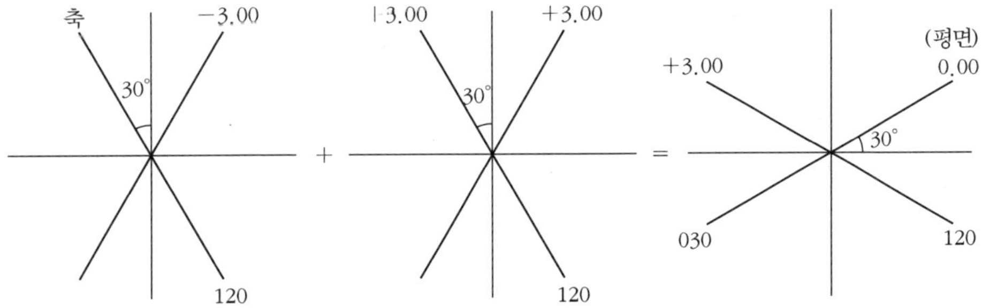

그림 12.32

그림 12.32처럼 두면을 합성하면 자오면에서 총 굴절력은 0이되고 즉 평면은 30°로 수평축과 각을 이루고 있어 이 렌즈의 총 굴절력은

+3.00×030

으로 표시할 수 있다.

만약 같은 원통형 굴절력에 구면의 굴절력을 +5.00D라고 하면 030자오면에서는 굴절력이 +2.00D이고 120자오면에서는 굴절력이 +5.00D가 된다. 이것은 독자들의 연습문제로 남기겠다. 이 경우가 음(−)의 굴절력을 가진 원통형 렌즈가 양(+)의 굴절력을 가진 원통형 렌즈로 바뀌어진 경우다. 이 경우는 난시교정에서 자주 경험할 수 있다. 여기서 간단하게 음의 원통형 렌즈 굴절력을 양의 굴절력으로 바꾸는 방법을 소개하기로 한다.

먼저 원통면의 굴절력에 구면의 굴절력을 더하고 다음으로 원통면 굴절력의 부호를 바꾸어준 다음 원통형 렌즈의 축을 90도 회전하면 된다. 방금 소개한 경우를 예를 들면 구면의 굴절력이 +5.00D이고 원통형 렌즈의 굴절력이 −3,00D고 축이 120°라고 한다.

이것은 위의 표기법으로 +5.00−3.00×120로 표시한다. 구면과 원통형 렌즈를 합성하여 새로운 구면을 정의하고자 할 경우는 새로운 구면의 굴절력은 +2.00D이 되고 원통형 렌즈의 굴절력의 부호를 바꾸면 +3.00D가 된다. 다음으로 축의 방향을 90°회전하면 수평축, 즉 180°축과 30°가 되는 방향으로 축이 회전한다. 따라서 본래의 음의 원통형 렌즈는 양의 원통형 렌즈 +2.00+3.00×030로 되는 것을 알 수 있다. 이 경우는 +2.00×0.30과 +5.00×120의 합성이 된다.

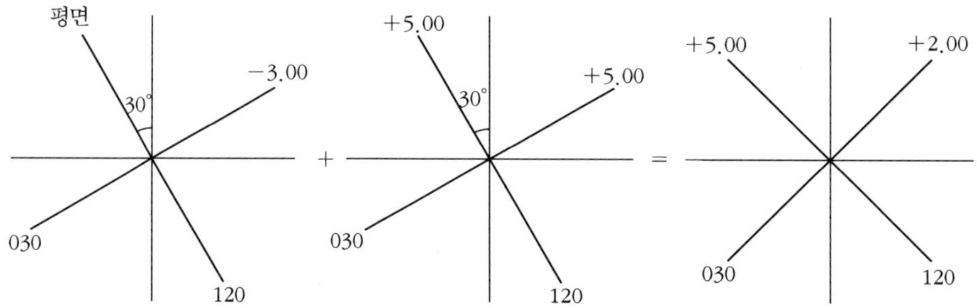

그림 12.33

12.12 눈

눈의 생물학적 구조는 형태는 구(球)의 형태로 지름이 약 23mm 정도이다. 눈은 카메라 렌즈와 같은 역할을 한다. 양(+)의 광학계로 수렴렌즈와 같은 역할을 한다. 눈은 빛이 입사하여 굴절한 뒤 망막에 실상을 결상하면 공기로부터 눈의 각막으로 입사하는 광선은 엄청난 굴절을 경험한다. 각막의 모양은 초승달처럼 생겨 이 모양이 마치 눈동자 전면에 모자를 씌어놓은 것 같다고 해서 영어로는 각막 캡(corneal cap)이라는 용어로 표시하고 있다. 각막 캡의 모양은 서로 반지름이 다른 두 개의 원의 조합으로 이루어진 것으로 곡률반경이 12mm정도 되고 각막 캡 가운데 부분으로 가장 두꺼운 곳의 두께가 약 0.6mm 정도 된다. 각막에서 눈으로 입사하는 빛의 73%를 굴절하는 능력을 가지고 있다.

눈의 기능은 눈의 망막에 정확한 상을 맺게 하는 기능(accommodation)이 있고 빛신호나 어둡고 밝은 것에 적응하는 능력(adoptation)과 원근을 감지할 수 있는 기능(stereoscopic vision)과 상을 명확하게 볼 수 있는 기능을 가지고 있다. 스테레오식으로 시야가 되어 있어 정상적인 눈의 기능을 가진 사람이 볼 수 있는 물체가 놓여 있는 공간은 두 눈에 맺힌 상을 합성하여 최종적으로 시신경과 대뇌의 교류작업이 이루어진 뒤에야 시각적 판단이 되므로 상의 전달경로의 시차로 인해 원근을 감지할 수 있는 것이다.

사람의 눈에도 상을 분해할 수 있는 능력이 있다. D를 동공의 지름이고, λ는 눈이 가장 예민하게 받아들이는 빛의 파장이라고 하면, 레일리 특성의 정의에 따라 분해 가능한 상과 상사이의 각거리 θ는

$$\theta = 1.22\frac{\lambda}{D} \tag{12.28}$$

이다. 만약에 동공의 지름이 2 mm이고, 동공의 굴절계수를 1.3으로 생각하고 눈에 민감한 파장을 500nm라고 하면

$$\theta = 1.22\frac{500\text{nm}/1.3}{2\text{mm}} \tag{12.29}$$

이 된다. 여기서 500nm을 눈의 굴절계수 1.3으로 나누어준 이유는 실제적으로 눈에 들어오는 파장은 굴절계수의 비만큼 파장이 짧아지기 때문이다.

위에서 구한 값 θ는 대략 0.013°에 해당하고 라디안으로 2.3×10^{-4}rad이다. 만약에 눈 앞에 사람이 가장 물체를 명확하게 볼 수 있는 근점거리를 25 cm라고 하고, 그 곳에 놓여 있는 두 점을 사람의 눈으로 명확하게 분리해서 볼 수 있는 거리는

$$d = 25\times2.3\times10^{-4} = 5.8\times10^{-3}\text{cm} \tag{12.30}$$

로 대략 사람의 머리카락 굵기에 해당하는 크기다.

눈의 굴절률을 각막의 굴절률로 대신한다면 대략 1.38이다. 눈의 초점거리는 대략 $f=-17$mm에서 $f'=23$mm 정도이며, f의 '−' 부호는 f'와 방향이 반대임을 표시하는 것에 지나지 않는다. 즉 f는 눈의 각막에서부터 공기매질로 17mm 떨어져 있는 곳에 제1초점이 놓여 있다는 것을 암시한다. 이것은 눈에 아무런 이상이 없는 정상적인 눈 또는 광학기기를 보조해놓지 않은 상태를 전제로 했을 경우의 값이다.

사람이 물체를 식별할 수 있는 거리는 무한 원에서 250mm 사이에 놓여 있지만 가장 선명하게 물체를 규명할 수 있는 거리는 근점거리로 250mm 내외이다. 이것도 마찬가지로 다소 개인차가 있으므로 정확한 숫자를 가지고 논란하는 것은 아

무런 의미가 없다.

사람의 눈이 가장 잘 포착할 수 있는 파장범위는 대략 400nm~700nm이다. 다소의 개인차를 두고 이 범위에 놓여 있는 전자기파를 우리는 사실상 빛이라고 이름하고 있는 것이다. 그 중에서도 가장 눈에 민감한 색대는 대략 초록색과 노란색대인 550nm~570nm까지이다. 특별히 사람의 눈에 민감한 파장은 554nm이다.

눈이 다른 광학기기의 복사 에너지 수신체와 다른 점은 얼마나 많은 양의 에너지가 눈을 통하여 받아들여졌나 하는 것을 기록할 수 없다는 것이다. 단지 눈으로 확인할 수 있는 것은 물체의 밝기 밖에는 판별하지 못한다. 또 눈의 민감도는 파장에 의존하기 때문에 밝기나 상의 명확도도 마찬가지로 파장에 따라 다소 달라지게 느껴진다. 분해능 역시 개인차에 따라 다르다.

물체를 명확하게 볼 수 있는 능력을 시력이라고 한다. 이와 같이 눈으로 물체의 형태를 구별하거나, 외형적인 기하학적 모양을 분명하게 식별할 수 있는 능력은 눈의 본질적인 기능에 속한다. 시력은 그러나 단순히 물체의 형태를 명확하게 구분하는 능력뿐 아니라 복합적인 감각을 모두 갖추고 있는지 여부에 따라 시력이 기능상으로 정상인지 아닌지 여부를 판단하게 된다. 시력측정에 필요한 요소로는 먼저 눈으로 느낄 수 있는 최소광선량(가시최소역)으로 망막에서 받아들일 수 있는 빛의 강도를 의미한다.

다음으로 눈의 해상력이다. 해상력은 광학기기에서 분해능에 해당하는 것이다. 멀리 떨어져 있는 두 점을 확실히 두 개로 인식할 수 있는 두 점 사이의 최소간격(분리 최소역)을 말하고, 눈으로 보고 판단할 수 있는 문자나 형태의 최소 크기(가독 최소역)가 포함된다. 세 번째 요소는 지능이나 주의력에 많이 의존되는 기능이나 이 기능이 우리가 시력측정을 할 때 많이 사용하는 방법이다. 가시 최소역이나 분리 최소역에 대한 기능상의 판정은 안과학적 취급으로 여기서는 자세한 설명은 생략하기로 한다. 시력을 측정하는 단위에 대해서 간단히 소개하기로 한다.

시력은 소수시력과 분수시력으로 분류되는데 시력을 소수로 표시하는 방법은 국제안과학회에서 원의 지름이 7.5mm이고, 원의 두께와 원의 터진 부분이 1.5mm인 란돌트의 고리(Landolt's ring)로 측정하는 방법이 있다. 이 고리가 5m 거리에서는 시각으로 1분각이 되고, 이것을 판독할 수 있는 능력이 있는 눈의 시력을 1.0이라고 한다. 만약 5m 거리에서 판독할 수 있는 최소시각이 2분각이 되었다고 하면 전자의 란돌트의 고리의 두 배가 되는 고리를 알아볼 수 있다는 것을 의미하므로 이때 시력은 0.5가 된다. 즉 시력은 최소시각에 반비례하게 측정된다.

분수시력은 스넬렌(Snellen) 식으로 알파벳 중 선택된 문자로 최소시각이 정의되도록 하고 표준거리를 20피트로 약 6m에 해당하는 거리로 설정하였다.

눈의 교정

우리 주위에서 흔히 볼 수 있는 예로는 노안인 경우 사용하는 돋보기 같은 보조 안경과 근시로 인한 오목렌즈에 의한 것이 눈의 교정이다. 원시인 경우나 노안의 경우에는 상이 망막 밖에 맺히므로 볼록렌즈를 사용하여 망막에 상이 맺히도록 하여야 한다. 그림 12.34에서는 볼록렌즈와 오목렌즈로 시력을 교정하는 예를 들었다.

안경 제작에 사용되는 굴절력단위는 디옵터이다. 디옵터는 사실상 초점거리(미터 단위)의 역수를 나타내는 것으로 식 (12.31)과 같다.

$$P = \frac{1}{f} \tag{12.31}$$

만약에 초점거리가 +20cm인 동공을 가진 사람의 수렴렌즈의 기능은 +5디옵터이고, 동공의 초점거리가 −40cm이면 −2.5디옵터이다. 디옵터가 +인 것은 수렴렌즈를 나타내고, 디옵터가 −인 것은 발산렌즈를 의미한다. 보다 복잡한 경우라도 원리는 같다.

눈의 교정은 일반 안경사들이 근시에 대한 것만을 소개하고 보다 자세한 것은 참고문헌을 참조하기 바란다.

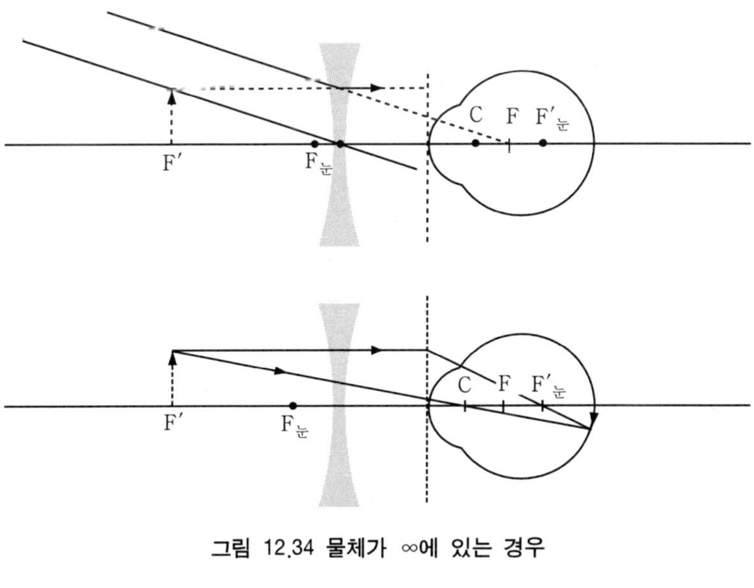

그림 12.34 물체가 ∞에 있는 경우

그림 12.34에서 보여주는 것과 같이 실물체가 무한 원에 있어 축에서 벗어난 방향으로 입사광선이 평행으로 안경렌즈를 입사하는 경우 렌즈 중심을 통과하는 광선은 역추적하면 결국 축과 평행하게 입사하는 광선이 발산렌즈를 통해 굴절하는 방향이 되고 F′위치, 즉 렌즈의 제1초점에 허상이 생긴다. 이 허상이 다시 눈의 수정체의 구면(여기서는 단일구면임)에 의해 굴절하여 거꾸로 된 실상을 눈의 망막에 맺게 한다.

모형안

다음은 눈의 광학적 구조를 알기 위해서 많이 사용하고 있는 모형안(schematic eye)에 대해 소개하기로 한다. 가장 많이 사용하는 것이 굴스트란드(Gullstrand)와 엠슬리(Emsley) 모형안이다. 여기에서는 이 두 가지 모형안의 가장 기본적인 기하학적 자료만 그림 12.35에 소개한다.

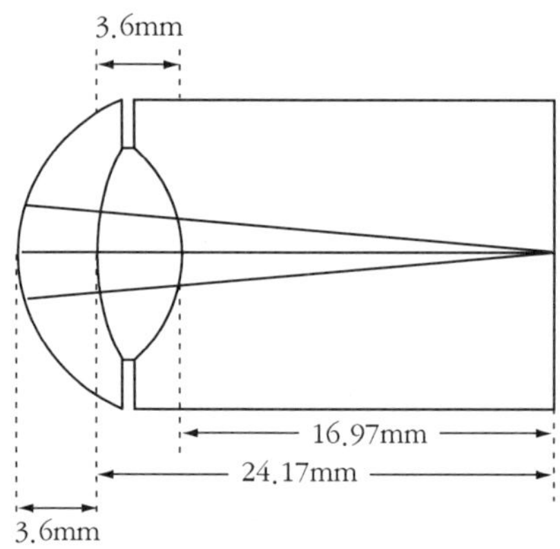

구면	구면 반지름(mm)	두께(mm)	굴절률
1	7.8	3.6	1.336
2	10.0	3.6	1.413
3	−6.0	16.97	1.336

그림 12.35 굴스트란드 모형안

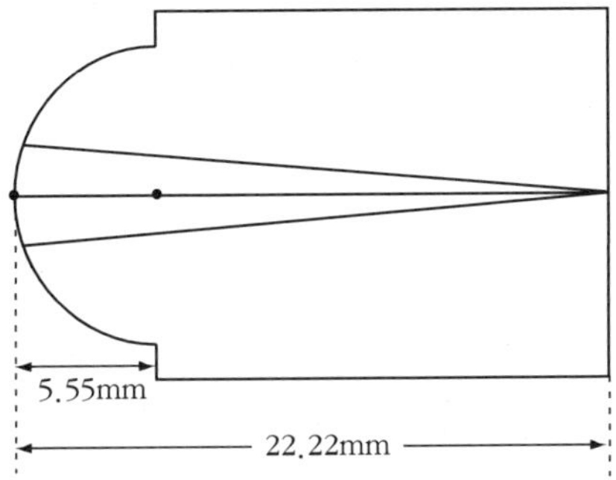

구면	구면 반지름(mm)	두께(mm)	굴절률
1	5.55	22.22	1.3333

그림 12.36 엠슬리 모형안

Example 12.4

엠슬리(Emsley) 모형안의 각막구면이 60D이다. 모형안의 초점거리가 각각 $f_1 = -16.67\text{mm}$와 $f_2 = 22.22$인 60D의 구면임을 증명하시오.

풀이 공기 중에 있는 초점을 F_1이라고 하고 F_1까지 초점거리가 $f_1 = -0.01667\text{m}$라면

$$P = \frac{n_1}{f_1} = \frac{1.0}{-0.01667\text{m}} = 59.988\text{D}$$

이므로 대략 60D이다.

눈내부에 있는 초점 f_2는 초점거리가 $f_2 = 0.02222\text{m}$이고 눈동사안에 굴절률은 $\frac{4}{3}$이므로

$$P = \frac{n_2}{f_2} = \frac{4/3}{0.02222\text{m}} = 60.006\text{D}.$$

따라서 역시 구면의 굴절력(power)은 대략 60D이다.

Example 12.5

엠슬리 모형안에서 단일구면의 굴절력이 60D인 것을 증명하시오. Emmetropic eye 곡률반경은 5.55mm이다. 즉, 엠슬리 표준구조의 단일구면의 곡률반경이 5.55mm임을 증명하시오.

풀이 Emmetropic은 굴절결합이 없다는 뜻이다.
굴절경계면에서의 공식은

$$\frac{n}{o}+\frac{n'}{i'}=\frac{n'-n}{R} \quad \cdots\cdots ①$$

여기서 o는 물체거리이고, i는 상거리이며, n′는 상계의 굴절률이고, n은 물체계에서의 굴절률이다. 일단 물체가 ∞에 있다고 하면 엠슬리 표준구조에서 제2초점거리는 22.22mm라고 했으므로

$$\frac{n}{\infty}+\frac{\frac{4}{3}}{22.22}=\frac{\frac{4}{3}-1.0}{R}$$

에서

$$R=5.55\text{mm}$$

를 얻는다.

Example 12.6 ◎

각막에서부터 근점인 25cm되는 곳에 물체가 있다고 하자. 이 경우 눈에 맺히는 상의 위치는 어디겠는가?

풀이 물체거리가 25cm이고, 곡률반경이 5.555mm이다. 눈동자 굴절률은 4/3, 물체는 공기 중에 있다고 하자. 예제 12.5 풀이의 식 ①에 대입하면

$$\frac{1}{25}+\frac{\frac{4}{3}}{i}=\frac{\frac{4}{3}-1.0}{0.5555}$$

$$\frac{\frac{4}{3}}{i}=0.60-0.04$$

$$\therefore i=2.38\text{cm}$$

문제에서 물체가 근점에 놓여 있다고(여기서 근점은 25cm임) 했고, 엠슬리 표준구조에서 망막까지의 거리는(각막에서부터) 22.22mm(즉 제2초점거리임)이므로 상은 실제로 이 경우 망막 뒤에 1.56mm되는 곳에 맺힌다. 따라서 이 경우에는 눈을 교정하여야 되는데 (+) 도수를 가진 렌즈를 이용하여 정확하게 상이 22.22mm되는 곳에 맺게 할 수 있거나 렌즈의 곡률반경을 줄여주면 된다. 렌즈의 두께가 볼록하도록 만들어주면 된다. 안경을 이용하여 정확하게 상이 망막에 맺힐 수 있도록 할 수 있다.

Example 12.7

굴스트란드(Gullstrand)의 세 면으로 이루어진 눈구조에서 입사동의 위치를 계산하시오.

풀이 여기서 각막곡면의 반지름은 7.8mm이라고 하면 단일구면 굴절경계면을 가진 경우의 광선추적 공식은

$$\frac{n}{o}+\frac{n'}{i}=\frac{n'-n}{R}$$

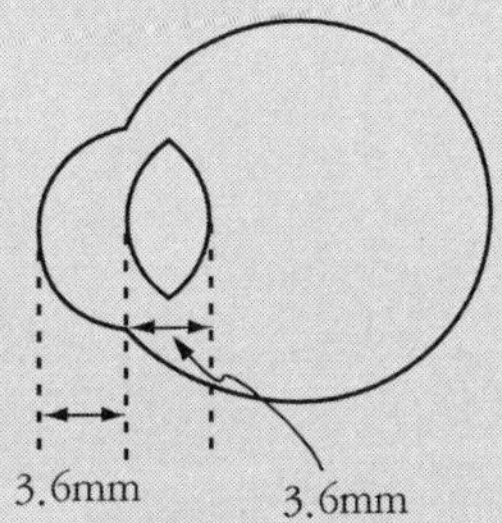

그림 12.37

을 이용하면 된다. 여기서 R은 각막의 반지름을 사용하고 굴스트란드 표준 눈구조에서 각막과 렌즈 사이의 거리가 3.6mm이고 눈의 각막과 수정체 사이를 채운 액체(aquous humor)의 굴절률을 1.336이라고 하면(입사동의 위치는 이곳에 있음) 동공의 위치가 바로 "스톱"이 놓여 있는 곳이므로 "스톱"의 상이 곤 입사동이 되기 때문에 이 경우 물체거리는 3.6mm가 된다. 따라서 위의 식을 이용하면

$$\frac{1.336}{3.6\mathrm{mm}}+\frac{1}{i}=\frac{1-1.336}{7.8}$$

$$0.371+\frac{1}{i}=-0.043$$

$$i=-2.415\mathrm{mm}$$

여기서 상거리가 (−)를 말하는 것은 상이 허상을 말하고, 각막 렌즈 앞에 입사동이 있음을, 즉 각막이 있는 쪽으로 입사동이 있다는 것을 말한다. 주점과 입사동 중심 사이의 거리가 2.415mm임을 말하고, 약 1.20mm 앞(동공앞)에 입사동이 위치하고 있다고 말할 수 있다.

Example 12.8

예제 12.7의 경우 출사동의 위치를 결정하자.

풀이 대부분의 경우 출사동은 렌즈 뒤에 있다고 보는 것이 모든 광학계에서는 상식이다. 이 경우도 마찬가지로 보고 단일 굴절경계면에서의 굴절에 의한 상맺힘 공식을 사용하자. 먼저

$$\frac{n}{o}+\frac{n'}{i}=\frac{n'-n}{R}$$

에서 물체거리는 굴스트란드 표준모형에서 눈의 초자의 굴절률을 1.336으로 보고 렌즈의 굴절률을 1.413이라고 하였다. 렌즈 뒷면의 곡률반경을 6.00mm라고 한다.

렌즈의 앞면(antenior surface)와 뒷면(postenior surface) 사이의 거리가 3.6mm, 즉 렌즈두께가 3.6mm라고 하였으므로 위 식을 이용하면

$$\frac{1.413}{3.6}+\frac{1.336}{i}=\frac{1.336-1.413}{-6.00}$$

$$\therefore 0.392+\frac{1.336}{i}=0.0128$$

$$i=-\frac{1.336}{0.379}=-3.52\text{mm}$$

마찬가지로 출사동도 허상이고 출사동과 "스톱" 사이의 거리는 0.08mm 떨어져 있다. 렌즈 뒷면정점에서 출사동 중심 사이의 거리는 3.52mm라는 것이다. 즉 상거리가 3.52mm란 말은 동공 앞 3.52mm되는 곳이 수렴점이므로 상거리는 −3.52mm이다.

Example 12.9

난시가 없는 근시의 원점이 100cm이고, 근점이 15cm라고 한다. 이 사람의 눈을 교정하기 위해서 안경은 어떤 안경을 써야 하는가?

풀이 원점이 100cm라는 말은 상거리가 100cm라는 말로 동공 앞에 100cm되는 곳이, 즉 수렴점이므로 상거리는 −100cm이다.

$$\frac{1}{\infty}+\frac{1}{-100}=\frac{1}{f}$$

이므로 f는 −100cm 이다. 따라서 이 사람이 써야 할 안경도수는 −1.0D 이다.

Example 12.10

정상적인 사람이 근점 25cm를 가진 경우와 비교하여 예제 12.9의 근시를 가진 사람이 얼마나 가까이 물체를 두고 보면 명확하게 상을 볼 수 있는지를 계산하시오.

풀이 근점이 15cm이므로

$$\frac{1}{15}+\frac{1}{i}=\frac{1}{100}$$

$$0.066+\frac{1}{i}=0.01$$

$$\frac{1}{i}=-0.056$$

$$i=-17.64\text{cm}$$

근점 25cm인 사람에 비해 약 7cm 정도 가깝게 놓고 보면 명확하게 책을 읽을 수 있다.

Example 12.11

어떤 사람 눈의 원점이 4m에 있다고 한다. 이 사람의 눈을 보정하기 위해서는 어떤 안경을 써야 하는지 설명하시오.

풀이 실제로 정상적인 경우에는 원점이 아주 먼 곳에 있어야 된다. 즉 원점이 무한 원에 있어야 한다. 따라서 물체거리를 ∞로 잡고, 문제에서는 이 광신이 마치 4m 떨어진 거리에서 들어오는 것으로 보아야 하기 때문에 상거리를 −4.0m로 볼 수 있다. 상거리를 (−)로 하는 것은 실제로 광선이 그 곳에서 만나는 것은 아니지만 우리는 마치, 그 곳에서부터 광선이 나오는 것으로 보기 때문에 렌즈만드는 이의 공식을 사용해서 초점거리를 구할 수 있다. 즉

$$\frac{1}{o}+\frac{1}{i}=\frac{1}{f}$$

에서 $\frac{1}{\infty}+\frac{1}{-4.0}=\frac{1}{f}$이므로 f는 −4.0m이다. 따라서 이 사람의 교정시력에 필요한 안경은 굴절력이

$$\frac{1}{f}=\frac{1}{-4.0}=0.25\text{D}$$

즉 −0.25D의 안경이 필요하다.

Example 12.12

근점이 1.25m에 있는 사람에게 교정시력에 필요한 안경은 도수가 얼마이어야 하는가?

풀이 이 사람의 경우는 물체에서 나오는 광선이 1.25m에서 나오는 것으로 보이고, 실제로 정상적인 눈의 경우 근점은 대략 0.25m로 잡는다. 이 경우 물체거리는 0.25m이고 상거리는 −1.25m가 된다. 여기서는 위의 물체에서와 같이

$$\frac{1}{0.25}+\frac{1}{-1.25}=\frac{1}{f}$$

$$\therefore\ f=+0.312\mathrm{m}$$

이 사람이 써야 할 안경의 굴절력은 도수

$$P=\frac{1}{0.312}\mathrm{Diopters}$$

$$=+3.2\mathrm{D}$$

따라서 이 사람은 돋보기를 +3.2D 굴절력으로 착용하여야만 근점 25cm되는 곳에 놓여 있는 물체를 정상적으로 볼 수 있다.

12.13 시력검사장

시력검사장을 건설하기 위해서 필요한 방의 길이를 거의 6m 정도로 잡는 것이 이상적이다. 그러나 공간확보의 문제가 여의치 않은 개인용 영업소에서는 검사실을 아주 많이 축소해서 검사공간을 잡아야 한다. 이때 검사받은 사람이 의자에 앉은 경우 바닥에서 피검사자의 눈까지 높이를 140cm라고 한다. 피검사자 뒤에 있는 벽에 걸려 있는 시력표가 바닥에서부터 180cm 되는 곳에 걸려 있다고 하자. 거울이 걸려 있는 벽에서부터 피검사자까지 거리는 3m이고, 이 검사실의 벽과 벽 사이의 길이를 4m라고 한다.

이때 실제로 피검사자가 거울을 통해 시력표를 본 거리와 거울 속에 시력표가 다 들어올 수 있는 거울의 크기를 구하고, 이 조건을 만족시키기 위해서 거울이 바닥에서 얼마나 높이 있어야 되는지를 알아보기로 하자.

피검사자가 검사받는 총 길이는 벽에서 사람이 있는 곳까지 거리에서 거울 속에 나타난 방의 벽까지 허상 길이를 합하면 7m가 된다. 구하고자 하는 거울의 길

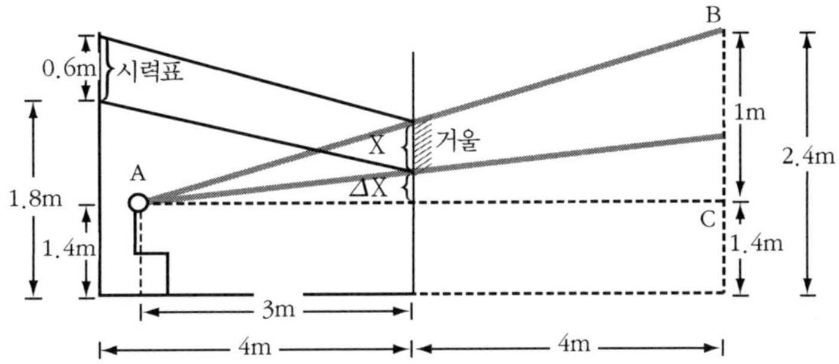

그림 12.38 시력검사장

이를 X라고 하면 삼각형(ABC)에서 밑변이 거울크기 X 인 작은 삼각형과 밑변이 0.6m인 큰 삼각형(ABC) 두 개로 나누어 볼 수 있다. 이 두 삼각형에서 작은 삼각형은 정점 A와 밑면 X 그리고 높이가 3m이고, 큰 삼각형에서는 정점 A에서 밑변까지 높이가 7m가 된다. 따라서 시력표 0.6m가 거리 7m에서 생기는 피검사자의 눈 A를 삼각형 정점에 두는 것으로 다음과 같은 식이 성립한다.

$$\frac{0.6}{7} = \frac{X}{3}$$

따라서 $X = \frac{1.8}{7} = 0.25\text{m}$

그리고 거울이 바로 바닥에서부터 얼마만큼 높이 걸려 있어야 하는 것은

$$\frac{1}{7} = \frac{X + \Delta X}{3}$$

$X = 0.25\text{m}$ 이므로

$$\frac{1}{7} = \frac{0.25 + \Delta X}{3}$$

이 식을 간단히 하면

$$3 = 1.75 + 7\Delta X$$

따라서

$$\Delta X = 0.18\text{m}$$

가 된다. 거울은 피검자 눈높이에서 0.18m 되는 곳에 위치해야 된다. 따라서 바닥에서부터 피검자의 눈높이가 1.4m이므로 바닥에서부터 거울의 위치는 이 두 값을 합하면 된다. 따라서 거울은 바닥에서 1.58m되는 곳에 걸려 있어야 한다.

참고문헌

▸ 일반 참고문헌

1. Arnold Sommerfeld-Optik(= Vorlesungen über Theoretische Physik, 4).
2. Hermann Slevogt-Technische Optik(Sammlung Gaschen), Walter de Gruyter(1974)
3. E. Born &M. Wolf-Principles of Optics, 7th ed., Cambridge University Press(1999)
4. J. Peatross and M. Ware-*Physics of of Light and Optics*, 2011c edition, available at optics.byu.edu
5. R. Boyd-Nonlinear Optics, 2nd ed., Academic Press(1994)
6. E. Hecht-Optics, 4th ed., Addison-Wesley, Harlow(2001)
7. I. S. Grant &W. R. Phillips-Electromagnetism, 2nd ed. Wiley, Chichester(1996)
8. Y. B. Band-Light and Matter, Wiley, Chichester(2001)
9. D. Meschede-Optics, Light and Lasers, Wiley-VCH, Weinheim(2004)
10. F. G. Smith, J. S. Thomson-*Optics*, 2nd edition, Wiley, Chichester(1988)
11. F. J. & L. S. Pedrotti-*Introduction to Optics*, 2nd edition, Prentice Hall(1992)
12. F. Jenkins and H. White-Fundamentals of Optics, McGraw-Hill, New York,
13. Geoffrey Brooker-Modern Classical Optics(Oxford Master Series in Atomic, Optical and Laser Physics)(2003)
14. A. Gerrard, J. M. Burch-Introduction to Matrix Methods in Optics(Dover Books on Physics)(2012)
15. Leno S. Pedrotti and S. J. L. Pedrotti-Optics and Vision, Addison-Wesley(1997)
16. Vasco Ronchi-Optics : The Science of Vision [Paperback], Dover Publications(1911)
17. George Smith and David A. Atchison-The Eye and Visual Optical Instruments, Cambridge University Press(1997)
18. Christian Henry Brown-Optometrist's Manual, a Treatise on the Science and Practice of Optometry, Vol. 1(Classic Reprint) [Paperback](2012)
19. Michael P. Keating-Geometric, Physical, and Visual Optics, 2e [Hardcover], Butterworth-Heinemann(2002)
20. Mirrors and prisms, Naval Education and Training Program Development Center, Basic Optics and Optical Instruments, Dover Publications, Mineola, New York, pages 3.1-3.13(1997).

▸ 주제별 참고문헌

1. The Photonics Design and Applications Handbook, Laurin Publishing, Pittsfield,

Massachusetts(2001): Clark, P.-Lightweight mirrors: technology makes it possible, 406-408. Carniglia, C.-Mirrors: coating choice makes a difference, 315-318.

2. Fischer, R. and Tadic-Galeb, B.-Mirrors and prisms: Optical System Design, SPIE Press-McGraw-Hill, New York, pages 147-158(2000).
3. Smith, W.-Prisms and mirrors: Modern Optical Engineering, SPIE Press-McGraw-Hill, New York, 91-123(2000).
4. Rossing, T. and Chiaverina, C.-Reflection, mirrors, and kaleidoscopes, Light Science: Physics and the Visual Arts, Springer-Verlag, New York, 49-78(1999).
5. Hecht, E.-Mirrors: Optics, 4th edition, Addison-Wesley, San Francisco, California, pages 175-186(2002).
6. Jenkins, F. and White, H.-Plane surfaces and prisms: Fundamentals of Optics, McGraw-Hill, New York, pages 24-43(1976).
7. Jenkins, F. and White, H.-Spherical mirrors: Fundamentals of Optics, McGraw-Hill, New York, pages 98-114(1976).
8. Fowles, G.-Reflection and refraction at a plane boundary: Introduction to Modern Optics, 2nd edition, Dover Publications, Mineola, New York, pages 38-56(1975).
9. Walles, S. and Hopkins, R.-Image orientation: in Applied Optics: 2, Optical Society of America, New York, pages 1447-1452(1964).
10. Johnson, B.-Reflection and refraction: Optics and Optical Instruments, Dover Publications, Mineola, New York, pages 1-21(1960).
11. Minnaert, M.-Reflection of light: The Nature of Light and Colour in the Open Air, revised edition, Kremer-Priest, H.(translator) and Jay, K.(reviser), Dover Publications, New York, pages 8-30(1954).
12. Born, M. and Wolf, E.-The reflecting telescope: Principles of Optics, 7th edition, Cambridge University Press, New York, 274-279(1999).
13. Walker, B.-Optical components: Optical Engineering Fundamentals, SPIE Optical Engineering Press, Bellingham, Washington, 149-179(1998).
14. Scott, C.-The reflecting(mirror) telescope: Introduction to Optics and Optical Imaging, IEEE Press, New York, 162-163(1998).
15. Ray, S.-Optical components and their imaging roles: Applied Photographic Optics, 2nd edition, Focal Press, Boston, Massachusetts, pages 52-66(1997).
16. Shannon, R.-Reflectors: The Art and Science of Optical Design, Cambridge University Press, New York, pages 566-583(1997)
17. Miller, J. and Friedman, E.-Optics: Photonics Rules of Thumb, McGraw-Hill, Boston, Massachusetts, pages 229-282(1996).
18. Wetherell, W.-Afocal systems: Handbook of Optics, Volume 2: Devices, Measurements, and Properties, Bass, M., Van Stryland, E., Williams, D., and Wolfe, W.(eds), McGraw-Hill, New York, pages 2.1-2.23(1995).

19. Goodman, D.-General principles of geometric optics: Handbook of Optics, Volume 1: Fundamental, Techniques, and Design, 2nd edition, Bass, M., Van Stryland, E., Williams, D., and Wolfe, W.(eds), McGraw-Hill, New York, pages 1.3-1.109(1995).
20. Meyer-Arendt, J.-Mirrors: Introduction to Classical and Modern Optics, 4th edition, Prentice Hall, Englewood Cliffs, New Jersey, pages 10-14; 73-84(1995).
21. Palmer, J.-The measurement of transmission, absorption, emission, and reflection: Handbook of Optics, Volume 2: Devices, Measurements, and Properties, 2nd edition, Bass, M., Van Stryland, E., Williams, D., and Wolfe, W.(eds), McGraw-Hill, New York, pages 25.1-25.25(1995).
22. Smith, W.-Mirrors: Modern Optical Engineering: The Design of Optical Systems, 2nd edition, McGraw-Hill, New York, pages 87-118(1990).
23. Falk, D.-Mirrors and lenses: Seeing the Light: Optics in Nature, Photography, Color, Vision, and Holography, John Wiley and Sons, New York, pages 72-106(1986).
24. O'Shea, D.-Mirrors and prisms: Elements of Modern Optical Design, Wiley-Interscience, New York, pages 119-140(1985).
25. Ronchi, V.-The Science of Vision: Optics Dover Publications, Mineola, New York, pages 24-66(1991).
26. Gullstrand eye model: schematic model Marina Storani de Almeida and Luis Alberto Carvalho: Brazilian Journal of Physics, vol. 37, no. 2A, pages 378-382, June(2007)
"Different Schematic Eyes and their Accuracy to the in vivo Eye: A Quantitative Comparison Study"

▸ Web 참고문서

Classical and Modern Optics
Daniel A. Steck
Oregon Center for Optics and Department of Physics, University of Oregon
Chanpter 2 Ray Optics
http://www.optics.arizona.edu/academics/course/opti-330
Lecture 05: Paraxial Imaging
Physical Optics II(Optical Sciences 330)
(Updated: Friday, April 29, 2005, 8:06 PM)-W.J. Dallas
http://phyweb.phys.soton.ac.uk/quantum/phys3003.htm chapter 1. light and matter
http://www.optics1.com/pdfs/removing_mystique.pdf Robert E. Fischer & Alastair J. Grant, OPTICS 1, Inc.,
Dr. Ulrich Fotheringham, Dr. Peter Hartmann, Dr. Steffen Reichel, SCHOTT AG: Removing the Mystique of Glass Selection
http://www.hoyaoptics.com/pdf/OpticalGlass.pdf
http://www.schott.com/advanced_optics/english/our_products/materials/optical_glass.html

• 찾아보기 •

‖‖ 저자약력 ‖‖

■ 장 경 애(張景愛)

성균관대학교 자연과학대학 물리학과를 졸업하고, 미국 스와스모어대학(Swarthmore College)에서 천문학 석사학위를 취득하였다. 독일 함부르크대학교(Hamburg University)에서 물리학과 이론천체물리학 박사학위를 취득하였고, 미국 스와스모어대학 부설 스프라울(Sproul)천문대에서 연구원으로 활동하였다. 독일 함부르크천문대에서 이론천체물리학 연구원, 캐나다 퀸스대학교(Queen's University)에서 물리학과 이론천체물리학 연구원으로 활동하였다. 청주대학교 이공대학 물리학과 교수 및 대학원 원장 역임하고, 현재 청주대학교 명예교수이다.

저서로는 《니코스카잔자키스 최후의 유혹》(공역, 현대사상사), 《광학》(상학당), 《빛의 과학》(상학당), 《대학물리학》(공역, 상학당), 《괴츠휩페 하늘은 왜 푸를까》(번역, 북스힐), 《우주》(공역, 민음사 : 사이언스북스) 외 다수가 있다.

대표 논문은 1979년 네이처(Nature) 학술지에 발표한 〈Flux Variations of QSO Q0957+561 A,B and Image Splitting by Stars Near the Light Path.〉 Chang, K. and Refsdal, S.: 1979, Nature, 281, 561–567

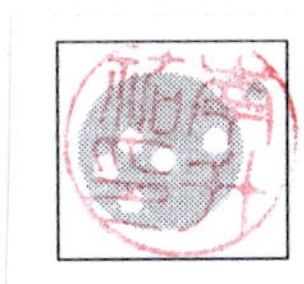

기하광학 입문

2024년 4월 10일 1판 5쇄 발행

저 자 장 경 애
발행인 남 승 우

발행처 도서출판 상尙 학學 당堂
서울시 동작구 사당로9가길 6(사당동)
TEL : 02) 595-1692~4
FAX : 02) 595-1394
E-mail : shdbooks@naver.com
신고 : 2-155호 (1968. 11. 29)

정가 27,000원

ISBN 978-89-6587-001-2 93420

〈디자인〉 편집 엄해숙 / 표지 나아기획